Bert Ehgartner · Gute Impfung – Schlechte Impfung

Bert Ehgartner

Gute Impfung – Schlechte Impfung

Der umfassende Ratgeber

ENNSTHALER VERLAG STEYR

Erklärung
Die in diesem Buch angeführten Vorstellungen, Vorschläge und Therapiemethoden sind nicht als Ersatz für eine professionelle medizinische oder therapeutische Behandlung gedacht. Jede Anwendung der in diesem Buch angeführten Ratschläge geschieht nach alleinigem Gutdünken des Lesers. Autoren, Verlag, Berater, Vertreiber, Händler und alle anderen Personen, die mit diesem Buch in Zusammenhang stehen, können weder Haftung noch Verantwortung für eventuelle Folgen übernehmen, die direkt oder indirekt aus den in diesem Buch gegebenen Informationen resultieren oder resultieren sollten.

www.ennsthaler.at

2. Auflage 2019
ISBN 978-3-85068-953-3
Bert Ehgartner · Gute Impfung – Schlechte Impfung
Alle Rechte vorbehalten
Copyright © 2018 by Ennsthaler Verlag, Steyr
Ennsthaler Gesellschaft m.b.H. & Co KG, 4400 Steyr, Austria
Satz und Umschlaggestaltung: Thomas Traxl und Ennsthaler Verlag
Umschlagbild: © Max Habich Photography
Druck und Bindung: Těšínská Tiskárna, Ceský Těšín

Inhalt

Vorwort ... 8

TEIL 1 ... 11

Impfungen, eine große Idee ... 11
    Die Pockenimpfung – eine unhygienische Angelegenheit ... 12
    Lebend- und Totimpfstoffe ... 13
    Impfboom und Impfaufklärung ... 16
    Eine Epidemie der chronischen Krankheiten ... 17

Das Dilemma der Behörden ... 20
    Kampagne gegen Impfskeptiker ... 22
    Ist in Impfungen Quecksilber enthalten? ... 23
    Fördern Impfungen Allergien? ... 24

Die Impf-Lobbyisten ... 27

Impfungen und plötzlicher Kindstod ... 34
    Die Geburtsfehler der Token-Studie ... 35
    Schock für das RKI ... 36
    Risikospitze in den Impfmonaten ... 37
    Schuld waren die Eltern ... 39
    Die tatsächlichen Resultate der Token-Studie ... 40
    Datenschutz als Vorwand ... 42

Zu früh für Frühchen? ... 45
    Belastungstest Impftermin ... 46
    Kombi-Impfungen nicht riskanter als Einzelimpfungen ... 47
    Aluminium-Schock für Frühgeborene ... 48

Impfungen als Lebensretter 51
  Erstaunliche Effekte der Masern-Impfung 53

Die dunkle Seite 56
  Lehren aus dem Bürgerkrieg 57
  Ein »natürliches Experiment« 60
  WHO setzt vermehrt auf Totimpfungen 61
  Unspezifische Effekte: Auch in Europa 63

Was macht Aluminium in Impfungen? 67
  Keine Alternative zu Aluminium? 69
  Belastung übersteigt die Grenzwerte 70
  Toxizität der verschiedenen Zusätze 71

Übersicht häufig verwendeter Impfstoffe 74

Epidemie der Autoimmunerkrankungen 82
  Was wissen Ärzte über Impfungen? 82
  Der glatzköpfige Zwilling 83
  Fatale Verwechslungen 85

Auf dem Weg in die Medizindiktatur 88
  Drohung mit der Impfpflicht 89

Impfpläne 90
  Impfplan von 1980 – zum Vergleich 90
  Österreichischer Impfplan 2018 91
  Deutscher Impfkalender 2018/19 93
  Schweizer Impfplan 2018 95

TEIL 2 – Krankheiten & Impfungen ... 97

Rotavirus ... 97
Tetanus (Wundstarrkrampf) ... 116
Diphtherie ... 142
Keuchhusten ... 161
Polio (Kinderlähmung) ... 186
Haemophilus influenzae Typ b (Hib) ... 207
Hepatitis B ... 219
Pneumokokken ... 239
Meningokokken ... 262
Masern ... 269
Mumps ... 299
Röteln ... 306
Windpocken ... 312
Gürtelrose (Herpes Zoster) ... 332
FSME – Frühsommer-Meningoenzephalitis ... 338
Influenza (»Echte« Grippe) ... 360
Humane Papillomaviren (HPV) ... 375
Reiseimpfungen ... 392

Zum Schluss ... 394

Glossar ... 400
Endnoten ... 404
Über den Autor ... 414

Vorwort

Mediziner haben sich schon immer schwergetan mit Kritik »von außen«. Und die Impfexperten unter den Medizinern erst recht. Sie meinen damit gar nicht so sehr, dass die Thematik extrem schwer zu verstehen ist, dass es dafür eine besondere jahrelange Ausbildung braucht. Schließlich erfahren auch Mediziner im Studium kaum etwas über die biochemischen Abläufe des Impfens und dessen mögliche Einflüsse auf das Immunsystem. Nein, es geht ihnen um die »besondere Verantwortung«, die beim Impfen mitschwingt.

Impfungen sind Versicherungen, die gesunde Menschen (oder deren Eltern) abschließen, damit die Impflinge später nicht krank werden. Versicherungen waren schon immer Vertrauenssache. Und da werden keine Außenstehenden gebraucht, die Zweifel oder Kritik verbreiten und die Klientel verunsichern.

Mein Buch kommt deshalb einer offenen Provokation gleich. Denn es stimmt: Das Buch sät Zweifel und kann manchen Leser verunsichern. Ich versuche, die abgeschottete »Gated Community« der internationalen Impfexperten aufzubrechen und ihre Aktionen einer kritischen wissenschaftlichen Diskussion auszusetzen.

Zu lange schon wird hier eine Art Geheimwissenschaft betrieben, die eigenen seltsamen Gesetzen folgt.

Zu unappetitlich ist die Nähe zwischen vielen »unabhängigen« Experten und der Industrie.

Zu ungeniert liegen die internationalen und nationalen Arzneimittelbehörden mit den Herstellerkonzernen im Bett.

Es braucht deshalb Kritik von außen.

Mein Buch ist aus der Sicht eines Fachjournalisten geschrieben, der seit mehr als zwanzig Jahren das Impfwesen kritisch begleitet. Fast täglich lese ich wissenschaftliche Studien zur Thematik, bin mit internationalen Fachleuten in Kontakt, besuche Kongresse und berichte darüber. Jetzt gerade, wo ich diese Zeilen schreibe, komme ich zurück von Dublin, wo drei Tage lang bei einer internationalen

Konferenz über Impfungen diskutiert wurde. Ich war der einzige deutschsprachige Teilnehmer. Wahrscheinlich gibt es im deutschsprachigen Raum sehr wenige Fachjournalisten, die sich ähnlich intensiv mit der Impfthematik befassen.

In einigen meiner Bücher und Dokumentarfilme ist Impfen oft schon ein wichtiges Randthema gewesen. Mein Film »Die Akte Aluminium« (ARTE, ORF, SRF, 2013) diskutierte die Verwendung toxischer Metallverbindungen als Hilfsstoff in zahlreichen Impfungen. Die 90-Minuten-Doku »Alte Freunde – Neue Feinde« (ARTE, 2015) beschrieb die möglichen Auswirkungen von Impfungen auf das Immunsystem. Und in meinem Buch »Die Hygienefalle« (Ennsthaler, 2015) habe ich mich mit dem evolutionären Sinn von Infektionskrankheiten befasst.

Dies hier ist nun das erste meiner Werke, in dem es ausschließlich und umfassend um Impfungen geht.

Anders als die Mehrzahl der Ärzte habe ich eine Ausbildung in evidenzbasierter Medizin und Studiendesign – also keinen medizinisch-praktischen, sondern einen eher mathematisch-wissenschaftlichen Zugang zur Medizin. Ich verspreche, ich werde nie jemanden operieren oder sonst wie medizinisch behandeln. Aber wenn Sie wissen möchten, wie sich zwei gut untersuchte Operationsmethoden in ihrem Erfolg und ihren Nebenwirkungen voneinander unterscheiden, so sind Sie bei mir richtig.

Ich habe in meiner ganzen Karriere bisher noch keinen Gerichtsprozess verloren, obwohl ich durchgehend über nunmehr dreißig Jahre zu kontroversen Themen schreibe, Kritik anbringe und auf meinen Vorträgen auch selbst vertrete.

Ich bin weder Impfgegner noch kritikloser Befürworter von Impfungen. Ich habe weder Beziehungen zu Pharmafirmen noch zu sonstigen Impflobbys. Mein wichtigstes Anliegen ist es, konstruktiv und kritisch mitzuhelfen, dass Impfungen generell wirksamer und sicherer werden, dass innovative Impfkonzepte gefördert und problematische Impfungen öffentlich diskutiert und im Ernstfall vom Markt genommen werden.

Ich möchte dazu beitragen, dass das Impfwesen aus seinem Sperrbezirk ausbricht und ein normaler Teil der medizinischen Wissenschaft wird.

Und Ihnen, liebe Leserinnen und Leser, möchte ich konkrete Informationen für die Impfentscheidung geben. Bei jeder einzelnen Impfung in diesem Buch (siehe Teil 2) werden folgende Punkte erklärt:
- Wie gefährlich ist die Krankheit?
- Wie wahrscheinlich ist es, dass ich die Krankheit ungeimpft bekomme?
- Wie wirksam ist die Impfung und wie lange hält der Schutz an?
- Was sind die möglichen Nebenwirkungen der Impfung und mit welcher Wahrscheinlichkeit bin ich – oder meine Kinder – davon betroffen?

Ich erfinde keine Fakten. Bei jedem Argument, das ich bringe, ist die zugehörige Quelle angeführt. Sie kann jederzeit auf den Webseiten der Behörden, in der Medizinliteratur oder den Gesundheitsstatistiken nachgelesen werden.

Damit sollte es für Sie möglich sein, Ihre persönliche Risikoabwägung in Sachen Impfen zu treffen. Auf dass der gesundheitliche Nutzen für Sie und Ihre Familie stets überwiegt.

TEIL 1

Impfungen, eine große Idee

Die Pocken machten vor niemandem halt. Gluck, Haydn, Mozart, Beethoven oder Goethe trugen ebenso Pockennarben wie die Fürsten ihrer Zeit. Auf Steckbriefen wurde eigens erwähnt, wenn ein Gesuchter »nicht pockennarbig« war. Kinder zählten erst zur Familie, wenn sie die Pocken überstanden hatten.

Im Jahr 1796 begründete der britische Landarzt Edward Jenner das Impfwesen. Jenner hatte früh seine Eltern verloren. Im Alter von 13 Jahren wurde er Gehilfe eines Chirurgen und Apothekers, der ihm die damalige Volksmedizin beibrachte. In dieser Zeit hörte Jenner eine Stallmagd, die voller Überzeugung verkündete: »Ich werde niemals ein hässliches Pockengesicht bekommen, denn ich bin geschützt. Ich habe bereits die Kuhpocken gehabt.«

Kurz vor seinem 47. Geburtstag, am 14. Mai 1796, unternahm Jenner, der selbst eine Arztpraxis führte, das Experiment, das ihn weltberühmt machte. Er entnahm Flüssigkeit aus der Pustel einer an Kuhpocken erkrankten Magd und ritzte diese in den Oberarm des achtjährigen James Phipps, Sohn eines Taglöhners. James hatte sechs Tage nach dieser Prozedur leichte Krankheitsanzeichen. Er fror, hatte keinen Appetit und schlief unruhig. »Doch am nächsten Tag«, notierte Jenner, »ging es ihm hervorragend.«

Sechs Wochen später machte Jenner mit seinem Menschenversuch, der heute als kriminell gelten würde, weiter: er ritzte den Jungen wieder am Oberarm. Diesmal strich er Material aus der Pustel eines lebensgefährlich an Pocken erkrankten Patienten in die Wunde. Es funktionierte. James erkrankte nicht. Jenner schloss daraus, dass der Junge sein restliches Leben gegen Pocken geschützt war. Und damit behielt er recht. James Phipps wurde 65 Jahre alt und gilt als erster »nach moderner Methode« geimpfter Mensch der Welt.

Jenner prägte die Bezeichnung »Vaccination« (lat. vaccinia = aus der Kuh stammend) und begründete eine der erfolgreichsten und am breitesten angewandten Methoden der Medizin. Er tat dies, ohne die theoretischen Hintergründe zu verstehen – schlicht aus einem instinktiven Erahnen der Zusammenhänge, 200 Jahre, bevor überhaupt jemand wusste, dass es so etwas wie Viren gab.

Die Pockenimpfung – eine unhygienische Angelegenheit

Die Pockenimpfung war eine Impfung, die lebende Viren enthielt. Die bewusst herbeigeführte Infektion mit den Kuhpockenviren führte zu einer Immunreaktion, die zufälligerweise auch gegen die mit ihnen eng verwandten Menschenpockenviren schützte. Gleichzeitig enthielten die Impfstoffe auch noch jede Menge anderer Keime und Fremdeiweiße. Verunreinigungen, die zufällig in die Impfstoffe gelangten.

Nach heutigen Kriterien war die Pockenimpfung eine richtige Drecksimpfung, im wörtlichen Sinne. Die Impfstoffe wurden erzeugt, indem Kälber im Stall mit Kuhpocken infiziert wurden. Dann wurde geerntet, indem die vereiterten Bäuche der Kälber mit einer Art Rasiermesser abgeschabt wurden. Dieser eklige Blutschorf war das Ausgangsmaterial für die Impfung. Kein Wunder, dass die Impfung – nach heutigen Kriterien – extrem unsicher war.

Als US-Präsident George Bush junior seine Militäraktion gegen den Irak unter dem damaligen Präsidenten Saddam Hussein vorbereitete, kamen Gerüchte auf, dass Hussein gefährliche Biowaffen besitze. Es hieß, dass er aus geheimen Sowjet-Beständen an echte Pockenviren gekommen wäre – und diese zweifellos gegen die US-Armee einsetzen würde.

Die Gerüchte erwiesen sich später als haltlose Propaganda ohne realen Hintergrund. Doch Präsident Bush stellte mehr als fünf Milliarden Dollar für ein Programm zum Schutz vor Pocken zur

Verfügung und ordnete an, dass alle Soldaten und alle Vertreter der Gesundheitsberufe sicherheitshalber geimpft werden müssen.

Nach einem geharnischten Protest der Ärzte und Krankenschwestern beeilten sich die Offiziellen, die Pockenimpfung als selbstverständlich freiwillig, jedoch trotzdem als eine Art nationale Pflicht darzustellen. Von den rund 500.000 Angehörigen der Gesundheitsberufe kamen von Januar bis Oktober 2003 knapp 39.000 Ärzte und Krankenschwestern dieser Pflicht nach. Binnen zwei Wochen nach der Impfung gingen bei den Behörden 590 Nebenwirkungsmeldungen ein, wovon 100 als ernst eingestuft wurden. Drei Geimpfte starben, zehn schwebten in Lebensgefahr, zwei sind seither schwerstbehindert. Daraufhin kam die Impfkampagne zum Stillstand. Bloß die US-Soldaten wurden, mit ähnlich verheerenden Folgen, weiter geimpft.

Impfungen sind immer ein Kind ihrer Zeit. Heute wären Nebenwirkungen, wie sie die Pockenimpfung hatte, nicht mehr zumutbar. Doch in einer Zeit, wo der Leidensdruck durch die ständigen verheerenden Pockenepidemien so hoch war, galt die Impfung als vertretbares Risiko.

Lebend- und Totimpfstoffe

Die Pockenimpfung war der Vorläufer der Lebendimpfungen. Bei seinen Experimenten zur Tollwutimpfung erfand Louis Pasteur Ende des 19. Jahrhunderts die Methode der Attenuierung, der Abschwächung dieser Viren. Dafür wurden die Keime möglichst ungünstigen Bedingungen ausgesetzt, die sie gerade überlebten, dabei aber ihre krankmachenden Fähigkeiten weitgehend einbüßten. Pasteur gelang dies, indem er die Tollwut-Erreger in Hunden vermehrte. Doch die Tollwut-Lebendimpfstoffe setzten sich nicht durch, sie hatten ein zu hohes Risiko, dass ihre alte Gefährlichkeit zurückkehrte.

Generationen von Wissenschaftlern führten die Experimente fort. Und so folgten auf dieser Basis die Polioimpfung, die Tuberkulose-Impfung, die Masernimpfung und viele andere mit lebenden Viren oder Bakterien. Diese Impfstoffe hatten den Vorteil, dass sie vom Immunsystem sofort erkannt wurden, da ja die Keime aktiv und lebendig waren. Also ergab sich eine natürliche Immunreaktion, die in den meisten Fällen einen dauerhaften Schutz zur Folge hatte. Die Impfstoffe konnten geschluckt werden, wie am Beispiel der Polio- oder der modernen Rotavirusimpfung. Damit wurde auch der natürliche Infektionsweg nachgeahmt. Andere Impfstoffe, wie die Masernimpfung, werden knapp unter die Haut injiziert. In diesem Bereich kommen besonders viele Immunzellen vor und dies fördert eine optimale Immunantwort.

Die teils recht gefährlichen Experimente Pasteurs mit der Tollwut führten rasch zu einer grundsätzlich anderen Methode des Impfens: die Erreger wurden abgetötet. Damit wollte man die Sicherheit der Impfungen erhöhen.

Auch hier wurde eine Menge Lehrgeld bezahlt, weil es im Herstellungsprozess oft nicht gelang, alle Keime zuverlässig abzutöten. Doch die Methoden wurden perfektioniert und schließlich war gesichert, dass in einer Totimpfung auch tatsächlich alle Keime tot waren.

Das nächste Problem ließ jedoch nicht lange auf sich warten. Denn das Immunsystem reagierte auf die abgetöteten Keime oft nicht mit einer Immunantwort, sondern eher wie ein Abfallentsorger. Die toten Viren und Bakterien wurden eingesammelt, brav zerlegt und einem Recycling zugeführt. Das alles aber geschah ohne wesentlichen Schutzeffekt. Es wurden kaum Antikörper gebildet. Diese Proteine wurden schon gegen Ende des 19. Jahrhunderts von Paul Ehrlich entdeckt und konnten relativ einfach im Blut nachgewiesen und gemessen werden.

Der Erfolg einer Totimpfung wurde bald schon daran bewertet, ob die Impfung es schaffte, durch ihre Wirkstoffe (Antigene) die Bildung spezifischer Antikörper zu fördern und damit den Antikörper-Titer ordentlich in die Höhe zu schrauben.

Bei manchen Keimen, wie etwa den abgetöteten Keuchhusten-Bakterien, gelang dies recht gut. Andere jedoch, wie die Antigene in der Diphtherie- oder Tetanusimpfung, wurden vom Immunsystem allzu oft ignoriert. Deshalb kamen Wissenschaftler auf die Idee, dem Ganzen etwas nachzuhelfen.

Der britische Immunologe Alexander Glenny entdeckte 1926 durch Zufall, dass es eine Chemikalie gibt, die dem Wirkstoff in der Impfung hilft, nicht ignoriert zu werden: Aluminium. Glenny mischte seinen Diphtherie-Impfstoff mit Aluminiumhydroxid. In der Folge gingen die Antikörper sprichwörtlich durch die Decke. Offensichtlich ohne wesentliche toxische Effekte. Bei Versuchstieren zeigte sich eine gute Wirksamkeit der Impfstoffe, und damit war eine neue Ära begründet: die Verwendung von Aluminium-Verbindungen als Adjuvanzien – Hilfsstoffe in Impfungen die, ohne noch groß die biochemischen Grundlagen dieser Abläufe zu verstehen, als Wirkverstärker eingesetzt wurden.

Mittlerweile hat sich der Nebel etwas gelichtet und wichtige biologische Abläufe, die über Impfungen ausgelöst werden, sind im Detail erforscht: Das menschliche Immunsystem wird durch den Kontakt mit abgeschwächten oder inaktivierten Krankheitserregern veranlasst, eine sogenannte »Immunantwort« zu erzeugen, obgleich keine echte Infektion stattgefunden hat.

Teilsysteme des Immunsystems – jenes der B-Zellen wie auch der T-Zellen – können dabei lernen, diese neuen Erreger spezifisch zu erkennen. Nach der Reaktion auf die Wirkstoffe in der Impfung (Antigene) werden Gedächtniszellen und Antikörper gebildet. Bei einem erneuten Auftreten derselben Erreger werden diese vom Immunsystem bekämpft und beseitigt, noch bevor sie eine ernste Erkrankung verursachen können.

Impfungen gleichen also einem Frühwarnsystem. Sie richten sich gegen mögliche künftige Infektionen. Unser bestehendes Immunsystem würde zwar auch so mit den meisten Krankheiten fertig. Doch das verführerische Versprechen der Impfungen lautet, dass dann gar keine Krankheit mehr auftritt. Weil das Immunsystem scharfgemacht ist – und bereits beim ersten Kontakt mit den Viren oder Bakterien nicht lange fackelt und die Infektion beseitigt, bevor überhaupt die ersten Symptome auftreten können. Niemand ist gerne krank. Und darauf beruht der große Ruf des Impfens.

Impfboom und Impfaufklärung

Noch nie zuvor wurde eine Generation so massiv geimpft wie heute. Je nachdem, ob mehr Kombinationsimpfstoffe (eher Europa) oder mehr Einzelimpfstoffe (eher USA) verwendet werden, erhalten Kinder heute zwei- bis dreimal so viele Impfungen wie noch in den 1980er-Jahren. Doch sind so viele Impfungen überhaupt notwendig? Wer hat hier den Überblick und kann verlässliche Orientierung bieten?

Wer sich im Ärztesprechzimmer objektive Beratung erwartet, wird meist enttäuscht. Die meisten Mediziner spulen eine routinierte Mischung ab aus Entwarnung vor möglichen Nebenwirkungen, Angstmache vor der betreffenden Krankheit und einem Appell an das elterliche Verantwortungsgefühl. Wenn das nicht ausreicht, um die Eltern zu überzeugen, kippt die Stimmung und es folgen mehr oder weniger deutliche Drohungen.

Viele Ärzte haben wenig Geduld, auf kritische Einwände zu Impfungen einzugehen. Und tatsächlich ist das ja auch ein uferloses Thema, wenn die Eltern ihre in Internetforen aufgeschnappten Argumente widergeben. Den Rahmen einer ärztlichen Konsultation sprengt das jedenfalls, und am Ende sind die Ärzte entnervt und viele Eltern frustriert.

Mit der kürzlich in Deutschland verpflichtend eingeführten »Impfaufklärung« ist jedenfalls für viel Zoff gesorgt. Speziell, wenn die Ärzte versuchen, sich mühsame Erklärungen zu sparen und ohne große zeitliche Verzögerung den Impftermin über die Bühne zu bringen, um das magere Impfhonorar einzustreifen.

Im Zentrum der wissenschaftlichen Studien standen bisher fast ausschließlich die positiven Effekte der Impfaktionen. Und damit sind auch die Medien voll. Jede Aussage von Behörden erweckt den Eindruck, dass der Nutzen der Impfungen ein mögliches Risiko bei Weitem überwiegt. Es gibt kaum eine Differenzierung zwischen den einzelnen Impfungen. Sie gelten generell als »größte Errungenschaft der Medizin« und genießen ein Image, das Gold wert ist.

Dabei gäbe es eine Menge aufzuklären. Denn »Das Impfen« gibt es nicht. Jede einzelne Impfung ist ein »Kind ihrer Zeit«. Manche Impfungen sind bald hundert Jahre alt und werden heute noch nahezu unverändert so hergestellt wie in den alten Seuchenzeiten, als jedes vierte Kind an Infekten starb und Sorgen wegen möglicher Impfnebenwirkungen als lächerlich und unbedeutend abgetan wurden.

Eine Epidemie der chronischen Krankheiten

Doch die Zeiten haben sich geändert. Die alten Seuchenzeiten sind vorüber. Die meisten Infektionskrankheiten stellen heute keine große Bedrohung mehr dar. Sei es wegen der Impfungen, sei es, weil die hygienischen Bedingungen besser geworden sind. Gegen einige Krankheiten wie Pest, Cholera oder Typhus gab es zudem nie Impfaktionen. Auch sie sind heute weitgehend verschwunden.

Parallel zur Häufigkeit der Impfungen kam es in den westlichen Industriestaaten zu einem starken Anstieg bei Allergien, Autoimmunerkrankungen, immunvermittelten Krebsarten sowie Entwicklungsstörungen wie ADHS oder Autismus.

Wie dramatisch die Lage ist, zeigt das Beispiel der USA, wo in allen Bundesstaaten Impfpflicht herrscht und Neugeborene üblicherweise bereits am ersten Lebenstag die erste Impfung bekommen.

Eine bundesweite Untersuchung[1] ergab, dass 43 Prozent der Kinder und Jugendlichen in den USA an mindestens einer behandlungsbedürftigen chronischen Krankheit leiden, 33 Prozent sogar an zwei oder mehr. Wenn man noch die extrem dicken Kinder dazuzählt sowie die Kinder mit Entwicklungsstörungen, so sind die vollständig gesunden Kinder bereits in der Minderzahl. Was es für die Gesellschaft bedeutet, wenn eine derart kranke Generation ins Berufsleben eintritt, wird die nahe Zukunft zeigen.

In Europa sind wir noch nicht ganz so weit, doch auch hier zeigen die Trends bei vielen chronischen Krankheiten steil nach oben. Und die Ursachen liegen vollständig im Dunkeln.

Im Jahr 2016 hatten in den USA 9,4 Prozent der US-Kinder im Alter von 2 bis 17 Jahren eine ADHS-Diagnose.[2] Das heißt, dass in jeder Schulklasse im Schnitt zwei Kinder mit »Zappelphilipp-Syndrom« sitzen. Zwei Drittel dieser 6,1 Millionen Kinder bekommen regelmäßig Medikamente, etwas weniger als die Hälfte eine Verhaltenstherapie.

Regelrecht explodiert sind die Zahlen auch bei Autismus-Spektrum-Störungen (ASD). Laut jüngster Veröffentlichung der US-Behörden haben in den USA in der Altersgruppe der 3- bis 17-Jährigen derzeit 2,2 Prozent eine ASD-Diagnose. Das heißt, eines von 45 Kindern und Jugendlichen ist von schwersten Entwicklungsstörungen betroffen, die noch bis in die 1980er-Jahre als extrem selten und exotisch galten. Diese Kinder haben einen enormen Therapiebedarf, und viele können niemals ins Berufsleben einsteigen.

Es gibt eine große Zahl offener Fragen und Zusammenhänge, die nicht klar sind. Beispielsweise taucht die Frage auf, warum mehr als doppelt so viele Kinder mit allergischen Hautausschlägen auch kognitive Probleme wie zum Beispiel Sprachstörungen haben. Und je schwerer die Hautausschläge, desto häufiger wird die Sprachstörung.[3]

Die Zahl der Autoimmunkrankheiten wächst jährlich. Mittlerweile sind allein im rheumatischen Bereich etwa 400 Krankheiten definiert. Das Spektrum der erkrankten Organe ist groß. Es muss angenommen werden, dass praktisch jedes Organ oder Gewebe Ziel einer Autoimmunerkrankung sein kann. Auch bei ADHS, Autismus, psychischen Erkrankungen oder Lernstörungen werden immer mehr autoimmune Komponenten entdeckt.

Nur ein Bruchteil dieser Erkrankungen war vor 100, vor 50 oder 20 Jahren bekannt. Es handelt sich um den am schnellsten wachsenden Bereich chronischer Leiden. Unzählige Menschen haben schwerste Einbußen in ihrer Lebensqualität – die Auslöser liegen nach wie vor im Dunkeln. Gewiss ist nur: Bei den meisten dieser sogenannten Zivilisationskrankheiten liegt die Ursache in einem gestörten Immunsystem.

Und gerade das ist die Kernaufgabe von Impfungen. Sie sollen das Immunsystem manipulieren – natürlich mit den besten Absichten.

Es gibt keine andere Methode der Medizin, die so unmittelbar in die Funktionen des Immunsystems eingreift. Im Idealfall erzeugen Impfungen Immunreaktionen, die ein ganzes Leben lang anhalten. Sie tun also etwas. Und das hat in den meisten Fällen wohl positive, manchmal aber auch negative Konsequenzen. Jede Impfung ist ein konkreter Eingriff in ein laufendes System. Und während unter Computertechnikern die Devise gilt »Never touch a running system«, machen Impfärzte das ständig.

Deshalb ist eine begleitende Kontrolle unabdingbar. Ein Teil der Medizin, der in einem derart sensiblen Bereich wie dem neugeborenen, sich gerade entwickelnden kindlichen Organismus arbeitet, braucht zu seinem eigenen Besten die strengsten Sicherheitsauflagen. Nichts wäre fataler und fahrlässiger, als wenn die »Vaccinology« mit ihrem guten Ruf und ihren unzweifelhaften historischen Verdiensten als unantastbar gesehen und alleingelassen würde.

Denn genau dieser gute Ruf ist natürlich auch ein Magnet für Rechthaber, ein Magnet für Bequemlichkeit, ein Magnet auch für Profitgier. Denn was ließe sich leichter zu Geld machen als ein Arzneimittel, für das ich keine Werbung mehr machen muss. Wo allein die Produktbezeichnung »Impfung« schon ein Image aufbaut, das unbezahlbar ist. Die Gefahr, dass das Impfwesen missbraucht wird und in falsche Hände gerät, ist – wie wir sehen werden – durchaus real.

Das Dilemma der Behörden

Es ist schon etwas her: Im Oktober 2016 lief im ARD-Format »Planet Wissen« eine Sendung zur Frage »Impfungen: Wie viele brauchen wir wirklich?«. Die Sendung war informativ und ausgewogen. Und erstaunlicherweise wurde die deutsche Behörde »Bundeszentrale für gesundheitliche Aufklärung« (BZgA) für ihre einseitig pro Impfungen ausgerichteten Informationen kritisiert und als unabhängige Institution infrage gestellt.

Studiogast war die Psychologin Cornelia Betsch, die häufig mit der BZgA, aber auch anderen Behörden kooperiert und eine große Freundin des Impfens ist. Der Moderator fragte Betsch: »Alle behaupten, die Informationen sind unabhängig, und das wurde heute sehr infrage gestellt. Gibt es eine Alternative zur BZgA?«

Betsch: »Also, die BZgA ist eine Bundesbehörde. Das heißt, die leben auch mit dem Dilemma, dass sie sich denken: Eigentlich sollte sich jeder impfen lassen, aber wir müssen so informieren, dass man sich frei entscheiden kann.«

Mit der Aussage, dass die Bundesbehörde in einem »Dilemma« stecke, meint die Psychologin, dass die Leitung der Behörde klar positiv »zum Impfen« eingestellt ist; dass aber leider die Behörde doch bestimmten Kriterien der Objektivität unterliegt. Denn eigentlich sollte eine Behörde den Bürgern die Grundlagen für eine informierte Entscheidungsfindung bieten. Und das lässt halt keine einseitige Impfpropaganda zu.

Was aber bildet die Grundlagen für die Entscheidungsfindung der Behörden?

In Deutschland obliegt diese Aufgabe der Ständigen Impfkommission (STIKO) am Robert Koch-Institut (RKI) in Berlin. Die STIKO ist derzeit aus 18 Impfexperten zusammengesetzt, die das RKI – und damit dessen zuständige Behörde, das Gesundheitsministerium – in Impffragen objektiv beraten sollen.

Von der STIKO empfohlene Impfungen müssen (nach einer Bestätigung durch den Gemeinsamen Bundesausschuss, die so gut wie immer erfolgt) seit Verabschiedung der Gesundheitsreform am 1. April 2007 von den gesetzlichen Krankenkassen bezahlt werden.

Der STIKO kommt also eine gewaltige Verantwortung zu, indem hier entschieden wird, welche Impfstoffe die Mehrzahl der deutschen Kinder bekommt. Die Experten sollen nach bestem Gewissen prüfen, ob diese Impfstoffe wirken und ob sie sicher sind.

In der STIKO wird aber auch entschieden, wie viel Steuergeld für das Impfen ausgegeben wird. Und das ist eine ganze Menge. 2017 belief sich der Aufwand der gesetzlichen Krankenversicherungen in Deutschland für Impfungen auf immerhin 1,23 Milliarden Euro.

Insofern wäre es eine Selbstverständlichkeit für ein zivilisiertes Land, dass die Auswahl der Mitglieder dieses Gremiums nach strengsten Kriterien der Transparenz und der wissenschaftlichen Objektivität stattfindet; dass finanzielle Verbindungen mit Impfstoffherstellern nicht geduldet werden und auch von der intellektuellen Einstellung des jeweiligen Experten eine gewisse geistige Unabhängigkeit erwartet wird.

Doch kommen wir zurück zur ARD-Sendung »Planet Wissen«. Im Studio zu Gast war auch der im Jahr 2011 in die STIKO berufene Berliner Kinderarzt Martin Terhardt. Bei seiner Vorstellung befragte ihn der Moderator zu seiner Funktion in der STIKO. Und Terhardt antwortete tatsächlich: »Ich glaube, ich bin in die STIKO berufen worden, weil ich vorher schon die Impfungen unterstützt habe.« Offenbar ist also die grundsätzlich positive Einstellung zu Impfungen eine Voraussetzung, um in dieses »unabhängige« Gremium aufgenommen zu werden.

Kampagne gegen Impfskeptiker

Wie sich die objektive Entscheidungsfindung unter diesen Voraussetzungen auswirken kann, zeigt ein Beispiel vom Jahresbeginn 2018. Da postete das deutsche Gesundheitsministerium auf seiner offiziellen Facebook-Seite folgende Nachricht:

»Machen Sie mit bei unserem Bullshit-Bingo! Suchen Sie in den Kommentaren nach diesen Falschaussagen. Der oder die Erste, die drei Falschaussagen in einer Reihe findet, bekommt von uns ein gratis Katzenbild.«

Illustriert war diese neckische Mitteilung so:

Impfgegner-Bullshit-Bingo

Impfungen fördern Allergien.	Impfen schwächt die natürlichen Abwehrkräfte.	Masern durchzumachen stärkt die Gesundheit.
Nicht geimpfte Kinder leben gesünder.	In Impfungen ist Quecksilber.	Impfungen machen die Menschen nur kränker.
Impfungen sind Gift.	Damit verdient nur die Farmermafia.	Impfungen verursachen Autismus.

Quelle: https://www.facebook.com/bmg.bund/photos/a.330642667098918.1073741828.323245001172018/932832080213304/?type=3&theater

Das ging auch vielen durchaus positiv zum Impfen eingestellten Menschen zu weit. »Ist das wirklich der richtige Weg, um Impfskeptiker einzufangen?«, gab eine Leserin zu bedenken. »Diese Art des Lächerlichmachens verhärtet doch eher die Fronten.«

Die Facebook-Beamten des Bundesministeriums konterten diesem Einwand folgendermaßen: Es brauche auch massentaugliche Maßnahmen, um die Aufmerksamkeit auf wichtige Themen zu lenken. Und das sei zweifellos gelungen: »Mit diesem Beitrag haben wir bereits in den ersten Stunden 300.000 Menschen erreicht, 3500 Likes und Kommentare, 900 Menschen haben das Posting geteilt. Sie können sicher sein, dass wir auch in Zukunft mit viel Seriosität über wichtige Themen informieren werden.« Soweit also das Bundesministerium.

Ist in Impfungen Quecksilber enthalten?

Sehen wir uns einige der vom Ministerium als »Bullshit« deklarierten Aussagen genauer an. »In Impfungen ist Quecksilber«, heißt es da beispielsweise. Quecksilber-Verbindungen als Konservierungsmittel wurden Impfstoffen seit den 1930er-Jahren zugesetzt, nachdem in den USA bei einer Schulimpfung Kinder an bakteriell verseuchten Impfungen gestorben waren.

Zur Jahrtausendwende verkündeten die internationalen Gesundheitsbehörden, dass nun die Quecksilberzusätze aus Impfstoffen entfernt werden. Als Grund wurde angegeben, dass die Kühltechnologie heute bereits so weit verbreitet ist, dass die Impfstoffe normalerweise auch ohne toxische Zusätze nicht verderben. Zumal die früher verwendeten Massengebinde – wo eine ganze Schulklasse aus einem einzigen Behälter geimpft wurde, oftmals mit vielfach benutzten Injektionsnadeln – längst der Vergangenheit angehören und heute Einwegspritzen verwendet werden.

Schön, dass dies nach so vielen Jahrzehnten erkannt wurde. Doch sind nun alle Impfungen quecksilberfrei, wie das Ministerium suggeriert? Keineswegs.

Nach wie vor werden US-amerikanische Influenza-Impfstoffe mit Quecksilber konserviert, ebenso Impfstoffe, die in Entwicklungsländern eingesetzt werden. Und in Europa erlebten quecksilberhaltige Impfstoffe während der Schweinegrippe-Pandemie von 2009/10 ein großes Comeback.

Die Aussage, dass »in Impfungen Quecksilber ist«, generell als »Bullshit« zu klassifizieren, ist demnach selbst »Bullshit«.

Fördern Impfungen Allergien?

Eine weitere »Falschaussage« im Bullshit-Bingo lautet: »Impfungen fördern Allergien«.

Ob Impfungen Allergien und Autoimmunerkrankungen fördern – und aus welchen Gründen –, wäre ein dringliches Thema für einen breiten wissenschaftlichen Diskurs.

Tatsache ist, dass die gemeinsame Ursache von Allergien stets in einer Fehlfunktion des Immunsystems begründet ist. Und da Impfungen – wie keine andere medizinische Intervention – massiv ins Immunsystem eingreifen, ist es selbstverständlich notwendig, alle Zweifel mit äußerster Sorgfalt zu prüfen.

Auf aktuellen internationalen Konferenzen zu Allergien und Autoimmunerkrankungen wird immer häufiger das Impfen als möglicher Auslöser diskutiert. Besonders unter Verdacht stehen die sogenannten Adjuvanzien (»Hilfsstoffe«). Meist handelt es sich dabei um Aluminiumverbindungen, die als Wirkverstärker eingesetzt werden.

Alu-Verbindungen werden Impfstoffen beigemischt, um das Immunsystem aggressiver zu machen, die Immunreaktion zu fördern und damit die Wirksamkeit der Impfung zu verstärken. »Leider gibt es verschiedene Gruppen von Menschen, die aufgrund ihrer Erbanlagen für eine überschießende Immunreaktion anfällig sind«, erklärte mir Yehuda Shoenfeld, Experte für Autoimmunkrankheiten an der Universität Tel Aviv, in einem Interview. »Diese Personen müssen wir identifizieren, weil bei ihnen aluminiumhaltige Impfstoffe Schaden anrichten können.«

Abgesehen von diesen genetisch bedingten Risikogruppen, deuten einige Studien darauf hin, dass Impfungen auch in der Normalbevölkerung allergische Reaktionen fördern. In einer 2016 publizierten Arbeit aus Australien[4] mit mehr als 4400 Teilnehmern wurden Babys verglichen, bei denen der Start der Impfserie – zum Beispiel wegen eines Infekts – um einen Monat nach hinten verschoben wurde. Im Vergleich zu den pünktlich geimpften Babys hatten die später geimpften Babys ein um 43 Prozent reduziertes Risiko für allergische Hautausschläge. »Der Zeitpunkt, zu dem Babys ihre Routine-Impfungen erhalten, kann ihre Anfälligkeit für Allergien beeinflussen«, fassen die Autoren ihre Resultate zusammen.

Ähnliche Ergebnisse brachte eine kanadische Studie[5] mit mehr als 11.000 Teilnehmern in Bezug auf Asthma. Babys, deren erste Diphtherie-Tetanus-Pertussis-Impfung um mindestens zwei Monate nach hinten verschoben wurde, hatten im Volksschulalter nur ein halb so hohes Asthma-Risiko. Wurden alle drei Impftermine nach hinten verschoben, reduzierte sich das Asthma-Risiko sogar um 61 Prozent. »Der Wirkmechanismus hinter diesem Phänomen erfordert weitere Untersuchungen«, lautet die Schlussfolgerung der Autoren.

Es gibt also noch genügend Forschungsbedarf. Kritik von vornherein als »Bullshit« abzuqualifizieren, ist fahrlässig.

Dass bestimmte Impfungen imstande sind, die natürlichen »Abwehrkräfte zu schwächen«, ist ebenfalls kein Bullshit. Es kommt ebenso vor wie das Gegenteil: Zahlreiche Studien zeigen, dass bestimmte Impfungen (Masern- und andere Lebendimpfungen) die natürlichen Abwehrkräfte stärken, andere Impfungen (inaktivierte aluminiumhaltige Impfstoffe) scheinen sie zu schwächen. Dieses Phänomen wird unter dem Oberbegriff »Unspezifische Effekte von Impfstoffen« auf zahlreichen Konferenzen debattiert (siehe die Kapitel »Impfungen als Lebensretter« und »Die dunkle Seite«).

Man kann den ministeriellen Bingospielern demnach getrost raten, dass sie bei ihrer Einschätzung, was genau nun »Bullshit« ist und was nicht, etwas vorsichtiger sein sollten. Denn gerade im Bereich der Medizin hat sich vieles, was in der Vergangenheit als gesichertes Wissen angesehen wurde, einige Jahrzehnte später als großer Irrtum erwiesen. Und zahlreiche der heute verabreichten Impfungen werden noch immer nach uralten Rezepten aus der ersten Hälfte des 20. Jahrhunderts hergestellt.

Arroganz und Überheblichkeit gegenüber »strohdummen« Impfkritikern ist also nicht angebracht. Zumal Umfragen[6] zeigen, dass Menschen, die dem Impfen skeptisch gegenüberstehen, im Schnitt ein höheres Bildungsniveau haben als Menschen, die ihre Kinder strikt nach STIKO-Kalender und anderen behördlichen Impfplänen und -empfehlungen impfen lassen.

Die Impf-Lobbyisten

Der an der Universität München lehrende Experte für Wirtschaftsethik Julian Nida-Rümelin sagte neulich in einem Interview, dass es sich bei den Autokonzernen »um Imperien handelt, die nicht mehr den Eindruck hatten, dass sie wirksam kontrolliert werden – und dann allmählich ethisch verlotterten«. Ähnliches gilt meiner Ansicht nach auch für die Impfstoff-Industrie.

Wir könnten heute deutlich bessere Impfstoffe haben, wenn die Behörden ihre Kontrollfunktion auch tatsächlich ausüben würden. Ich werde in diesem Buch zahlreiche Beispiele für Sicherheitsmängel und fehlende Belege für Wirksamkeit bringen. Doch weit und breit gibt es niemand, der die Hersteller diesbezüglich in die Pflicht nimmt. Stattdessen gleichen die Behörden manchmal einer Gang von Cheerleadern, die neue Impfungen bejubeln, statt sie einer strengen Prüfung zu unterziehen.

Diese positive Voreingenommenheit braucht niemand zu verwundern. Sind die Gesundheitsbehörden doch seit Jahrzehnten mit der Aufgabe betraut, die Bevölkerung zum Impfen zu überreden. Und diese Aufgabe haben sie tief verinnerlicht.

Insofern wäre es eine höchst sinnvolle Idee, die Behörden von einer anderen Aufgabe –nämlich der Kontrolle des Impfwesens – möglichst rasch zu suspendieren. Niemand kann eine Impfung gleichzeitig zulassen, diese Impfung bewerben und dann auch noch deren mögliches Schadenspotenzial objektiv bewerten.

Für diese verantwortungsvolle Aufgabe braucht es kritische Wissenschaftler, unabhängige Instanzen außerhalb der ministeriellen und behördlichen Hierarchien. Verbraucherschützer und Menschenanwälte, die keinen Lobbys verpflichtet sind und ihre Urteile erst fällen, nachdem eine sorgfältige Untersuchung Resultate erbracht hat.

Einige Pläne für eine grundlegende Reform liegen bereits auf dem Tisch. Wissenschaftler des unabhängigen Cochrane Instituts haben beispielsweise vorgeschlagen, dass die Industrie die Zulassungsstudien für ihre Arzneimittel an unabhängige Einrichtungen abgeben soll. Und zwar an wissenschaftliche Zentren, an denen bestens ausgebildete Wissenschaftler nach strengsten Kriterien der evidenzbasierten Medizin doppelblinde, Placebo-kontrollierte Studien durchführen und die Arzneimittel auf Herz und Nieren prüfen. Nach Ablauf der Studienphase – in der die Industrie weder Einblick noch Mitsprache hat – bekommt der Auftraggeber einen ausführlichen Studienbericht. Und damit kann die Firma dann zu den Arzneimittelbehörden gehen und die Zulassung beantragen.

Derzeit werden diese Studien meist von vorn bis hinten von den Herstellerfirmen selbst kontrolliert. Die Studienteilnehmer werden vorsortiert, die Kontrollgruppen nach Gutdünken verfälscht und die Idee der Placebos nach Belieben umgedeutet. Die angeheuerten Wissenschaftler müssen Knebelverträge unterschreiben, die sie zu strengstem Stillschweigen verpflichten. Und wenn die Resultate nicht passen, so verschwinden sie in der Rundablage. So lange, bis etwas herauskommt, das der Marketingabteilung des Unternehmens gefällt.

Wir geben die Impfstoffe an die empfindlichsten und sensibelsten Wesen: unsere Babys. Nichts wäre unverzeihlicher, als diese in ihrer gesunden Entwicklung zu gefährden. Und deshalb ist es auch so wichtig, dass wir eine funktionierende Kontrolle sicherstellen.

Im Impfwesen finden derzeit solche strengen Kontrollen nicht statt. Zu lange schon sitzen die Behörden mit der Industrie im selben Boot. Die Interessen der Hersteller und das Interesse der Beamten ist zwar nicht vollständig identisch, doch es läuft auf dieselbe Konsequenz hinaus: Die einen wollen Impfstoffe verkaufen und die anderen eine möglichst hohe Durchimpfungsrate.

Und so war es auch kein großes Wunder, dass über viele Jahre ein Pharma-Lobbyist als Vorsitzender einer sich unabhängig gebenden Expertenkommission wie der deutschen STIKO geduldet wurde. In den letzten Jahren von Heinz-Josef Schmitts Ägide wurden nahezu jährlich neue Impfungen in die Impfkalender aufgenommen – neben Pneumokokken noch Meningokokken und Windpocken.

Den Abschluss bildete schließlich die Impfung gegen Humane Papillomaviren (HPV).

Mittlerweile hatten sich die Kassen zwar an die enormen Kosten der neuen Impfungen gewöhnt. Der HPV-Impfstoff »Gardasil« stellte mit einem Preis von rund 450 Euro für die Grundimmunisierung jedoch noch einmal einen spektakulären neuen Rekord auf.

Bereits 2007 sprang »Gardasil« aufgrund der STIKO-Empfehlung und der folgenden Übernahme der Kosten durch die Kassen mit einem Umsatz von 267 Millionen Euro auf Platz eins der umsatzstärksten Arzneimittel. Und das, obwohl »Gardasil« erst im Lauf des ersten Halbjahrs überhaupt auf den Markt gekommen war. Heinz-Josef Schmitt hatte die Blitz-Zulassung in der STIKO vehement forciert.

Wie sicher diese Herren sich fühlten und wie selbstverständlich sie sich in voller Öffentlichkeit mit der Industrie ins Bett legten, zeigt eine kleine Episode, die wohl in keiner anderen Sparte der Wissenschaft möglich wäre. So hatte Schmitt keinerlei Bedenken, kurz bevor die Empfehlung der HPV-Impfung durch die STIKO amtlich wurde, noch mal rasch einen Preis »zur Förderung des Impfgedankens« anzunehmen, der mit einer Summe von 10.000 Euro dotiert war. Gestiftet wurde das Geld vom Hersteller der HPV-Impfung »Gardasil«.

Wolfgang Becker-Brüser, Herausgeber der Industrie-unabhängigen medizinischen Fachzeitschrift »arznei-telegramm«, empörte sich: »Wie kann man als öffentlich bestellter Gutachter einen Preis von einer Pharmafirma annehmen, über deren Produkte man zu befinden hat? – Das sind doch öffentliche Bestechungen!«

Für H.-J. Schmitt mögen die 10.000 Euro Preisgeld im Vergleich zu seinen sonstigen Einkünften eine vergleichsweise lächerliche Summe gewesen sein, die Optik war dennoch verheerend. Diese Episode charakterisiert die Selbstwahrnehmung der Impfbranche in der damaligen Zeit hervorragend. – Eine Clique von Experten in der Grauzone undurchsichtiger finanzieller Geflechte fand nicht das Geringste dabei, sich gegenseitig in der Öffentlichkeit mit Industriegeldern zu beschenken: weil sie den Impfgedanken – auf Kosten der Steuerzahler – so schön fördern.

Ein derartiger Mangel an Unrechtsbewusstsein zeigt, dass hier jahrelang wenig öffentliche Kritik und so gut wie gar keine Kontrolle vonseiten der zuständigen Behörden ausgeübt wurde.

Im Herbst desselben Jahres, als Schmitt seinen Preis annahm und den Impfstoffherstellern mit dem Blanko-Abonnement der HPV-Impfstoffe noch auf Jahre hin Milliarden Euro an Umsatz sicherte, dankte er plötzlich als Mainzer Universitätsprofessor und auch als STIKO-Vorsitzender ab und wechselte zur Gänze auf die Seite der Impfstoffhersteller. Schmitt ist heute einer der Direktoren in der Impfsparte des US-Konzerns Pfizer mit Sitz in Paris.

Auch nach Schmitts Abgang hat die Mehrzahl der STIKO-Mitglieder noch vielfältige Beziehungen zur Industrie. In den Selbstauskünften der STIKO-Mitglieder, die auf der Webseite des Robert Koch-Instituts veröffentlicht wurden, findet sich häufig die Angabe, dass »Vorträge zu Impfthemen ohne Produktbezug« gehalten werden, dessen »Honorare zum Teil durch Impfstoffhersteller (re-)finanziert« wurden. Das klingt zunächst relativ unverdächtig. In der Praxis verbergen sich hinter solchen Formulierungen jedoch häufig gut bezahlte Auftritte auf Pharma-Werbeveranstaltungen.

Ein typisches Beispiel war etwa der Auftritt des langjährigen Münsterer STIKO-Mitglieds Klaus Wahle auf einer Veranstaltung von Sanofi Pasteur MSD, dem Hersteller des Impfstoffs »Zostavax« gegen Herpes Zoster (Gürtelrose). Nach einem Bericht der ÄrzteZeitung[7] zu dieser Veranstaltung trat Professor Wahle vehement dafür ein, Impfungen wie diese in den »gedeckelten Leistungskatalog der gesetzlichen Krankenversicherung aufzunehmen«. Denn »die Zoster-Impfung ergänzt die jährliche Influenza-Impfung und die alle sechs Jahre empfohlene Pneumokokken-Impfung in idealer Weise und sollte deswegen zügig als Standardimpfung empfohlen werden.«

Das Robert Koch-Institut macht keine Angaben über die Höhe der so erzielten Nebeneinkünfte. Honorare im deutlich vierstelligen Bereich sind jedoch für solche Auftritte durchaus marktkonform. Als kleine Ergänzung zum mageren Professorengehalt.

Auch das STIKO-Urgestein Ulrich Heininger hat von allen großen Impfstoffherstellern Vortragshonorare erhalten, für die Firmen als Berater fungiert und Einladungen zum Besuch wissenschaftlicher Treffen angenommen.

Fred Zepp, der ebenso wie Schmitt von der Uni Mainz stammt, hat ein ganzes Paket von Nebentätigkeiten für die Industrie. Er veröffentlichte Studien gemeinsam mit Angestellten von Pharmafirmen und hielt auf wissenschaftlichen Veranstaltungen entsprechende Vorträge.

Wie sollen solche Personen fähig sein, eine von ihren eigenen finanziellen Verflechtungen unabhängige Expertise in die STIKO einzubringen? Als ich Fred Zepp auf diese Interessenkonflikte ansprach, entgegnete er mir unwirsch: »Wenn Ihnen das nicht passt, so müssen Sie die STIKO eben mit Hausfrauen besetzen.«

Ein Argument, das wohl aussagen soll, dass die »Wissenschaft vom Impfen« so überaus kompliziert ist, dass nur Menschen mit engen Beziehungen zur Industrie überhaupt in der Lage sind, das zu verstehen.

Die weitgehend unkritische Nähe zur Industrie ist nicht nur ein Merkmal der deutschen Impfexperten-Szene. Claire-Anne Siegrist, die langjährige Präsidentin der Eidgenössischen Kommission für Impffragen, steht auf der Honorarliste fast aller großen Impfstoffhersteller. Und der frühere Vorsitzende des österreichischen Impfausschusses im Obersten Sanitätsrat, Univ.-Prof. Dr. Ingomar Mutz, war sich nicht zu blöd dafür, gleichzeitig als Präsident des Österreichischen Grünen Kreuzes zu fungieren, eines Lobbyvereins für Impfstoff-PR. Dieser Verein wurde mittlerweile in »Österreichische Liga für Präventivmedizin« umgetauft. Viele der Chef-Lobbyisten des österreichischen Impfwesens versammeln sich in diesen und ähnlichen Organisationen.

Und während in Deutschland die STIKO – nach heftiger öffentlicher Kritik in den Nachwehen der Ära H.-J. Schmitt – mittlerweile deutlich transparenter und offener agiert, haben die industrienahen Impfexperten in Österreich die Gesundheitspolitik fest im Griff. Während es nach wie vor keine öffentlich zugängliche Datenbank für Verdachtsfälle von Nebenwirkungen gibt, platzt im Gegenzug der aktuelle österreichische Impfplan aus allen Nähten (siehe »Impfpläne«). Kein Land empfiehlt so viele Impfungen wie Österreich.

Ähnliche Zustände wie in den nationalen Gesundheitsbehörden finden sich auch in den internationalen Organisationen. Die WHO ist ebenso gesättigt mit Lobbyisten wie die EMA (Europäische Arzneimittel-Agentur, englisch European Medicines Agency), die oberste Medizinbehörde der Europäischen Union. Und bei den beiden Gesundheitsbehörden der USA, »Food and Drug Administration« (FDA) und »Centers for Disease Control and Prevention« (CDC), sieht es nicht viel anders aus.

Eine Besonderheit der Arzneimittelbehörden ist ihre Finanzierung. Sie erfolgt zu einem großen Teil nicht vom Staat, sondern durch die Industrie. Die Gesundheitspolitik hielt dies für eine gute Idee, um Geld zu sparen.

So wird fast die Hälfte des Budgets der US-Behörde FDA direkt von der Industrie aufgebracht (2016: 42,5 Prozent). Noch viel krasser ist das Verhältnis in Europa. Die EMA wurde 2015 zu mehr als 80 Prozent direkt durch die Industrie finanziert. Im aktuellen Budget der Behörde für 2018 beträgt dieser Anteil bereits 90 Prozent. Die EU selbst trug 2015 nur elf Prozent des Budgets jener Institution bei, die für die Beurteilung und Überwachung des gesamten Pharmamarkts in Europa zuständig ist. 2018 werden gar nur noch sieben Prozent von der EU selbst finanziert.

In Wahrheit haben wir damit unseren Einfluss und unsere Kontrollmacht verkauft. Und natürlich spricht die Industrie als Geldgeber auch ein mächtiges Wort mit, wer in den Behörden Karriere macht und wer nicht.

Und so wundert es nicht, dass zahlreiche Wechsel von Behörden zu Pharmakonzernen und retour das enge Verhältnis zwischen Kontrollierenden und Kontrollierten belegen. Zahlreiche Führungsposten der unabhängigen Behörde sind mit ehemaligen

Pharma-Managern belegt. Enrica Alteri beispielsweise, die in der EMA die Abteilung für Sicherheit und Wirksamkeit von Medizinprodukten leitet, arbeitete davor für das Pharmaunternehmen Merck-Deutschland. Auch EMA-Direktor Guido Rasi hat eine intensive Pharma-Vergangenheit.

Aber auch umgekehrt geht der Postentausch. Kürzlich wechselte der Leiter der EMA-Rechtsabteilung, Vincenzo Salvatore, zu einem Beratungsbüro für Pharmaunternehmen. Ein Karriereweg, den auch der vorherige EMA-Direktor Thomas Lönngren eingeschlagen hatte, der nun als Pharmakonsulent arbeitet.

Julie Gerberding, die während der Zulassung von »Gardasil« die US-Gesundheitsbehörde CDC leitete, wechselte nach der Markteinführung der Impfung zum »Gardasil«-Hersteller Merck und leitet dort nun die Impfstoffabteilung.

Impfungen und plötzlicher Kindstod

Es ist wichtig, die eben beschriebenen Hintergründe zu kennen, weil es sonst schwerfällt, manche behördlichen Aktionen zu verstehen. Beispielsweise die Ereignisse rund um die größte jemals vom Robert Koch-Institut organisierte Studie zur Sicherheit der Babyimpfungen, die »Token-Studie«. Ihre großen Ansprüche: Sie sollte erstmals lückenlos alle ungeklärten, plötzlichen und unerwarteten Todesfälle bei Kindern im Alter zwischen 2 und 24 Monaten erfassen und prüfen, ob es einen Zusammenhang zu den laut Impfkalender empfohlenen Impfungen gibt.

Konkreter Anlass war eine Reihe unerklärlicher Todesfälle in einem nahen zeitlichen Zusammenhang zu Impfungen, die auch zu einer vorübergehenden behördlichen Sperre des damals meist verwendeten Sechsfachimpfstoffs »Hexavac« von Sanofi Pasteur führten.

Die Token-Studie begann im Sommer 2005. Kurz darauf nahm Sanofi Pasteur seinen umstrittenen Impfstoff ganz vom Markt. Offiziell deshalb, weil es ein Problem mit der Langzeit-Wirksamkeit der Hepatitis-B-Komponente des Sechsfachimpfstoffs gebe. Inoffiziell wurde natürlich ein Zusammenhang mit der angelaufenen Studie vermutet.

Von Sommer 2005 bis Sommer 2008 wurden im Großteil Deutschlands von den teilnehmenden Gesundheitsämtern die Todesfälle registriert und die Daten an das Berliner Studienzentrum am Robert Koch-Institut übermittelt. Zunächst hieß es, die Studie würde zu Jahresbeginn 2009 veröffentlicht. Auf meine Nachfragen beim RKI wurde ich mehrfach vertröstet, schließlich erschien die Studie 2011 mit zweijähriger Verspätung.

Die Geburtsfehler der Token-Studie

Die Token-Studie hatte zwei grundsätzliche Probleme, die wohl dazu beigetragen haben, warum die Arbeit so extrem spät erschien. Zum einen hat sich die Behörde die Blödheit geleistet, sich diese Studie ausgerechnet von den Herstellern der zu untersuchenden Impfstoffe bezahlen zu lassen. Für einen Sponsorbeitrag von 2,5 Millionen Euro erkauften sich die Firmen Sanofi Pasteur und GSK, der Hersteller des zweiten Impfstoffs »Infanrix hexa«, damit laut Vertrag das Recht, »unverzüglich über relevante Erkenntnisse oder Bewertungen unterrichtet zu werden«. Weiters wurde ihnen das Recht zugestanden, dass sie vor der Veröffentlichung der Resultate »Gelegenheit zur wissenschaftlichen Stellungnahme zu den zur Publikation vorgesehenen Texten erhalten«.

Bei einer Summe von mehr als tausend Millionen Euro, die jedes Jahr für die von der STIKO empfohlenen Impfungen vom Gesundheitsbudget in die Kassen der Impfstoffhersteller abgeführt wird, erkauften sich die Sponsoren ihr Mitspracherecht demnach aus der Portokasse.

Wozu also brauchte das Robert Koch-Institut die Sponsoren wirklich? Der Verdacht liegt nahe, dass es vor allem darum ging, das methodische Know-how und die strategische Beratung der Firmen zu nutzen, um die Resultate »im Sinne des Impfgedankens« richtig zu deuten.

Der zweite Fehler war ein grundsätzlicher, der bis heute besteht: Es war nicht möglich, die persönlichen Daten der verstorbenen Kinder mit den Angaben aus deren Impfpässen zu verknüpfen. Dazu wäre es notwendig gewesen, ein allgemeines Impfregister einzuführen, das die elektronische Basis für eine seriöse Untersuchung schafft. Das wurde jedoch versäumt.

Durch dieses Informationsdefizit in jenem Kernbereich, der untersucht werden sollte, ergab sich die Notwendigkeit, mit den betroffenen Eltern Kontakt aufzunehmen. Sie wurden gebeten, die Impfpässe ihrer verstorbenen Babys herauszusuchen, und sollten umfangreiche Fragebögen ausfüllen.

Es ist wohl nachvollziehbar, dass dies für viele Mütter und Väter psychisch nicht verkraftbar war. Und so kam es auch: Rund zwei Drittel der Eltern der insgesamt 667 im Untersuchungszeitraum verstorbenen Kinder verweigerten ihre Teilnahme an der Token-Studie trotz mehrfacher Kontaktaufnahme.

Schock für das RKI

Als die Daten für die Token-Studie in der Folge einlangten und die ersten Zwischenauswertungen analysiert wurden, ergab sich ein alarmierendes Bild, das wohl beim RKI zu einigen Krisensitzungen und heißen Diskussionen Anlass gegeben hat. Es zeigte sich nämlich, dass überproportional viele Kinder in nahem Zusammenhang zu den Impfungen gestorben waren.

Die offizielle Version lautet nun, dass Eltern, deren Babys kurz nach Impfungen verstorben waren, scheinbar häufiger ihre Erlaubnis zur Teilnahme an der Studie gegeben hatten. Außerdem, so das RKI sinngemäß, hätten auch noch die gerichtsmedizinischen Institute die Auswertung verfälscht, indem sie dafür sorgten, dass speziell Todesfälle nach Impfungen vermehrt in die Studie aufgenommen wurden.

Aus diesen Umständen leitete das RKI das Recht ab, die Feile an die eigenen Daten zu legen und diese – im Nachhinein – statistisch zurechtzuschleifen. Todesfälle von Kindern, die nach Impfungen gestorben sind, wurden deshalb »gewichtet« und weniger wert. Fünf Kinder, die nach Impfungen verstorben sind, zählten nunmehr so viel wie zwei Kinder, die unabhängig vom Impftermin verstarben. Mit dem weithin verlautbarten Ergebnis, dass Impfungen keinerlei Rolle bei unerklärlichen Todesfällen im ersten und zweiten Lebensjahr spielen.

Um zu erkennen, dass an der Kernaussage des RKI etwas faul sein muss, braucht man kein Mathematikgenie zu sein. Wenn man nämlich die Basisdaten eingibt und das Sterberisiko ausrechnet, ergibt sich im Zeitraum von zwei Wochen nach einer Impfung eine dreimal so hohe Wahrscheinlichkeit auf einen unerklärlichen Todesfall als in den darauffolgenden Wochen.

Ich habe meine Kritik dieser Praktiken mitsamt einigen Ergänzungsfragen an den RKI-Mitarbeiter und verantwortlichen Leiter der Token-Studie, Martin Schlaud, geschickt. Mittlerweile haben wir mehrfach hin und her gemailt und Herr Schlaud hat mir ausführliche Erläuterungen zukommen lassen, inklusive Belehrungen, ich solle meinen Taschenrechner lieber eingesteckt lassen und mir einschlägige Lehrbücher der Epidemiologie besorgen.

Schlaud teilte mir mit, dass ich bei meiner Analyse der Ergebnisse schlicht darauf vergessen hatte zu bedenken, dass selbstverständlich das Sterberisiko der Babys im Lauf der Monate abnimmt und es deshalb ganz normal sei, dass kurz nach einer Impfung das Risiko höher ist als später. Ganz einfach deshalb, weil die Kinder später älter sind und deshalb ein geringeres Risiko haben, plötzlich zu versterben.

Risikospitze in den Impfmonaten

Die Neurobiologin der Universität Edinburgh, Catherina Becker, eine weitere Kritikerin meiner Kritik, schickte mir eine Übersicht aus dem British Medical Journal zur Altersverteilung bei plötzlichen, unerwarteten Todesfällen. Die Grafik enthält zwei Kurven: eine steht für erklärbare plötzliche Todesfälle (»Explained SUDI«) und eine für nicht erklärbare Fälle von plötzlichem Kindstod (»SIDS«):

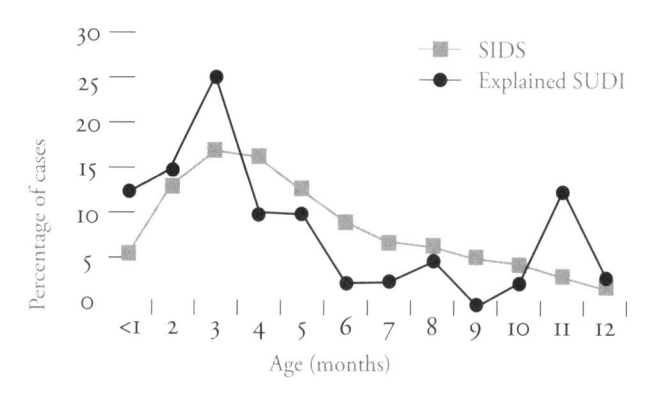

Catherina Becker versuchte damit ebenfalls den steilen Abfall des Sterberisikos im Lauf des ersten Lebensjahres darzustellen. Und tatsächlich lässt sich das auch aus der Grafik ablesen. Was damit allerdings nicht erklärt wird, ist die Tatsache, dass die Kurve der Todesfälle just in jenen Monaten ihren Höhepunkt erreicht, in denen die meisten Babys ihre ersten Impfungen erhalten.

Wenn es tatsächlich so wäre, dass das Sterberisiko mit höherem Alter der Kinder kontinuierlich abnimmt, warum erfolgt dann vom ersten zum dritten Lebensmonat ein derart rasanter Anstieg beim plötzlichen Kindstod?

Zu prüfen, ob diese Spitzen im Sterberisiko mit den Impfungen zu tun haben, wäre die vordringlichste Aufgabe der Token-Studie gewesen. Zumal sich auch hier beim Zeitpunkt der deutschen Todesfälle ein ganz ähnliches Muster ergab.[8] Ich habe die dort angegebenen Todesfälle in ein zeitliches Verhältnis gesetzt, um das Todesfallrisiko vergleichbar zu machen. Warum das RKI in der Tabelle ungleiche Intervalle verwendet, ist mir ein Rätsel geblieben.

Bei den 98 Kindern, die nach der Sechsfachimpfung im Verlauf der Studienperiode starben, zeigte sich, bezogen auf das Alter der Kinder, folgende zeitliche Abfolge:

Alter der Kinder	Anzahl der Todesfälle	Todesfälle pro Tag
30–60 Tage	1	0,03
61–91 Tage	8	0,27
92–152 Tage	27	0,45
153–183 Tage	9	0,30
184–274 Tage	27	0,30
275–365 Tage	15	0,17
366–456 Tage	3	0,03
457–730 Tage	8	0,03

Die Mehrzahl der Todesfälle ereignete sich also im Alter zwischen vier und fünf Monaten (91–152 Tage). Im dritten Lebensmonat, zwischen Tag 61 und 91, wenn bei den meisten Kindern die erste Sechsfachimpfung fällig wird, starben »nur« acht Babys. In den beiden nächsten Monaten, wenn die Dosen zwei und drei der Basisimmunisierung folgen, ereigneten sich hingegen bereits 27 Todesfälle. Je mehr Impfungen also, desto höher offensichtlich das Sterberisiko. Wie aber misst man nun, ob diese Todesfälle etwas mit den vorangegangenen Impfungen zu tun haben?

Schuld waren die Eltern

Sehen wir uns an, was bei der Token-Studie herauskam. Die Ergebnisse sind auf der Website des RKI nachzulesen. Es ist allerdings empfehlenswert, die Langfassung der Studie (nur in englischer Sprache abrufbar) zu lesen, weil die deutsche Zusammenfassung – um es einmal vorsichtig auszudrücken – daraus nur sehr selektiv zitiert.

Laut RKI war das Risiko für einen plötzlichen Todesfall binnen drei Tagen nach einer Impfung ebenso wenig erhöht wie binnen einer Woche nach der Impfung. In den Tagen vier bis sieben nach der Impfung zeigte sich angeblich sogar ein verringertes Risiko. Die toten Kinder zeigten auch keinerlei gemeinsame Anzeichen von Krankheit, etwa eines Hirnödems.

Vielmehr sei die Schuld an den Todesfällen eher bei den Eltern selbst zu suchen, denn, so das RKI: Fast alle kurz nach einer Impfung verstorbenen Kinder hatten anerkannte Risikofaktoren für einen plötzlichen Kindstod, wie Schlafen in Bauchlage, mütterliches Rauchen oder Überwärmung durch Heizung, Kleidung oder Bettzeug.

So weit also die Kernaussage der Behörde: Es gab keinerlei Probleme mit Impfungen. Wenn Babys sterben, sind die Eltern selbst schuld, indem sie rauchen, das Bett überhitzen oder die Babys in der gefährlichen Bauchlage schlafen lassen.

»Vorsichtige Entwarnung« titelte daraufhin das Deutsche Ärzteblatt.[9] Bei diesem Artikel fungierte Token-Studienleiter Martin Schlaud vorsichtshalber gleich als Co-Autor.

Die tatsächlichen Resultate der Token-Studie

So, und nach dieser offiziellen Einleitung kommen wir nun zu dem, was wirklich in der Token-Studie steht. Hier finden sich plötzlich Resultate, die alles andere als beruhigend klingen:
- Drei Tage nach einer Sechsfachimpfung war das Sterberisiko um das 2- bis 3-Fache erhöht.
- Drei Tage nach einer Fünffachimpfung war das Sterberisiko sogar um das 8,1-Fache erhöht.
- Wurden fünf- und sechsfach Geimpfte gemeinsam ausgewertet, ergab sich ein dreifach höheres Risiko.
- Frühgeborene hatten ein sechsfach höheres Risiko, binnen drei Tagen nach Fünf- oder Sechsfachimpfungen zu sterben.
- Während des zweiten Lebensjahrs war das Risiko, binnen drei Tagen nach einer Impfung zu sterben, um das nahezu 14-Fache erhöht.

Diese Ergebnisse waren statistisch signifikant. Das bedeutet, dass bei einer Wiederholung der Studie unter denselben Voraussetzungen eine 95-prozentige Wahrscheinlichkeit besteht, dass ein Resultat innerhalb des Vertrauensintervalls herauskommt.

Nicht signifikante Ergebnisse sind nicht aussagekräftig, weil sie außerhalb des zuvor festgelegten Vertrauensintervalls liegen und deshalb mit hoher Wahrscheinlichkeit einen Zufallsfund darstellen. »Nicht signifikant« bedeutet, dass bei einer Wiederholung der Studie auch das Gegenteil herauskommen kann. Es gilt deshalb als unseriös, nicht signifikante (zufällige) Ergebnisse als Resultate darzustellen.

Genau das macht aber das RKI gleich auf der Startseite zur Token-Studie mit dieser, als einer von sieben Hauptaussagen grafisch hervorgehobenen Feststellung: »In den Tagen vier bis sieben nach der Impfung zeigte sich ein verringertes Risiko.«

Tatsächlich traten die Todesfälle in der Studie gehäuft an den Tagen 0 bis 3 nach der Impfung und weiters an den Tagen 8 bis 14 auf. Zwischen Tag 4 und 7 wurden nur wenige Todesfälle registriert. Wahrscheinlich handelt es sich um einen Zufall, das verminderte Risiko war auch nicht signifikant. Es demonstriert jedoch gut die manipulative Absicht der Studienautoren, dass genau dieser Zufallsfund als eine der Hauptaussagen der Token-Studie verkauft wird.

Als ebenso unseriös gilt es, die methodische Auswertung einer Studie im Nachhinein zu ändern und so anzupassen, dass die »richtigen« Ergebnisse herauskommen. Genau dies geschah aber mit der sogenannten »Gewichtung« der Daten.

Die Studienautoren des RKI stellten nämlich fest, dass jene Fälle, die von den gerichtsmedizinischen Instituten zur Teilnahme vermittelt worden waren, mit höherer Wahrscheinlichkeit kurz nach der Impfung gestorben waren als jene, die von den Gesundheitsämtern gemeldet worden waren. Deshalb beschlossen die Statistiker des RKI, diese Fälle zu gewichten. Sie errechneten einen Gewichtungsfaktor von 0,41. Das heißt, dass ein von den Gesundheitsämtern gemeldeter Todesfall in der Berechnung gleich viel zählte wie zweieinhalb Todesfälle der Gerichtsmediziner.

Erst mit diesem absurden Kunstgriff gelang es, das Sterberisiko im Zeitraum von drei Tagen nach der Impfung in den nicht signifikanten Bereich zu drücken. Und ausschließlich diese gewichteten Resultate wurden in der Zusammenfassung der Studie genannt. Natürlich ohne dort zu erwähnen, dass dieses Ergebnis nur durch eine künstliche und willkürlich anmutende Reduktion jener Fälle, die dem RKI nicht in den Kram passten, zustande gekommen war.

Beim achtfach höheren Sterberisiko nach der Fünffachimpfung half wohl auch der Gewichtungs-Trick nichts mehr. Hier argumentiert das RKI mit der geringen Fallzahl. Zitat RKI: »Allerdings trugen nur 14 fünffach geimpfte Fälle, von denen vier Fälle innerhalb von drei Tagen nach Impfung verstorben waren, zu dieser Berechnung bei. Zusätzlich gibt es eine besonders hohe Teilnahmebereitschaft der Eltern, deren Kinder kurz nach Fünffachimpfung gestorben sind.«

Ähnlich lautete die Argumentation bei den Daten zu Impfungen im zweiten Lebensjahr. Hier ist das Sterberisiko im Zeitraum von drei Tagen nach dem Impftermin statistisch signifikant um das mehr als 13-Fache erhöht, im Zeitraum von sieben Tagen nach der Impfung immer noch um das mehr als 5-Fache.

Tief im Bauch der Studie versteckt ist der Hinweis, dass frühgeborene Babys ein viermal so hohes Risiko haben, binnen drei Tagen nach einer Sechsfachimpfung zu sterben. Ihr Risiko ist damit doppelt so hoch wie bei Babys, die zum Termin geboren wurden.

Werden fünffach geimpfte Frühchen auch noch dazugezählt, steigt das Risiko sogar auf den Faktor 6,03. Ein Ergebnis, das jenen Ärzten recht gibt, die Frühgeborene sicherheitshalber immer etwas später impfen.

In der Aufbereitung des RKI wurde demnach alles versucht, diese alarmierenden Resultate kleinzureden und im Haupttext der 160 Seiten umfassenden Studie zu verstecken. Möglicherweise ist es auch kein Zufall, dass diese deutsche Arbeit von der RKI-Homepage ausschließlich in Englisch zum Download bereitgestellt wird – und nur die geschönte Zusammenfassung in deutscher Sprache verfasst ist.

Datenschutz als Vorwand

Was machen wir also mit diesen Resultaten der Token-Studie? Laut vermelden, dass eh alles in Ordnung ist, zur Tagesordnung übergehen und weiter impfen wie bisher, so wie es das Robert Koch-Institut praktiziert?

Ich selbst bin weit davon entfernt, alle diese Resultate, die ich aus der Token-Studie zitiert habe, als gültige Beweise für die Gefährlichkeit von Babyimpfungen anzusehen.

Ich denke auch, dass es möglich wäre, dass Eltern, die ihre Kinder kurz nach Impfungen verloren haben, eine höhere Teilnahme-Moral an der Studie hatten als andere Eltern. Möglich wäre es –

auch wenn mir keine Gründe dafür einfallen, warum Eltern, deren Kinder ungeimpft oder in größerem Abstand zu einem Impftermin gestorben sind, nicht ebenso interessiert an einer Aufklärung der Zusammenhänge sein sollten.

Doch selbst wenn dem so wäre, kann man mit diesem Hinweis auf eine »Übererfassung von Todesfällen kurz nach Impfung« nicht einfach den Schwamm-drüber-Blues anstimmen.

Fast alle der von mir zitierten Resultate der SCCS-Analyse haben weitreichende Konsequenzen für die tägliche Impfpraxis, wenn sie sich als real erweisen. Das muss geprüft werden. Stattdessen aber versuchte das RKI eine methodisch verpfuschte Studie durch ein Zurechtbiegen der Resultate »im Sinne des Impfgedankens« als korrekten Beitrag zur Impfstoff-Sicherheit zu verkaufen. Und das ist eben eine glatte Manipulation.

Das Thema ist viel zu ernst, um hier sorglos oder nachlässig zu sein. Millionen von gesunden Kindern werden jährlich geimpft. Und deren Eltern wollen die größtmögliche Sicherheit, dass ihre Liebsten dabei nicht zu Schaden kommen. Diese Kinder müssen geschützt werden und nicht irgendein anonymer »Impfgedanken«.

Ich möchte jedenfalls nicht in der Haut dieser Beamten und Impfexperten stecken, wenn sich in einigen Jahren herausstellen sollte, dass hier alle Warnzeichen einer Katastrophe ignoriert, manipuliert und kleingeredet wurden.

Ein zivilisiertes Land braucht ein nationales Impfregister, in dem jede verimpfte Dosis namentlich registriert wird. »So etwas existiert in Deutschland nicht«, antwortete Martin Schlaud auf meine diesbezügliche Frage. »Impfpässe verbleiben im Besitz der Eltern, ohne dass die dokumentierten Impfdaten an zentraler Stelle zusammengeführt würden.«

Ebenso wenig gibt es ein bundesweites Sterberegister, in dem alle Todesbescheinigungen zentral verfügbar wären. »Prinzipiell«, so Schlaud, »böte die Verknüpfung zwischen diesen Registern weitreichende Möglichkeiten für wissenschaftliche Untersuchungen von Zusammenhängen zwischen Impfungen und plötzlichen Todesfällen.« Prinzipiell wäre das eine gute Idee. Ja, aber der Datenschutz …

Manchmal habe ich den Eindruck, dass der Datenschutz ein idealer Verbündeter von Verantwortungslosigkeit, Faulheit und Ignoranz ist.

Die Fragen, die die Token-Studie beantworten sollte, sind noch längst nicht geklärt. Im Gegenteil, so wie das RKI hier vorgegangen ist, stürzt das Vertrauen in die Sicherheit der Baby-Impfungen ins Bodenlose ab.

Zu früh für Frühchen?

Das Robert Koch-Institut bestreitet, dass Impfungen ein Risiko für Frühgeborene darstellen – obwohl seine eigene Token-Studie genau das ergeben hat. Wesentlich schwerer wiegt für die Behörden das Risiko, das von Infektionen ausgeht.

Für Mitarbeiter auf Frühgeborenen-Stationen stellt es dennoch oft eine schwierige Entscheidung dar, wenn die Impftermine der Babys näher rücken: Soll man sie später impfen, gar nicht impfen? Oder ist es speziell bei diesen winzigen Persönchen umso notwendiger, die Impfungen rechtzeitig zu geben, um sie damit vor Infektionen zu schützen?

Während zeitgerecht geborene Babys meist im Alter von zehn Wochen geimpft werden, sind Frühgeborene zum selben kalendarischen Zeitpunkt von ihrer körperlichen Entwicklung in Wahrheit erst zwei bis acht Wochen alt.

Es gibt zahlreiche Arbeiten, die an Frühgeborenen-Abteilungen durchgeführt worden sind und diese Fragen untersuchen. Sie sind jedoch oft recht knapp und von bescheidener Qualität. Zudem ergaben sie widersprüchliche Resultate. Einige Arbeiten beschreiben ein höheres Risiko für die Entstehung von Fieber und Atemproblemen nach dem Impftermin, andere gaben Entwarnung.

Eine erhöhte Körpertemperatur kann den Kreislauf des unreifen Organismus überfordern. Fieber stellt aber auch ein indirektes Risiko dar. Denn dabei schwingt immer auch der Verdacht einer lebensgefährlichen Sepsis mit: möglicherweise ist eine Bakterieninfektion im Blut der Auslöser für die erhöhte Temperatur?

Um dies zu prüfen, müssen die Kinderärzte eine Reihe von belastenden Untersuchungen an den fragilen Babys vornehmen: Blut wird abgenommen, Harn gesammelt. Oft werden vorbeugend auch noch Antibiotika gegeben, was eine weitere Belastung für das entstehende Immunsystem und die Abwehrkräfte der Kleinen darstellt.

Das Dilemma lautet:
Was ist relevanter für die Babys – ein möglicher Schaden durch eine impfpräventable Krankheit oder ein Schaden durch die Impfung selbst?

Belastungstest Impftermin

Der Osteopath Stephen D. DeMeo von der pädiatrischen Abteilung der Duke University School of Medicine in Durham, North Carolina, unternahm den bisher ehrgeizigsten Versuch, obige Frage einer wissenschaftlichen Klärung zuzuführen. Seine Resultate erschienen 2015 im Journal der US-Kinderärzte-Vereinigung.[10]

DeMeo und seine Kollegen sammelten dazu aus mehreren Kliniken die Daten von insgesamt 13.926 Babys, die bei der Geburt weniger als ein Kilogramm gewogen hatten. Die Wissenschaftler verglichen einen Zeitraum von drei Tagen vor und drei Tagen nach der Impfung und fanden folgende Unterschiede:
- Die Notwendigkeit der Beatmung der Babys verdoppelte sich von 0,7 auf 1,4 Prozent (pro Tag und Baby).
- Die Notwendigkeit zur Intubation stieg von 0,2 auf 0,4 Prozent.
- Das Risiko einer Sepsis-Evaluierung stieg von 0,5 auf 2 Prozent.

In den Tagen vor einer Impfung war die belastende Prozedur demnach bei einem von 200 Babys notwendig, in den Tagen nach der Impfung bei einem von 50 Babys. Das Risiko hatte sich vervierfacht.

Gleichzeitig stiegen eigenartigerweise auch die positiven Resultate der Laboruntersuchung auf Bakterien im Blut um das mehr als Siebenfache an. Von den 235 Blutuntersuchungen, die im Zeitraum vor einer Impfung gemacht wurden, waren gerade mal fünf positiv (2,1 %). Im Zeitraum nach der Impfung waren hingegen 39 der 1035 veranlassten Blutkulturen positiv (3,8 %).

In den drei Beobachtungstagen nach der Impfung kam es in der Studie zu fünf Todesfällen. Dies waren die eingetragenen Todesursachen:
- Perforierter Darm
- Darmentzündung mit vermuteter Sepsis
- Lungenentzündung mit Atemstillstand

Kombi-Impfungen nicht riskanter als Einzelimpfungen

Anstatt näher auf diese Todesfälle einzugehen, widmen sich die Autoren um Stephen D. DeMeo der Frage, welches Risiko es für die Frühgeborenen bedeuten könnte, wenn Impfungen verschoben werden. Ein Fünftel der Impfungen werde wegen instabiler Gesundheit der Babys nicht zu den vorgesehenen Terminen gegeben, heißt es in der Arbeit. »Das Verschieben von Impfungen bedeutet für diese ohnehin schon sehr fragile Patientengruppe eine erhöhte Gefährdung, während des ersten Lebensjahres an impfpräventablen Krankheiten zu erkranken und zu sterben.«

Die Autoren verweisen auf mehrere Studien, die den Impfstatus von Frühgeborenen untersuchen. Verweise auf Arbeiten, die den behaupteten Schutzeffekt der Impfungen auch tatsächlich überprüft haben, gibt es jedoch keine.

Offenbar handelt es sich bei der Aussage, dass die Verschiebung des Impftermins für die Babys die größere Lebensgefahr bedeutet, also um eine bloße Annahme, die bislang nicht durch Daten untermauert ist.

Die eigene Studie liefert hingegen weitere interessante Daten zu den konkreten Auswirkungen der einzelnen Impfungen:

Mehr als 90 Prozent der Studienteilnehmer erhielten mindestens drei Impfungen. Am häufigsten gegeben wurde die Pneumokokken-Impfung, gefolgt von der Hib-Einzelimpfung und der Fünffachimpfung gegen Diphtherie, Tetanus, Pertussis, Polio und Hepatitis B.

Impfstoffe mit Lebendviren oder -bakterien wurden nicht gegeben, es handelte sich ausschließlich um Totimpfstoffe mit Aluminiumsalzen als Wirkverstärker.

Die einzelnen Impfstoffe unterschieden sich nur wenig in ihren Auswirkungen. Atemprobleme traten am ehesten nach der Fünffachimpfung sowie der gemeinsamen Gabe von Hepatitis-B- und Hib-Impfung auf. Bei der zuletzt genannten Kombi gab es auch am häufigsten Sepsis-Verdacht. Am meisten intubiert wurde nach der Diphtherie-Tetanus-Pertussis-Dreierimpfung sowie der Polio-Einzelimpfung. »Insgesamt fanden wir keine Hinweise, dass Kombinationsimpfungen belastender sind als Einzelimpfungen«, folgern die Studienautoren.

Zum Schluss ihrer Arbeit geben sie zu bedenken, dass ihre Ergebnisse keinen Beweis für die Auswirkungen der Impfungen darstellen, sondern lediglich als Beleg für eine Korrelation taugen. Um zu sicheren Aussagen zu gelangen, bräuchte es neue, eigens dafür ausgerichtete Studien, die die Auswirkungen der einzelnen Impfungen nicht retrospektiv, sondern prospektiv untersuchen und damit Aufschlüsse geben können, welches Timing am wenigsten Nebenwirkungen auslöst. Nur solch eine Studie, schreiben die Autoren, könne Sicherheit schaffen.

Aluminium-Schock für Frühgeborene

In einer weiteren im selben Fachjournal publizierten Arbeit[11] untersuchten Wissenschaftler am Tag nach der Impfung den Aluminiumgehalt im Blut der Frühchen. Den Anlass für diese Studie gab eine ältere Arbeit, die gezeigt hatte, dass Frühgeborene, die mit spezieller Fertigmilch ernährt werden, eine hohe Alu-Belastung abkriegen.

»Solche Nahrung liefert täglich mehr als vier bis fünf Mikrogramm (µg) Aluminium pro kg Körpergewicht und es wurde gezeigt, dass sich dies in einer verzögerten Entwicklung des Nervensystems auswirkt«, schreiben die Studienautoren einleitend. »Nach US-amerikanischem Impfplan bekommen die Babys jedoch beim

2-Monats-Check-Up-Termin gleich mehrere aluminiumhaltige Impfungen in die Muskeln mit einer Gesamtmenge von bis zu 1225 μg Aluminium. Diese Dosis liegt deutlich über den Sicherheitsgrenzen, die für die Ernährung der Frühgeborenen gelten.«

An der Studie nahmen 15 Frühchen teil. Sie erhielten nach Impfplan im Alter von zwei Monaten drei Impfungen mit einem Aluminiumgehalt von zusammen 1,2 Milligramm (entspricht 1200 μg). Am Tag nach der Impfung wurde ihnen Blut abgenommen und der Harn gesammelt.

Was war nun das Resultat? »Wir fanden, dass sich der Aluminiumgehalt im Harn und im Blut nach der Impfung nicht signifikant veränderte.« Die Autoren interpretierten das als gute Nachricht. Und sie freuten sich des Weiteren, dass sie – nach ihrem Wissensstand – die erste Arbeit an Menschen durchgeführt hatten, die diese Frage überhaupt untersucht hat.

»Wir kennen keine Arbeit, wo der Aluminiumspiegel im Blut von Babys nach Impfungen gemessen wurde«, schreiben sie. »Unsere Studie ist mit 15 Teilnehmern zwar klein, aber die wichtigste Studie, die diesen Effekt des Anstiegs von Aluminium nach Impfungen bisher untersucht hatte, war eine Studie an sechs Kaninchen.«

Die Autoren fanden noch einen weiteren interessanten Effekt der Impfung. Sie untersuchten die Blutproben auch auf den Gehalt an essenziellen (lebensnotwendigen) Stoffen im Organismus, wie Eisen, Mangan, Zink oder Selen. Alle Werte dieser wichtigen Spurenelemente sanken nach dem Impftermin stark ab. In der Medizinliteratur fanden sie Beispiele, wo das ebenfalls passiert: »Dieselben essenziellen Elemente zeigen auch bei Entzündungen infolge von Trauma oder Verbrennungen einen starken Abfall.«

Die Impfung von Frühgeborenen hat also ähnliche Auswirkungen auf die Spurenelemente im Blut wie ein schwerer Autounfall. Das klingt nicht sehr beruhigend!

Zum Abschluss ihrer Arbeit warnen die Autoren noch: »Weil Spurenelemente eine wichtige Rolle spielen in der Entwicklung der Nerven und des Immunsystems, sollte der Effekt von Impfungen auf diese Elemente noch genauer untersucht werden.«

Ich zitiere diese Studie, weil es fast rührend ist, mit welcher Naivität die Autoren ihre Resultate kommentieren. Eigentlich ist es ein handfester Skandal, auf welches bodenlose Unwissen man stößt, sobald im Impfwesen auch nur ein wenig tiefer gebohrt wird.

Frühgeborene zählen zu den am meisten bedrohten Risikopatienten. Sie mit potenziell neurotoxischen Substanzen zu bombardieren, deren Wirkung bisher gerade mal an ein paar Kaninchen getestet worden ist, erscheint mir mehr als fahrlässig.

Wenn die Autoren am Schluss die Hoffnung äußern, dass jemand die Effekte der Alu-Zusätze auf den beobachteten Abfall der lebensnotwendigen Spurenelemente untersuchen sollte, so ist das sehr blauäugig. Wo sie doch selbst die Ersten waren, die überhaupt auf die Idee gekommen sind, bei Babys die Aluminiumwerte zu messen.

Um den Nutzen der Impfung von Frühgeborenen objektiv beurteilen zu können, bräuchte es endlich eine verlässliche Abschätzung des Risikos, das von den impfpräventablen Erkrankungen ausgeht. Nur damit wäre eine informierte Entscheidung möglich.

Derzeit ist nur das Risiko abschätzbar, das die Impfungen selbst für die Frühgeborenen darstellen. Der Nutzen wird hingegen nur behauptet, ist aber bislang nicht konkret gemessen worden.

Wenn immerhin fünf von 14.000 Babys binnen drei Tage nach der Impfung sterben und bei mehr als 1000 Babys schwere gesundheitliche Krisen mit Fieber, Atemaussetzern und Verdacht auf Sepsis auftreten, so zeigt dies deutlich, dass Impfungen ein hohes Risiko für die Gesundheit der Frühgeborenen darstellen.

Impfungen als Lebensretter

Kürzlich habe ich einen Wissenschaftler besucht, mit dem ich schon seit zwanzig Jahren in Kontakt stehe: Peter Aaby. Er schickt mir seine aktuellen Arbeiten, ich ihm meine neuen Filme, wenn sie thematisch passen. Eine DVD, sagt Peter, sei ihm lieber als ein Vimeo-Link, denn dort, wo er lebt, sind Internetverbindungen recht wankelmütig: in Guinea-Bissau in Westafrika.

Peter Aaby hat mich mit der Akribie und der Unvoreingenommenheit, mit der er seine wissenschaftlichen Arbeiten durchführt, immer beeindruckt. Dazu zählen speziell auch seine Studien zu den Auswirkungen von Impfungen.

Um vier Uhr in der Früh landet unsere Maschine in Guinea-Bissau. Mein Kamerateam und ich sind die Einzigen, die aussteigen, doch die Einreise zieht sich hin. Die Porträtfotos für das Visum, die die Zöllner mit ihrem Laptop schießen, sind so schwarz, dass man die Gesichter nicht erkennt.

Endlich erscheint Carlos, ein Mitarbeiter des Bandim Health Projects (BHP), der uns aus der Fürsorge der Beamten befreit und ins Zentrum von Bissau fährt. Die Straße ist asphaltiert, eine der wenigen im ganzen Land. Sie führt vorbei an wichtigen Gebäuden, dem Präsidentenpalast, dem Justizpalast, der Zentralbank und einem Prunkhotel für Staatsgäste. »Jeder Neubau hier«, sagt Carlos, »ist das Produkt eines erfolgreichen Diebstahls.« Anders seien hier größere Summen nicht zu erwirtschaften. »Derzeit ist die Regierung gerade dabei, die Fischereirechte vor der Küste an chinesische Investoren zu verkaufen.«

So etwas wie Industrie existiert in der ehemaligen portugiesischen Kolonie, die seit 1973 unabhängig ist, nicht. 85 Prozent der Exporterlöse stammen aus dem Verkauf von Cashewnüssen.

Guinea-Bissau zählt zu den ärmsten Ländern der Erde. Ein Bürger erwirtschaftet pro Monat im Schnitt gerade einmal vierzig Euro. Die Lebenserwartung liegt mit knapp 49 Jahren an 217. Stelle der Weltrangliste, nur fünf Länder haben noch schlechtere Werte.

Die Einwanderungsrate liegt bei null, wenn nicht gerade Flüchtlinge aus Nachbarstaaten um ihr Leben laufen. Freiwillig wandert hier kaum jemand ein.

Eine Ausnahme bildet der dänische Medizin-Anthropologe Peter Aaby, der 1978 im Alter von 33 Jahren ins Land kam und bis heute geblieben ist. Er gründete mit dänischen und schwedischen Fördermitteln das Bandim Health Project. Erste Absicht war es, die Ursachen für die hohe Kindersterblichkeit zu erforschen und möglichst zu beseitigen.

Nach etwa zehn Kilometern Fahrt verlassen wir die Prachtstraße, und ab diesem Zeitpunkt erweisen sich die Stoßdämpfer des Geländewagens als dessen absolut wichtigstes Accessoire. Es geht ins Gewirr der Gassen des Bezirks Bandim. Es ist gerade sieben Uhr morgens und überall sind bereits Menschen unterwegs, plaudern, lachen, bauen Marktstände auf. Dazwischen Hühner, Ziegen und zahlreiche Schweine.

Mittendrin steht das Haus, in dem Peter Aaby lebt. Der 72-Jährige ist offiziell schon im Ruhestand. Chefin des Projekts ist seine langjährige Mitarbeiterin und Lebensgefährtin Christine Benn. Rund 150 einheimische Ärzte, Krankenpfleger und Forschungsassistenten arbeiten für das BHP. Es ist damit einer der größten Arbeitgeber der Hauptstadt.

»Das Besondere an unserer Arbeit«, sagt Peter Aaby, »ist Kontinuität. Die Kinder, die wir 1978 in unsere Studienprotokolle aufgenommen haben, sind heute Großeltern.«

Jedes Haus im Bezirk bekam eine eigene Forschungsnummer über die Haustüre gepinselt. BHP-Mitarbeiter besuchen regelmäßig jede Familie, um Schwangerschaften, Geburten, Todesfälle und sonstige wichtige Ereignisse aufzuzeichnen. Aaby und sein Team veröffentlichten bisher mehr als 700 Forschungsarbeiten in angesehenen Fachjournalen über die verschiedensten gesundheitlichen Aspekte des Lebens unter den Bedingungen eines Entwicklungslands mit hoher Kindersterblichkeit.

Aaby merkte rasch, dass viele vorgefasste »Fakten« der westlichen Medizin nicht mit der Realität in Afrika übereinstimmten. »Es galt beispielsweise als erwiesen, dass Hunger und Fehlernährung die wichtigsten Auslöser der hohen Kindersterblichkeit sind«, erzählt Aaby. »Wir haben gründlich gesucht. Doch wir fanden keinen Mangel.« Fast alle Familien ernährten sich ausreichend und abwechslungsreich.

Nach zwei Jahren Recherche erkannten Aaby & Co. das wirkliche Risiko für die hohe Sterblichkeit: Crowding – die Überbelegung der Häuser und das Schlafen auf engem Raum. »Malaria, Durchfälle, Lungenentzündung«, sagt Aaby, »das sind die Killerkrankheiten der Tropen. Und sie brechen vor allem in der Regenzeit aus, wenn alles hier in Nässe und Schlamm versinkt.«

Gefährdet waren jedoch nicht jene Kinder, die sich in der Schule oder beim Spielen ansteckten und eine Krankheit mit nach Hause brachten, sondern ihre Geschwister: jene, die gemeinsam mit ihnen in der Hängematte schliefen und während der Nacht, wenn die fiebernden Kinder ihre Viren und Bakterien aushusteten, eine enorm hohe Dosis dieser Keime abbekamen. Die Geschwister waren es dann, die starben.

Aids, Tuberkulose, Drogensucht, Vitamine, der Einfluss der Religion auf die Kindersterblichkeit. Es gibt kaum ein Thema, das Prof. Peter Aaby und sein Team nicht beackerten.

Und von Anfang an standen die Impfungen und ihre Auswirkungen im Fokus der Studien. Doch auch hier zeigte sich rasch, dass die Resultate nicht zu den vorgefertigten Theorien passten.

Erstaunliche Effekte der Masern-Impfung

»Als wir hier ankamen, gab es gar keine Impfungen«, erzählte Peter Aaby in einem der Interviews, die ich mit ihm führte. »Doch mit den Fördergeldern war es möglich, Impftage abzuhalten, und die Kinder wurden zunächst gegen Masern geimpft.«

Masern galten damals, Ende der 1970er-Jahre, als eine normale Kinderkrankheit. »Man nahm nicht an, dass die Impfungen einen großen Effekt haben würden«, erzählte Aaby, »denn jene, die daran starben, das waren die schwachen Kinder, und die wären auch an Malaria oder an Lungenentzündung gestorben.«

Peter und sein Team impften nicht selbst. Sie notierten aber alle, die geimpft wurden. Mittlerweile war es ihnen gelungen, den ganzen Stadtbezirk Bandim mit allen Familien zu erfassen. Und so war es dann möglich zu sehen, wer in der kritischen Regenzeit erkrankte und starb.

Peter Aaby war gerade auf Europa-Besuch in Stockholm, als die Liste geschickt wurde, welche Kinder die kritische Jahreszeit in Guinea-Bissau überlebt hatten und welche nicht. Diese Liste wurde nun verglichen mit den Aufzeichnungen der Impfungen. »Ich las immer die Namen der Verstorbenen vor mit ihrer Adresse und ihrer Forschungsnummer und meine Kollegin verglich das mit den Kindern, die bei den Impftagen waren«, erzählt Peter. »Es war so offensichtlich, dass es mit freiem Auge erkennbar war: Jedesmal, wenn ich die Karteikarte eines verstorbenen Kindes nahm, so war es gerade eines der Kinder, die den Impftag versäumt hatten. Und die Überlebenden, die schienen alle da gewesen zu sein. Da schoss uns die Idee ein, dass Impfungen möglicherweise wichtiger sind als alle geglaubt hatten. Es war fantastisch.«

Die Zahlen wurden schließlich den Statistikern übergeben und diese gossen die Daten in übersichtliche Grafiken und Kurven. Doch der erste Eindruck hatte sie nicht getäuscht: Die Masern-Impfung hatte dazu beigetragen, dass die Kindersterblichkeit im Vergleich zum Vorjahr um mehr als 60 Prozent gefallen war. Ein Effekt, der alle überraschte und den sie niemals erwartet hätten. »Damals«, sagt Peter und lacht, »wurde ich zu einem richtigen Fan der Masern-Impfung.«

Doch das nächste Rätsel folgte gleich anschließend, als jemand aus dem Team fragte, ob denn in der Regenzeit in Bissau so schlimme Masernwellen wüteten. Niemand war eine sonderliche Häufung von Masern aufgefallen. Und das war das wirklich Seltsame: »Die Masern-Impfung hatte derart positive Auswirkungen auf das Überleben, dass dies nicht durch die Vermeidung der Masern zu erklären war«, erzählt Aaby. »Sogar in Jahren ohne Masernwellen hatten die geimpften Kinder eine doppelt so hohe Chance, die Regenzeit zu überleben, als ungeimpfte Kinder.« Dieselbe Tendenz bemerkten Aaby und sein Team später bei anderen Lebendimpfungen, etwa gegen Tuberkulose oder Polio.

Und so entstand die These, für die Peter Aaby heute weltweit berühmt ist: die These von den unspezifischen Effekten der Impfungen auf das Immunsystem. Dass also eine Masern-Impfung viel mehr macht, als nur spezifisch vor Masern zu schützen. Dass sie dem Immunsystem einen Lerneffekt liefert, der die Abwehrkräfte der Kinder generell stärkt. Und diese Kinder dann auch besser mit den wahren Killern in den Tropen zurechtkommen, wie Malaria, Lungenentzündung und Durchfall.

Die dunkle Seite

Zahlreiche Arbeiten haben mittlerweile die These vom positiven Effekt der Masern-Impfung bestätigt. Nicht nur in Guinea-Bissau, sondern weltweit haben Studien in Entwicklungsländern denselben Trend gezeigt: Geimpfte Kinder waren nicht nur gegen Masern geschützt, sondern insgesamt deutlich robuster, weniger anfällig für Malaria und sonstige tropischen Infekte.

Es gibt neben Peter Aaby wohl wenige Wissenschaftler, die so genaue Kenntnisse über die Verhältnisse in einem Hochrisiko-Land wie Guinea-Bissau haben. Heute betreut das Bandim Health Project ein Gebiet mit mehr als 30.000 Einwohnern. Seit Langem werden Schwangere im Zentrum beraten und alle Neugeborenen von den Mitarbeitern penibel erfasst sowie ihr Gesundheitszustand bei den Besuchen regelmäßig dokumentiert. »Nahezu jedes Kind ist in irgendeiner Untersuchung eingeschlossen«, berichtet Prof. Aaby.

1978 baute er mit seinen Mitarbeitern die ersten Häuser für das Bandim Health Project. Seither haben sich hier die Akten von mehr als einer Million Menschen angesammelt, die im Lauf der Jahrzehnte in das wissenschaftliche Archiv aufgenommen wurden. »In Europa würde ein derartiger Datenschatz wohl in feuersicheren Tresoren aufbewahrt werden«, sagt Aaby. »Hier müssen wir darauf aufpassen, dass die Mäuse unsere Akten nicht fressen.«

Im Projekt arbeiten etwa 150 Mitarbeiter aus Guinea-Bissau. Aabys Anliegen ist es, diese Menschen so auszubilden, dass der Laden irgendwann, »wenn ich zu alt bin«, aus eigener Kraft und Expertise von Einheimischen betrieben werden kann. Viele der Mitarbeiter sind seit etlichen Jahren dabei und machen »Feldarbeit«. Romeo fährt täglich mit dem Motorrad aus und besucht seinen Sprengel.

Bissau wirkt nicht wie eine Hauptstadt, sondern sehr ländlich. Überall laufen Schweine oder Hühner herum. Es gibt keine Straßennamen. Doch jedes Haus trägt, gut sichtbar, eine Nummer des Bandim Health Projects neben der Eingangstür. Hier kennt Romeo alle beim Namen, die Erwachsenen ebenso wie ihre Kinder. Überall wird ihm sofort ein Platz angeboten. Er fragt nach dem Befinden der Familie, erkundigt sich, ob die Babys noch gestillt werden, ob in den letzten Wochen neue Impfungen dazugekommen sind, ob jemand im Krankenhaus war oder gestorben ist. Dies alles wird akribisch in die Akten eingetragen.

Lehren aus dem Bürgerkrieg

1998 brach in Guinea-Bissau ein Bürgerkrieg aus, der das Land zusätzlich belastete. Peter Aaby empfand es als besondere Herausforderung, die gesundheitlichen Begleitumstände eines Krieges wissenschaftlich zu erforschen. Und so blieb er mit seiner Frau während des Großteils der Politkrise im Land.

Sie achteten, dass ihre Geräte nicht gestohlen werden, niemand die Akten verwüstet, und arbeiteten nebenher in den Spitälern und Lazaretten mit. Sie versuchten zu helfen, so gut es eben möglich war. Wenn sich die Chance ergab, führten sie auch ihre Forschungsarbeiten weiter. Zahlreiche Einwohner der Hauptstadt Bissau flohen, das offizielle Gesundheitssystem brach zusammen. Weder waren Medikamente lieferbar noch konnten die Impfkampagnen der Weltgesundheitsorganisation (WHO) so wie geplant durchgeführt werden.

Das Erstaunlichste jedoch war, dass die Sterblichkeit bei den Babys und Kleinkindern nicht anstieg, im Gegenteil: sie ging dramatisch zurück. »Wir hatten zunächst keine klare Erklärung für diese Beobachtung«, erinnert sich Aaby. Einige tippten auf den Effekt von imprägnierten Moskitonetzen, die die BHP-Mitarbeiter verteilt hatten, andere auf den günstigen Effekt einer kurz vor dem Krieg gestarteten Masern-Impfaktion. Doch spielte es möglicherweise auch eine Rolle, dass fast alle Ausländer das Land verlassen hatten?

Und so kam ein Hinweis zum anderen und mündete schließlich in einem konkreten Verdacht: Hatte es damit zu tun, dass die geplanten Impfaktionen gegen Diphtherie, Tetanus und Keuchhusten (Pertussis) ausgefallen waren? Vielleicht, überlegte Aaby, hatte die DTP-Impfung ebenso unspezifische Effekte wie die Masern-Impfung, bloß dass sie in die andere Richtung gingen, das Immunsystem in die Gegenrichtung beeinflussten und der Gesundheit der Kinder schadeten?

Wie sonst sollte es möglich sein, dass mitten im Krieg, genau in der Altersgruppe jener Kinder, die wegen der Versorgungsengpässe nicht mit dem aluminiumhaltigen Impfstoff geimpft werden konnten, die Sterblichkeit zurückging?

Aaby und seine Mitarbeiter hatten während der letzten Jahre so viele Daten gesammelt wie nie zuvor. Einige der Studien umfassten mehrere Tausend Teilnehmer. Und langsam trafen auch die Resultate der Auswertungen aus Kopenhagen ein, wo die komplexen statistischen Berechnungen durchgeführt worden waren.

Gleich die erste große Arbeit erregte enormes Aufsehen. Sie erschien im Dezember 2000 im angesehenen British Medical Journal. Aabys Gruppe untersuchte darin, wie sich Routine-Impfungen auf die allgemeine Kindersterblichkeit auswirken. – Eine Fragestellung, die nicht besonders originell klingt. Tatsächlich findet sich jedoch in der ganzen Medizinliteratur kaum eine Untersuchung, die dieser Frage nachgegangen wäre.

Ob eine Impfung etwas taugt, wurde bislang meist darüber definiert, ob sie gegen eine bestimmte Krankheit schützt. Ob also die Geimpften einen bestimmten Antikörper-Spiegel im Blut erreichten oder ob sie weniger stark an der betreffenden Krankheit erkrankten als Ungeimpfte.

Ob Geimpfte hingegen generell einen Überlebensvorteil gegenüber Ungeimpften haben oder ob sie stattdessen eventuell sogar früher sterben, dieser Ansatz war komplettes Neuland. Und Aabys Ergebnisse schienen als Antwort einfach unerhört und unglaublich. Die Studie[12] schlug ein wie eine Bombe.

Aaby, der Medizinstatistiker Henrik Jensen und die Ärztin Ines Kristensen hatten zwischen 1990 und 1996 mehr als 15.000 Frauen und ihre neugeborenen Kinder in eine Studie aufgenommen und in regelmäßigen Abständen überprüft, wie viele Kinder noch leben. Dies setzten die Forscher in Relation zu den erhaltenen Impfungen. Dabei zeigten sich zwei extrem widersprüchliche Resultate: Es gab Impfungen mit positiven Effekten und solche mit negativen. Positiv wirkte sich, wie erwartet, wieder die Masern-Impfung aus. Als weitere Impfung mit günstigen Auswirkungen erwies sich die BCG-Impfung gegen Tuberkulose.

Auch hier können die positiven Auswirkungen nicht mit der Vermeidung von Tuberkulose erklärt werden. Sie ist nämlich bei der Kindersterblichkeit in Guinea-Bissau kaum relevant. Während die Tuberkulose- und die Masern-Impfung die Sterblichkeit nahezu halbierten, zeigte die Impfung gegen Diphtherie, Tetanus und Keuchhusten (DTP) in die genaue Gegenrichtung: Kinder, die diese klassische Dreier Kombi DTP erhalten hatten, waren beim nächsten Kontrollbesuch mit nahezu doppelt so hoher Wahrscheinlichkeit tot.

Wo liegt nun der Unterschied zwischen den unterschiedlichen Impfungen? Jene mit den günstigen Effekten sind Lebend-Impfungen. Die eine enthält abgeschwächte, aber lebende Masernviren. Die zweite Impfung mit günstiger Wirkung enthält ebenso lebende Bakterien.

Die DTP-Impfung hingegen ist eine Totimpfung, die mit Formaldehyd inaktivierte Bakterien und sonstige Bestandteile enthält. Dazu noch eine Aluminium-Verbindung als Wirkverstärker und Quecksilber als Konservierungsmittel.

Im Jahr 2001, als gerade die umstrittene Studie im British Medical Journal erschienen war, schrieb mir Aaby, dass er keinesfalls als Impfgegner gesehen werden möchte und auch nie in seiner Geschichte einer war. Mittlerweile habe er jedoch herausgefunden, dass man nicht alles über einen Kamm scheren dürfe, auch nicht bei den Impfungen: »Es gibt gute, segensreiche Impfungen und andere, die man am besten sofort vom Markt nehmen sollte.« Dazu zählte er die DTP-Impfungen.

Ein »natürliches Experiment«

Zur Zeit unseres Besuchs im Frühjahr 2016 arbeiteten Peter Aaby und seine Mitarbeiter an einer Studie, die in die Frühzeit des Bandim Health Projects zurückreicht. Sie unterzogen ihre historischen Aufzeichnungen – als in den frühen 1980er-Jahren die ersten Impfkampagnen in entlegenen Regionen von Guinea-Bissau gestartet worden waren – einer neuerlichen Analyse.

Damals gab es noch die Möglichkeit, große Gruppen geimpfter und ungeimpfter Kinder zu vergleichen. Allerdings hatte damals niemand daran gedacht, dass ein negativer Effekt von Impfungen überhaupt möglich wäre, also suchte auch niemand danach.

Weil die Impfteams nur alle paar Monate in diese entlegenen Regionen ausrückten, war es möglich, die geimpften Kinder mit jenen zu vergleichen, die beim letzten Besuch noch zu jung gewesen waren, um geimpft zu werden. Mit diesem »natürlichen Experiment«, wie es Aaby nannte, wurden Verfälschungen, wie sie in Afrika leicht passieren können, weitgehend vermieden.

Dazu gehört beispielsweise das Problem, dass in vielen Studien oft die gesunden Kinder geimpft werden. Jene, die schwach und krank sind, schaffen die Strapazen nicht, zur Impfstelle anzureisen. Und wenn dann einige Monate später gezählt wird, wer noch lebt und wer nicht, so sind viele der kranken Kinder gestorben: genau jene, die damals schon zu schwach waren, um geimpft zu werden.

Damit ergibt sich automatisch ein Überlebensvorteil für die Impfgruppe. Diesen systematischen Fehler wiesen Aabys Statistikexperten in vielen Studien der WHO nach, welche unrealistisch gute Resultate für die Auswirkungen der DTP-Impfungen fand.

Ein weiterer Fehler, den unerfahrene Wissenschaftler in Afrika häufig machen, ist der Umgang mit fehlenden Daten. »Wenn Kinder sterben, so verbrennen die Mütter meist den Impfpass oder werfen ihn weg«, erzählt Aaby. »Diese verstorbenen Kinder wurden in vielen WHO-Studien als ungeimpft deklariert, weil es ja keinen Impfpass gab – und das ist ein grober Fehler.« Wenn es keine Impfpässe gibt, fordert Aaby, dann müssen diese Personen aus der Studie herausgenommen werden. »In manchen unserer Arbeiten haben wir ein Drittel der Personen nicht in die Auswertung nehmen können, weil die Daten nicht komplett waren. Doch nur so werden Verfälschungen vermieden.«

Bei der Auswertung der historischen Daten aus den frühen 1980er-Jahren zeigte sich ein bislang noch nie in dieser Deutlichkeit gemessener Effekt: sehr günstige Auswirkungen der Lebendimpfungen gegen Masern, Tuberkulose und Polio – und auf der anderen Seite: extrem negative Auswirkungen der inaktivierten Impfstoffe.

Kinder, die im Alter von zwei bis acht Monaten ihre Basisimpfungen gegen DTP erhalten hatten, hatten ein um 92 Prozent höheres Risiko, die nächsten sechs Monate nicht zu überleben. Besonders ausgeprägt war der Effekt nach der zweiten und dritten Impfdosis. Die DTP-Impfung war mit einer fünf- bis zehnmal höheren Sterblichkeit assoziiert.

Diese Studie[13] wurde 2017 veröffentlicht und sorgte abermals für heftige Debatten. Allerdings fanden die meisten davon hinter verschlossenen Türen statt.

WHO setzt vermehrt auf Totimpfungen

Vielleicht sollten sich auch Bill und Melinda Gates mal Zeit nehmen, Aabys Arbeiten zu studieren. Doch damit ist wohl ebenso wenig zu rechnen wie mit einem Umdenken der WHO, weil damit ja auch das Eingeständnis von Fehlern verbunden wäre. Und während die positiven Effekte der Masern-Impfung mittlerweile schon weitgehend akzeptiert sind, werden die negativen Effekte nach wie vor skeptisch beurteilt.

Zumindest kann niemand ernsthaft behaupten, dass die Erkenntnisse der dänischen Forschergruppe nicht bekannt wären. Fast alle großen Studien Aabys sind sehr prominent publiziert, meist im »British Medical Journal« und in dessen Verlagsgruppe. Und es gibt zunehmend Experten, die an der gloriosen Rolle der WHO als ehrenwerte Ritter der Kindergesundheit zu zweifeln beginnen.

Sehr klar äußert sich etwa der australische Kinderarzt und Impfexperte Frank Shann, der hauptberuflich in der Intensivstation des Royal Children's Hospital in Melbourne arbeitet.

In einem Editorial, das zu einer dieser neueren Studien Aabys im »Journal of Infectious Diseases« erschienen ist, schreibt Shann Folgendes: »Es gibt nun klare Beweise, dass unser allzu simples Modell, wie Impfungen funktionieren, ungültig ist. Wir können nicht länger davon ausgehen, dass eine Impfung unabhängig von anderen Impfungen arbeitet oder dass sie nur jene Infektionen beeinflusst, die von der jeweiligen Zielkrankheit der Impfung verursacht werden.« Wir müssen uns endlich an den Gedanken gewöhnen, fährt Shann fort, dass es zwei verschiedene Gruppen von Impfungen gebe: solche mit positiven Effekten für die Kinder und solche, die deren Überleben gefährden.

»Wenn ein Mädchen mit Lungenentzündung in dieses Spital hier eingeliefert wird«, erklärt wiederum Peter Aaby, »so hängt sein Überleben nicht unwesentlich davon ab, welche Impfung es zuletzt erhalten hat.« Wenn das die Masern-Impfung war, sagt Aaby, »wird das Mädchen die aktuelle Infektion mit höherer Wahrscheinlichkeit in den Griff kriegen, als wenn es die DTP-Impfung war.« Das Überleben hängt also vom Impfstatus ab.

Dass die negativen Effekte der Totimpfungen vom darin enthaltenen Aluminium stammen könnten, ist ein Verdacht, den Aaby seit Langem hegt. Kürzlich schrieb er mir dazu: »Meine Befürchtungen in Bezug auf Aluminium haben sich nicht geändert. Doch es ist nicht an mir, diesen Dingen auf den Grund zu gehen. Ich bin kein Aluminium-Experte und weiß nicht, was Aluminium im Organismus der Kinder konkret anrichtet. Was ich sehe, sind die Auswirkungen hier in Afrika.«

Überall, wo Professor Aaby zu Kongressen geladen wurde, machte er auf diesen Skandal aufmerksam und drängte auf die Durchführung von kontrollierten Studien, in denen dieser schwerwiegende Verdacht, dass diese Impfung das Überleben der Kinder gefährdet, untersucht werden sollte. Doch er blitzte überall ab. Die WHO zementierte sogar ihre Empfehlungen und dehnte die diesbezüglichen

Impfkampagnen – unterstützt von neuen potenten Geldgebern wie der Melinda & Bill Gates Foundation – noch aus. Nun werden vermehrt auch andere inaktivierte Impfstoffe breit eingesetzt, wie etwa jene der Pneumokokken- oder der Hepatitis-B-Impfung.

»Und das Schlimmste ist, dass die WHO plant, Lebendimpfungen wie die Polio-Schluckimpfung einzustellen und durch Totimpfungen zu ersetzen«, sagt Aaby, der weit davon entfernt ist, seinen Einsatz für gesündere, ungefährliche Impfstoffe aufzugeben. »Es wird noch ein langer Kampf werden, bis diese Fragen geklärt sind«, sagte er.

»Ich denke, unser Hauptproblem besteht darin, dass wir gar nicht wissen, was wir mit unseren Impfkampagnen eigentlich tun. Wir glauben es zu wissen, weil es in Europa doch scheinbar funktioniert hat, und dann stülpen wir unsere Rezepte den Entwicklungsländern über, ohne überhaupt zu prüfen, ob unsere Annahmen korrekt sind.«

Das sei eben »seine Aufgabe«, fuhr Aaby fort. Er sei durch seine überraschenden Studienergebnisse auf die unspezifische Wirkung der Impfungen gestoßen und müsse dem auf gewissenhafte Weise auf den Grund gehen.

Ob seine Arbeit nun finanziell oder personell unterstützt würde und ob es den hohen Tieren in den Behörden in den Kram passe, was er macht, darauf könne er keine Rücksicht nehmen. »Wir haben die Pflicht, jene Dinge, die wir den Afrikanern empfehlen, auch auf ihren gesundheitlichen Nutzen zu prüfen. Und wenn es sonst niemand macht, so machen das eben wir.«

Unspezifische Effekte: Auch in Europa

Recht schnell kommt in Diskussionen mit Impfexperten das Argument, dass man afrikanische Lehren wohl schwer übertragen kann. Dort werden andere Impfstoffe verwendet. Die hygienischen Bedingungen, die Ernährungslage, die Wohnverhältnisse, alles sei vollständig anders. Deshalb könne man Aabys Studien nicht auf unsere gänzlich anders funktionierende Lebenswelt übertragen.

Doch stimmt das auch? Wenn den afrikanischen Kindern die Lebendviren-Impfungen guttun und die alu-verstärkten Impfungen schaden, sollte dieser Effekt bei uns vollkommen unsichtbar sein?

In einer groß angelegten Studie wurde Aabys These vor einigen Jahren in einem westlichen Land geprüft. Signe Sørup vom »Forschungszentrum für Vitamine und Impfstoffe« am Statens Serum Institut in Kopenhagen untersuchte mit ihrem Team, wie sich die Reihenfolge der Impfungen auf die Gesundheit der Kinder auswirkt.

Im dänischen Impfplan sind die Sechsfachimpfungen für Babys im Alter von drei, fünf und zwölf Monaten vorgesehen. Dann erst folgt die erste Masern-Mumps-Röteln(MMR)-Impfung im Alter von 15 Monaten.

In der Realität kommt es aber häufig zu Abweichungen. Manche Ärzte setzen andere Prioritäten und legen Wert auf den frühen Schutz vor Masern. Oder die Eltern verpassen einen Impftermin. Und so kommt es auch vor, dass zuerst die MMR-Impfung gegeben wird und die letzte Sechsfachimpfung erst danach kommt.

In Afrika hatte sich gezeigt, dass die letzte Impfung eine besondere Bedeutung hat. Wenn es sich dabei um eine Totimpfung handelt, so werden die Abwehrkräfte der Kinder geschädigt. Wenn es sich hingegen um eine Lebendimpfung handelt, so sind die Auswirkungen positiv und die negativen Effekte der vorangegangenen Totimpfungen werden abgeschwächt.

Sørup und ihre Kollegen werteten die Daten von 495.987 dänischen Kindern aus.[14] Zweck der Studie war es, zu vergleichen, ob die Reihenfolge der Impfungen irgendwelche Auswirkungen auf das Infektionsrisiko im zweiten Lebensjahr der Kinder hatte.

Insgesamt wurden im Studienzeitraum 56.889 Fälle von Krankenhauszuweisungen wegen Infekten registriert. Und hier zeigten sich signifikante Unterschiede:

Wenn MMR zum Abschluss der Impfserie gegeben wurde, so wie im Impfplan empfohlen, war bei 8,9 von 100 Kindern eine Behandlung wegen eines Infekts nötig. Wenn die Sechsfachimpfung am Ende stand, traten bei 12,4 von 100 Kindern Infekte auf. »Bei Kindern, die die dritte Sechsfachimpfung nach den MMR-Impfungen erhielten, war das Risiko einer Krankenhausaufnahme wegen einer Infektion um 62 Prozent höher«, berichtet Signe Sørup. Speziell betroffen waren Infektionen der unteren Atemwege, das heißt der Luftröhre und der Bronchien.

Es scheint also durchaus möglich, afrikanische Beobachtungen auf unseren Lebensraum zu übertragen. Im Gegensatz zu den afrikanischen Zuständen sind bei uns die Folgen milder. Was unter katastrophalen sozialen und hygienischen Verhältnissen rasch lebensgefährlich wird, führt bei uns »nur« zu einer Bronchitis oder Lungenentzündung.

Doch wer hätte gedacht, dass so etwas mit vorangegangenen Impfungen zusammenhängen kann? Wer wäre auf den Gedanken gekommen, dass die alu-verstärkten Sechsfachimpfungen das Immunsystem so negativ beeinflussen können?

Wir verbrachten knapp zwei Wochen in Guinea-Bissau und erlebten wertvolle Einblicke in die Arbeitsweise eines Wissenschaftlers, der wohl weltweit die meisten Erfahrungen zur Erforschung der Lebensumstände in einem Hochrisikoland hat.

Als wir uns verabschiedeten, waren Prof. Peter Aaby und Christine Benn gerade heftig mit den Arbeiten für die bevorstehende Evaluierung ihres Gesundheitsprojekts beschäftigt. Ein internationales Wissenschaftlerteam hatte sich angekündigt, um im Auftrag der dänischen Gesundheitsbehörden das Bandim Health Center auf Herz und Nieren zu prüfen. Einige Monate später besuchte ich Christine Benn in Kopenhagen und sie berichtete mir, dass die Evaluierung hervorragend ausgefallen war. Ihre wissenschaftliche Arbeit sei von den Experten mit »exzellent« qualifiziert worden.

Umso dramatischer schlug dann der Abschlussbericht der dänischen Jury ein. Denn trotz dieser Bewertung entschieden sich die dänischen Behörden, die Förderung des Bandim Health Centers mit Jahresende 2017 einzustellen. Anstatt 2018 also das 40-jährige Bestehen zu feiern, steht das Bandim Health Center in Bissau damit finanziell vor dem Abgrund.

Der Schock war enorm. »Weltweit wird auf Konferenzen über die unspezifischen Effekte diskutiert, und uns drehen sie die Förderungen ab«, ärgerte sich Christine Benn. Peter Aaby sah es weniger drastisch. Er ist mittlerweile in Pension, bezieht eine Rente und hält nach wie vor den Laden zusammen. Über internationale Kooperationen und die Stipendien für die Doktorarbeiten der Studenten komme doch noch etwas Geld herein, um den wissenschaftlichen Betrieb weiterzuführen. »Uns bringt man nicht so leicht zum Aufgeben«, schrieb mir Peter vor Kurzem. »Wir sind fleißiger denn je.« Und er schickte mir gleich eine Menge neuer Arbeiten mit.

Was macht Aluminium in Impfungen?

Als der britische Immunologe Thomas Glenny im Jahr 1926 auf die Idee kam, seiner Diphtherie-Impfung eine Aluminiumverbindung beizumischen, verschwendete er wenig Gedanken an Fragen der Sicherheit. Er wollte die Wirksamkeit seiner Impfung erhöhen.

Und das funktionierte ja auch tatsächlich: Die Antikörper-Titer bei den Geimpften stiegen kräftig an. Das Beispiel machte Schule und heute enthalten etwa zwei Drittel der Impfungen Aluminiumverbindungen als Wirkverstärker. Ohne Aluminium würden diese Impfungen gar nicht – oder deutlich schlechter – funktionieren.

Trotz dieser enormen Anwendungserfahrung ist das Verständnis der Wirkmechanismen der Aluminiumsalze auf das Immunsystem bis heute noch weitgehend ungeklärt. Charles Janeway Jr., Immunologe an der Yale University in New Haven, bezeichnete Aluminium deswegen als »dirty little secret«, als »schmutziges kleines Geheimnis« der Immunologen.

Nachdem mein Dokumentarfilm »Die Akte Aluminium« bei ARTE ausgestrahlt worden war, setzte eine gewaltige Diskussion über die Sicherheit von aluminiumhaltigen Deodorants und Antitranspirants ein: Warum wurden zwei Drittel aller Brustkrebstumoren in jenem Bereich der weiblichen Brust diagnostiziert, der am nächsten zu den Achseln liegt? – Die meisten Deos enthielten Hochdosen von toxischen Aluminium-Chlor-Verbindungen.

Die britische Wissenschaftlerin Philippa Darbre[15] hatte im Experiment gezeigt, dass Aluminium die Bildung von Tumoren fördert. Wissenschaftler der Universität Genf zogen nach und steuerten ihrerseits Studien[16] bei, die diesen Verdacht unterstützten.

Erst kürzlich erschien eine Arbeit[17] der österreichischen Biologin Caroline Linhart von der Medizinischen Universität Innsbruck. Die Resultate waren drastisch: Frauen, die bereits vor ihrem 30. Geburtstag mehrmals täglich Deos auftrugen, haben im Vergleich zu gleichaltrigen Frauen ohne Alu-Deos ein um das beinahe Vierfache erhöhtes Krebsrisiko. In den Gewebeproben lag der durchschnittliche Alu-Gehalt der Frauen mit Brustkrebs um mehr als fünfzig Prozent über jenem der gesunden Kontrollgruppe. »Besonders stark war dieser Zusammenhang mit der Aluminium-Konzentration bei Frauen mit einem Tumor in der Achselregion«, sagt Linhart.

Die Rolle von Aluminium für die menschliche Gesundheit wird seit Jahrzehnten kontrovers diskutiert. Aluminium ist das häufigste Metall der Erdkruste. »Es ist demnach vollständig ungiftig«, lautete die Schlussfolgerung zahlreicher Wissenschaftler, der sich lange Zeit auch die Behörden anschlossen.

»Der Denkfehler dabei ist, dass Aluminium im Boden in festen Bindungen mit Silizium oder Sauerstoff vorliegt und chemisch inert ist«, warnt der britische Aluminium-Experte Christopher Exley. »Das kann man von den Metall-Ionen, die wir mit ungeheurem Einsatz an Energie aus dem Gestein freisetzen, hingegen ganz und gar nicht sagen.«

In der Evolution des Lebens wurde Aluminium ignoriert. Während viel seltenere Elemente wie Selen, Zink oder Kupfer Dutzende wichtige Funktionen im Organismus übernahmen, ist von Aluminium kein einziger biochemischer Mechanismus bei Tier oder Mensch bekannt, wo es eine sinnvolle Rolle spielt.

»Dafür kennen wir Dutzende Abläufe, die durch reaktionsfreudige Aluminium-Ionen gestört werden, weil sie zum Beispiel Magnesium- oder Calcium-Ionen verdrängen«, erklärt Exley. Dass Aluminium toxisch wirkt, sei eine Tatsache. Das gelte nicht nur für das Brustgewebe, sondern auch für das Nervensystem und andere Organe, wo sich Aluminium einlagert.

Keine Alternative zu Aluminium?

Aluminium dringt also ins Brustgewebe? Eine von der Kosmetikindustrie zu dieser Frage vorgelegte Studie zeigte, dass dies nicht stimmen könne, denn nur ein minimaler Anteil von 0,014 Prozent des Aluminiums aus dem Deo gehe tatsächlich durch die Poren der Haut. Diese Industriestudie hatte gerade einmal zwei Teilnehmer. Dennoch genügte sie den Behörden, um das Problem mit Aluminium als gelöst zu betrachten.

Dann jedoch zeigte eine französische Arbeit, dass der Anteil des Aluminiums, der die Haut durchdringt, um das Hundertfache höher ist. Speziell, wenn die Haut unter den Achseln frisch rasiert ist. Die Behörden gaben sich zerknirscht.

Und der Anteil der Deos mit der Aufschrift »Ohne Aluminium« explodierte. Während es vor meinen Büchern und Filmen zum Thema schwierig war, in Drogeriemärkten ein Deodorant ohne Alu-Zusätze zu finden, ist es heute beinahe umgekehrt.

Ebenso eindeutig ist die Entwicklung im Bereich der Lebensmittel. Bereits im Jahr 2008 senkten die Behörden den Grenzwert für die »tolerierbare wöchentliche Aufnahme von Aluminium« von sieben Milligramm pro Kilogramm radikal auf ein Milligramm ab.

»Das Komitee kam zu dem Schluss, dass Aluminium die Fortpflanzung und das sich entwickelnde Nervensystem bereits in niedrigeren Dosen als bisher angenommen beeinträchtigen kann«, fasste das Bundesinstitut für Risikoforschung diese Maßnahme zusammen. Seither wurden von den EU-Behörden zahlreiche aluhaltige Lebensmittelzusätze verboten.

Die Kosmetik- und die Lebensmittelindustrie mussten reagieren. Doch wie steht es mit den Herstellern der Impfstoffe? Absolute Fehlanzeige: Nach wie vor enthalten zwei Drittel der Impfungen Aluminiumverbindungen. Es gibt keine Alternative.

Bei Trinkwasser liegt der behördlich erlaubte Grenzwert für Aluminium bei 0,2 Milligramm pro Liter. In Impfstoffen hingegen ist ein Aluminiumgehalt von 1,2 Milligramm erlaubt.

Belastung übersteigt die Grenzwerte

Dieser Aluminium-Grenzwert von 1,2 Milligramm, der von den EU-Behörden festgelegt wurde, ist in mehrfacher Hinsicht absurd. Zum einen gilt er sowohl für Erwachsene als auch für Babys, also für einen hundert Kilogramm schweren Mann ebenso wie für das ein Kilogramm wiegende Frühgeborene. Zum anderen kümmert sich in der ärztlichen Praxis niemand um diesen Grenzwert. Er wird laufend überschritten.

Wenn man beispielsweise die Empfehlungen des österreichischen Impfplans ernst nimmt, so bekommen die Babys in den linken Oberschenkel die Sechsfachimpfung. Wenn man dafür das meistverwendete Präparat »Infanrix hexa« nimmt, so enthält dieser Impfstoff gleich zwei Aluverbindungen: Aluminiumhydroxid und Aluminiumphosphat. Das ergibt eine Menge von 0,82 Milligramm an Aluminium-Ionen. Wird in den rechten Oberschenkel gleichzeitig die Pneumokokken-Impfung mit dem in Österreich gratis verabreichten Impfstoff »Synflorix« gegeben, so erhöht sich die Alu-Menge um weitere 0,5 Milligramm. Und damit sind wir mit 1,32 Milligramm bereits über dem Grenzwert.

Doch damit nicht genug. In Österreich ist auch noch der Meningokokken-B-Impfstoff für Babys empfohlen. Und damit kommen noch einmal 0,5 Milligramm Aluminium dazu – und wir liegen bei 1,82 Milligramm Aluminium bei einem einzigen Impftermin.

In einer aktuellen Risikobewertung des Paul-Ehrlich-Instituts zu Aluminium wird weitgehende Entwarnung gegeben.[18] Über die Nahrung, so heißt es dort, werde wesentlich mehr Aluminium aufgenommen. Und sicherheitshalber gäbe es ja noch die 1,2 Milligramm, die in der EU verbindlich als Höchstwert für Aluminium in Impfstoffen festgeschrieben sind.

Ich habe daraufhin das Paul-Ehrlich-Institut angeschrieben und die Behörde mit dem kleinen obigen Rechenbeispiel konfrontiert. Die Antwort war verblüffend: Der Grenzwert werde durchaus eingehalten, hieß es im Schreiben der Pressesprecherin des Instituts, Susanne Stöcker. Denn der Grenzwert beziehe sich nicht auf das geimpfte Baby, sondern auf die verwendete Impfung: jede Impfung darf 1,2 Milligramm Aluminium enthalten. Drei Impfungen dürften deshalb insgesamt 3,6 Milligramm enthalten. Und da liege der Wert von 1,82 gerade mal bei der Hälfte.

Meine Rückfrage, ob man mit diesem Grenzwert die Impfung schützen wolle – oder nicht vielleicht doch eher das geimpfte Baby, schickte ich dann gar nicht mehr ab. Zu absurd erschien mir diese Debatte.

Und auch die meisten Impfärzte kommen hier nicht mehr mit. Denn speziell, wenn ein Kind Impfungen nicht verträgt oder auf Aluminium allergisch reagiert, wären Alternativen erwünscht. Diese Alternativen gibt es jedoch in den meisten Fällen nicht.

Einen neuen Impfstoff ohne Aluminium auf den Markt zu bringen, scheuen die vier großen Konzerne, die den Weltmarkt beherrschen. Die Entwicklungskosten sowie die Kosten für die Zulassungsstudien wären enorm.

Vonseiten der Behörden kommt kein Druck, die Entwicklung aluminiumfreier Impfstoffe zu forcieren. Und solange sich keiner der vier Großkonzerne bewegt, bleibt alles beim Alten.

Toxizität der verschiedenen Zusätze

In Kreisen besorgter junger Eltern wird oft darüber diskutiert, ob eine Sechsfachimpfung nicht zu viel für ein kleines Baby sei. Und viele überlegen, ob nicht zwei Dreifachimpfungen oder sechs Einzelimpfungen – mit einem ordentlichen Abstand dazwischen – besser verträglich wären.

Bei derartigen Diskussionen wird jedoch übersehen, dass die Wirkstoffmengen in den Impfungen vernachlässigbar gering sind im Vergleich zum Gehalt der Adjuvanzien. Der Hauptanteil am Volumen einer Impfung kommt – abgesehen von Wasser als Lösungsmittel – nämlich von diesen Hilfsstoffen, die als Wirkverstärker dienen. Und wer die Anzahl der Einzelimpfungen erhöht, multipliziert damit auch die Menge an Aluminium.

In behördlichen Schreiben, Interviews von Impfexperten und Medienberichten wird beruhigt: Aluminium sei kein Problem und die Adjuvanzien keinesfalls toxisch.

Ich habe dazu den ausgewiesenen Aluminium-Experten Christopher Exley von der Universität Keele in Großbritannien besucht und ihn ausführlich zu dieser Angelegenheit befragt. »Wenn ein Wirkverstärker in Impfstoffen nicht toxisch wäre, dann würde dieses Adjuvans überhaupt nicht funktionieren«, erklärte mir Exley. »Denn eine gewisse Toxizität ist die Grundbedingung, nur durch diese Toxizität erreicht der Wirkverstärker die notwendige Reaktion des Immunsystems.«

Bei Aluminiumverbindungen, so Exley weiter, hänge die Toxizität in erster Linie davon ab, wie leicht sich die Verbindung löst und die Aluminium-Ionen frei werden. »Diese Metall-Ionen sind es, die den Schaden anrichten. Sie sind dreifach positiv geladen und haben eine enorme chemische Aktivität. An der Impfstelle verbinden sie sich wahllos mit anderen Partikeln, sie docken an Zellen, bauen sich in biochemische Verbindungen ein und stören dort die natürlichen Abläufe.«

Im Großhandel sind die Aluminiumverbindungen spottbillig. »Sie kosten fast nichts und ermöglichen es den Herstellern der Impfstoffe, weniger der teuren Wirkstoffe zu verwenden«, erklärte Exley. »Es zahlt sich für die Hersteller also ordentlich aus, wenn sie Aluverbindungen einsetzen.«

Traditionell werden vor allem zwei Alu-Verbindungen in Impfstoffen verwendet: Aluminiumhydroxid und Aluminiumphosphat. »Die Phosphatgruppe löst sich sehr leicht vom Aluminium, Aluminiumhydroxid ist chemisch wesentlich stabiler«, sagt Exley. »Wir haben das gemessen und eine viel stärkere Toxizität bei Aluminiumphosphat gefunden.« Gleichzeitig bewirkt Aluminiumphosphat aber dadurch auch einen deutlich stärkeren Anstieg der Antikörperspiegel.

Noch deutlich toxischer, so Exley, seien die neuen Adjuvanzien namens AAHS. »Sie stehen für amorphes Aluminiumhydroxyphosphatsulfat. Und sie enthalten zusätzlich noch eine Sulfatgruppe.«

Wirklich analysieren konnte Exley die AAHS-Verbindung jedoch bislang nicht. »Das gilt als Eigentum des Konzerns und wir erhalten keine Produktproben, um das zu untersuchen.«

Öffentliche Studien, in denen die Funktion von AAHS beschrieben und auf ihre Sicherheit untersucht wurde, findet man keine. Denn es ist von den Behörden nicht vorgeschrieben, dass diese Adjuvanzien auf ihre Sicherheit getestet werden müssen. »Sie erhalten alle einen behördlichen Freibrief, solange sie auf Basis von Aluminium arbeiten«, kritisiert Exley. »Das ist ein enormes Sicherheitsrisiko, weil wir Substanzen bei Babys einsetzen, von denen wir nicht einmal die banalsten Details zu ihrer Toxizität kennen.«

Übersicht häufig verwendeter Impfstoffe

Name des Impfstoffs	Krankheiten/pathogen	Lebend(L)- oder Totimpfstoff (T)
Act Hib	Haemophilus influenzae Typ b	T
Bexsero	Meningokokken (Gruppe B)	T
Boostrix	Diphtherie, Tetanus, Pertussis	T
Boostrix Polio	Diphtherie, Tetanus, Pertussis, Polio	T
Cervarix	HPV (Typen 16, 18)	T
Encepur Kinder, Erwachsene	FSME	T
Energix B Erwachsene (GSK)	Hepatitis B	T
Energix B Kinder (GSK)	Hepatitis B	T
Fendrix	Hepatitis B	T
Fluad	Influenza	T

Adjuvans (Wirkverstärker)	Gehalt Aluminium in mg Al^{3+}	Kosten* pro Dosis (Euro)
Tetanustoxoid	0	35,10
Aluminiumhydroxid	0,5	108,30
Aluminiumhydroxid, Aluminiumphosphat	0,5	37,30
Aluminiumhydroxid, Aluminiumphosphat	0,5	44,30
AS04 (MPL + Aluminiumhydroxid)	0,5	114,00
Aluminiumhydroxid	0,17 0,35	47,30 46,60
Aluminiumhydroxid	0,5	69,00
Aluminiumhydroxid	0,25	50,40
MPL + Aluminiumphosphat	0,5	74,20
MF59C (Squalene)	–	19,70

*Apotheken-Durchschnittspreis, August 2018

Name des Impfstoffs	Krankheiten/pathogen	Lebend(L)- oder Totimpfstoff (T)
FSME Immun Junior, Erwachsene	FSME	T
Gardasil-9	Humane Papillomaviren (Typen HPV 6, 11, 16, 18, 31, 33, 45, 52, 58)	T
Havrix Kinder, Erwachsene	Hepatitis A	T
HBVAXPRO (5 µg < 16 J., 10 µg > 16 J.)	Hepatitis B	T
Hexyon	Diphtherie, Tetanus, Pertussis, Polio, Hib, Hepatitis B	T
Infanrix IPV Hib	Diphtherie, Tetanus, Pertussis, Polio, Hib	T
Infanrix hexa	Diphtherie, Tetanus, Pertussis, Polio, Hib, Hepatitis B	T
IPV Merieux	Polio	T
Masern Merieux	Masern	L
Measles Vaccine live	Masern	L
Menjugate	Meningokokken C	T

Adjuvans (Wirkverstärker)	Gehalt Aluminium in mg Al^{3+}	Kosten* pro Dosis (Euro)
Aluminiumhydroxid	0,17 0,35	45,50 46,80
amorphes Aluminium-hydroxyphosphatsulfat	0,5	162,70
Aluminiumhydroxid	0,25 0,5	43,60 67,30
amorphes Aluminium-hydroxyphosphatsulfat	5 µg: 0,25 10 µg: 0,5	38,90 45,60
Aluminiumhydroxid	0,6	80,40
Aluminiumhydroxid	0,5	59,20
Aluminiumhydroxid, Aluminiumphosphat	0,82	81,50
–	0	23,70
–		Seit 2017 nicht lieferbar
		25,50 SFR (Import)
Aluminiumhydroxid	0,3–0,4	47,90

*Apotheken-Durchschnittspreis, August 2018

Name des Impfstoffs	Krankheiten/pathogen	Lebend(L)- oder Totimpfstoff (T)
Menveo	Meningokokken ACWY	T
MMRVaxPro	Masern, Mumps, Röteln	L
Neisvac C	Meningokokken (Gruppe C)	T
Nimenrix	Meningokokken ACWY	T
Pentavac	Diphtherie, Tetanus, Pertussis, Polio, Hib	T
Prevenar-13	Pneumokokken	T
Priorix	Masern, Mumps, Röteln	L
Priorix Tetra	Masern, Mumps, Röteln, Windpocken	L
Repevax	Tetanus, Diphtherie, Pertussis, Polio	T
Revaxis	Tetanus, Diphtherie, Polio	T
Rotarix	Rotaviren	L
RotaTeq	Rotaviren	L
Shingrix	Herpes Zoster	T

Adjuvans (Wirkverstärker)	Gehalt Aluminium in mg Al^{3+}	Kosten* pro Dosis (Euro)
Diphtherietoxoid	0	54,70
–	0	48,80
Aluminiumhydroxid	0,5	47,50
Tetanustoxoid (44 µg)	0	50,70
Aluminiumhydroxid	0,3	56,20
Aluminiumphosphat	0,125	79,90
–	0	37,80
–	0	99,70
Aluminiumphosphat	0,33	43,10
Aluminiumhydroxid	0,35	26,70
–	0	68,50
–	0	46,40
AS01	0	113,40

*Apotheken-Durchschnittspreis, August 2018

Name des Impfstoffs	Krankheiten/pathogen	Lebend(L)- oder Totimpfstoff (T)
Synflorix	Pneumokokken	T
Tetanol pur	Tetanus	T
Td Immun	Tetanus, Diphtherie	T
Td Merieux	Tetanus, Diphtherie	T
Td pur	Tetanus, Diphtherie	T
Td rix	Tetanus, Diphtherie	T
TdaP immun	Tetanus, Diphtherie, Pertussis	T
Trumenba	Meningokokken B	T
Twinrix Kinder, Erwachsense	Hepatitis A + B	T
VAQTA Kinder, Erwachsene	Hepatitis A	T
Vaxelis	Diphtherie, Tetanus, Pertussis, Polio, Hib, Hepatitis B	T
Varilrix	Windpocken	L
Varivax	Windpocken	L
Viatim	Hepatitis A, Typhus	T

Adjuvans (Wirkverstärker)	Gehalt Aluminium in mg Al^{3+}	Kosten* pro Dosis (Euro)
Aluminiumphosphat	0,5	79,80
Aluminiumhydroxid	0,5	12,60
Aluminiumhydroxid	0,5	6,70
Aluminiumphosphat	0,33	6,20
Aluminiumhydroxid	0,5	16,90
Aluminiumhydroxid	0,3	16,00
Aluminiumhydroxid	0,5	29,70
Aluminiumphosphat	0,25	108,40
Aluminiumhydroxid Aluminiumphosphat	0,23 0,45	50,20 80,00
amorphes Aluminiumhydroxyphosphatsulfat	0,23 0,45	42,00 64,60
Aluminiumphosphat, amorphes Aluminiumhydroxyphosphatsulfat	0,32	81,70
–	0	56,20
–	0	57,10
Aluminiumhydroxid	0,3	78,50

*Apotheken-Durchschnittspreis, August 2018

Epidemie der Autoimmunerkrankungen

Ich habe in den vergangenen Jahren mehrere Kongresse zum Thema Autoimmunerkrankungen besucht: 2012 in Granada, 2016 in Leipzig und im Mai 2018 in Lissabon. Von Mal zu Mal stiegen die Vorträge, die sich mit einem möglichen Einfluss von Impfungen beschäftigten, stark an.

Mittlerweile gibt es einen Sammelbegriff für Krankheiten, die mit Wirkverstärkern zusammenhängen. Kreiert hat ihn der Leiter des Zentrums für Autoimmunerkrankungen der Universität Tel Aviv, Yehuda Shoenfeld. Er nennt es »ASIA« (Autoimmune/inflammatory Syndrome Induced by Adjuvants = Autoimmunsyndrom, ausgelöst durch Adjuvanzien).

Dass aluminiumverstärkte Impfungen Autoimmunprobleme auslösen oder verstärken können, ist schon seit Langem bekannt, dies steht sogar in der Fachinformation mancher Impfungen. Zu vielen Ärzten hat sich das hingegen noch nicht durchgesprochen.

Was wissen Ärzte über Impfungen?

Ein gutes Beispiel für den oben geschilderten Zusammenhang bietet ein Kontakt mit Emil S., einem deutschen Arzt, der sich an mich wandte, nachdem er eines meiner Bücher über Aluminium gelesen hatte. Dr. S. betreibt eine gut gehende Praxis als Allgemeinmediziner. Er erzählte mir von seiner persönlichen Leidensgeschichte: »Viele Jahre lang habe ich meine Patienten gegen alles geimpft, was empfohlen war. Ebenso habe ich mich selbst und meine beiden Mitarbeiterinnen geimpft. Wir haben keine Auffrischung versäumt.«

Seit dem Vorjahr seien alle drei, berichtete S., selbst Patienten und müssen regelmäßig zum Rheumatologen. Eine der Mitarbeiterinnen leide zusätzlich an Hashimoto, einer Autoimmunerkrankung der Schilddrüse. »Da ist mir erst aufgefallen, wie sehr diese Problematik zugenommen hat, seit ich meine Praxis betreibe.

Manchmal kommt mir vor, dass die Hälfte der Frauen, die zu mir kommen, eine kranke Schilddrüse haben.«

Ihn selbst hatte es besonders arg erwischt. Zusätzlich zur Arthritis, die ihn plagte, hatte er eine schwer therapierbare Form von Schuppenflechte bekommen. Er setzt sich täglich seine Injektion mit einem Interleukin-Hemmer gegen dramatische Rheumaschübe, die seine Lebensqualität massiv beeinträchtigen.

Bei seinen Recherchen in Fachjournalen stieß er auf die Alu-Verbindungen in Impfstoffen, die unter Verdacht stehen, Autoimmunerkrankungen zu fördern. Bei seinen Nachfragen fühlte er sich im Kollegenkreis – aber auch bei den ärztlichen Fachgremien – wie in einem wissenschaftlichen Niemandsland. »Ich kontaktierte beispielsweise einen Freund, der an der Universität Vorlesungen zu Immunologie hält, und wollte wissen, was er in seiner Impf-Vorlesung zum Thema Aluminium als Wirkverstärker lehrt. Die Antwort lautete: ›Das handle ich in einem Satz ab. Ich erwähne, dass es sie gibt.‹«

Zu mir sagte Dr. S.: »Ich fühle mich vollständig im Stich gelassen.« Niemand hatte ihn gewarnt, dass die Impfungen derartige Nebenwirkungen haben können. Er ist beschämt und verärgert. Wie kann es sein, dass Ärzte so wenig darüber wissen, was sie eigentlich tun?

Der glatzköpfige Zwilling

Auch Freda, die ich auf der Konferenz in Leipzig kennengelernt habe, stammt aus einer Arztfamilie. Ihre Eltern sind Ärzte und auch ihr Ehemann ist Arzt. Das Paar hat drei Kinder, darunter die Zwillinge John und Nik. Mit Impfungen hat sich Freda nie groß befasst. Dass alle empfohlenen Impftermine eingehalten werden, galt in ihrer Familie schon immer als selbstverständlich. Bis zu jenem Tag am Ende der Grundschule der Zwillinge.

Die Jungen waren damals neun Jahre alt. Freda ging mit ihnen für eine Meningokokken-Impfung zum Hausarzt. John klagte im Wartezimmer darüber, sich nicht wohlzufühlen, also entschied der

Arzt, ihn sicherheitshalber diesmal nicht zu impfen. Nur sein Bruder Nik erhielt die Injektion.

John wurde dann auch tatsächlich krank. Er machte in den nächsten Tagen einen harmlosen grippalen Infekt durch. Und wahrscheinlich waren auch bei Nik die Viren bereits kräftig unterwegs. Das vertrug sich aber anscheinend gar nicht mit der gleichzeitigen Impfung. »Ab diesem Zeitpunkt«, so Freda, »war nichts mehr wie zuvor.« In den folgenden zehn Jahren machte Nik eine fulminante Serie von Autoimmunerkrankungen durch. »Wir waren ständig nur noch beim Arzt oder in der Notaufnahme und machten mit Krankheiten Bekanntschaft, von denen ich zum Teil noch nie den Namen gehört hatte.«

Niks Immunsystem ging auf seine Schilddrüse los, auf seinen Darm, auf die Atemwege und die Schleimhäute am Gaumen. Er entwickelte alle möglichen Allergien. »Dazu war es vorbei mit seinem Bedürfnis nach Bewegung. Er litt an chronischer Müdigkeit, die so schlimm war, dass er nicht einmal den kurzen Weg zum Sportplatz schaffte, ohne sich zweimal ins Gras zu legen.«

Mehrfach machte Nik lebensgefährliche Krisen durch. »Und es war ein absoluter Horror, mitzuerleben, wie wenig ihm die Ärztinnen und Ärzte helfen konnten.« Kurz vor seinem zwölften Geburtstag fielen ihm auch noch die Haare komplett aus. Auch dies war, wie Freda staunend erfuhr, eine Autoimmunreaktion: »Das Immunsystem hatte seine Haarwurzeln angegriffen«, erzählte die Mutter.

Richtig wütend machten Freda die Reaktionen ihrer Familie. Ihre Eltern betrachteten die Unglücksserie als eine Art Gendefekt, der eben – zufällig zeitgleich mit der Impfung – erst mit neun Jahren sichtbar wurde. »Mein Vater riet mir dazu, jetzt erst recht keine Impfung zu verpassen, um Nik bei seiner Immunschwäche zu unterstützen«, erzählte mir Freda. »Und mein kleiner Bruder, der mittlerweile auch Arzt geworden war, empfahl mir, mich wegen meiner Impfparanoia, wie er es nannte, an einen Psychiater zu wenden.« Daraufhin brach Freda den Kontakt mit ihm ab.

»Es ist wirklich unglaublich, wie stark die Meinung ausgeprägt ist, dass Impfungen keinesfalls an irgendetwas schuld sein können«, sagte Freda, »speziell in Ärztekreisen.« Einzig ihr Ehemann, der natürlich alles aus nächster Nähe miterlebte, teilte ihre Einschätzung, dass die Meningokokken-Impfung die Autoimmunstörungen ausgelöst hatte.

Offiziell wurde bei Nik nie ein Impfschaden anerkannt. »Wir haben das behördliche Verfahren schließlich aufgegeben, weil es frustrierend genug war, die täglichen Krisen von Nik zu meistern.«

Fatale Verwechslungen

Die Anerkennung von Impfschäden wird generell sehr restriktiv gehandhabt. Klaus Hartmann, ein befreundeter Arzt, der zehn Jahre lang am Paul-Ehrlich-Institut mit der Beurteilung von Impfschäden zu tun hatte, kündigte schließlich seine Stelle. Er konnte es mit seinem Gewissen nicht weiter vereinbaren, allen Imageschaden von Impfungen abzuwenden und die geschädigten Menschen im Stich zu lassen.

»Das System hat Methode, es verteidigt den Status quo«, erzählte er mir. »Rundherum gilt die unausgesprochene Anweisung, möglichst keine Impfschäden anzuerkennen, weil dies dem Impfgedanken Schaden zufügen könnte.«

Auf den Konferenzen werden einige der Dinge erklärt, von denen die Impfschaden-Gutachter, die die meisten der Schadensfälle ablehnen, noch nie gehört haben. Beispielsweise wie der während der Schweinegrippe-Pandemie von 2009/10 meistverwendete Impfstoff »Pandemrix« die Schlafkrankheit Narkolepsie auslöst. Wissenschaftler beschrieben in Leipzig im Detail, dass eine bestimmte Sequenz im Wirkstoff der Impfung eine genetische Ähnlichkeit zu einem Molekül im Gehirn hat. Dummerweise sitzt dieses Molekül in einer sehr sensiblen Region, die den Schlaf-wach-Rhythmus regelt. Bei einem Teil der Geimpften drangen aggressive Immunzellen ins Gehirn ein und zerstörten Zellen in diesem Bereich. Sie hatten sie für Schweinegrippe-Viren gehalten.

Hunderte von geimpften Kindern und Erwachsenen können nun kein normales Leben mehr führen. So wie Nik am Weg zum Spielplatz schlafen sie – ohne Abwehrmöglichkeit – von einem Moment auf den anderen ein. Das kann mitten auf dem Zebrastreifen sein oder in der Schule während der Schularbeit. Ein normales Leben ist damit nicht mehr möglich. Sie können beispielsweise nie einen Führerschein machen, weil es zu gefährlich wäre, wenn der Narkolepsieanfall während der Autofahrt erfolgt.

Einen Überblick zur puren Masse der Ähnlichkeiten im Aufbau menschlicher und mikrobieller Proteine liefert eine kanadisch-italienische Studiengruppe.[19] Die Wissenschaftler analysierten vierzig Bakterien mit mehr als 128.000 Proteinen auf ihre Gensequenzen und die Überlappung mit menschlichen Proteinen.

Das Resultat ihrer Arbeit sollte eigentlich alle Alarmglocken läuten lassen: »Kein einziges menschliches Protein ist frei von bakteriellen Gensequenzen«, schreiben die Autoren. »Das Immunsystem toleriert viele Mikroben auch aus dem Grund, weil sie menschlichen Proteinen so ähnlich sind.«

Dieser »Friede« wird durch Impfungen allerdings gestört. Sie enthalten zahllose Substanzen, die Ähnlichkeiten mit körpereigenen Molekülen haben. »Eigentlich ist es fast ein Zufall, wenn keine Autoimmunreaktion passiert«, erklärte der chinesische Autoimmun-Experte Sin Hang Lee auf einem Kongress in Dublin. »Glücklicherweise werden jedoch die meisten dieser Reaktionen nicht als Symptome sichtbar, sondern verlaufen sich irgendwie im Netzwerk der Milliarden von biochemischen Abläufen im Organismus.«

Chris Exley erzählte mir in einem Interview, dass ein wesentliches Problem in der Wirkungsweise der Impfungen bisher vollständig übersehen wurde. »Es handelt sich dabei um die Wirkungsweise der Aluminium-Ionen. Man nahm bisher wie selbstverständlich an, dass das Aluminium nur die Wirkung der Wirkstoffe in der Impfung verstärkt und sie damit zum Ziel einer spezifischen Immunreaktion macht.«

Dieses Prinzip, so Exley, sei aber auch auf einen Bereich übertragbar, der ganz und gar nicht erwünscht ist: »Denn selbstverständlich wirkt Aluminium auch als Wirkverstärker für jene körpereigenen Moleküle, mit denen es sich vollständig zufällig verbindet.« Und daraus, so Exley, ergibt sich das Potenzial für unzählige Autoimmunreaktionen. »Weil hauptsächlich in den Muskel geimpft wird, gilt das speziell für Muskelzellen und autoimmun bedingte Muskelentzündungen.« Allein in diesem Bereich sind Hunderte Autoimmunerkrankungen bekannt.

Auf dem Weg in die Medizindiktatur

So weit eine erste Einführung in das Impfwesen. Es gibt also einen Teil der Impfstoffe, der deutlich besser wirkt als bisher bekannt war. Dabei handelt es sich um Lebendimpfstoffe, die die immunologischen Spielregeln einhalten. Sie werden vom Immunsystem erkannt und sorgen auf normalem Weg für eine Immunantwort. Gleichzeitig bietet sich dem Immunsystem ein Trainingseffekt, der es kompetenter macht und insgesamt seine Fähigkeiten der Abwehr von Infektionen fördert.

Die Impfstoffe, mit denen die historischen Siege über Pocken und die Kinderlähmung errungen wurden, waren solche Lebendimpfstoffe. Auch die Masern-Impfung gehört dazu. Sie hat viele Millionen von Menschenleben in Entwicklungsländern gerettet.

Auf der anderen Seite gibt es Impfstoffe, die nicht von selbst funktionieren, sondern ein »Dirty Little Secret« benötigen. Einen Trick, der das Immunsystem von hinten herum überlistet und die gewünschte Immunreaktion mit der Hilfe einer toxischen Substanz erzwingt.

In diesem Bereich liegen die vielen Hunde begraben, an denen das Impfwesen krankt. Hier wurde teilweise eine wissenschaftliche Parallelwelt aufgebaut, wo in den Studien gefuhrwerkt wird, wie es den Herstellern beliebt. Da wird eine Impfung mit Aluminium gegen eine andere Impfung mit Aluminium getestet. Und nachdem sich die Nebenwirkungen gleichen, wird behauptet, es gäbe keine Nebenwirkungen. Die Aluminiumverbindungen selbst wurden jedoch kaum oder nur vollständig unzulänglich auf ihre Sicherheit untersucht. Man weiß weder genau, wie lang die Aluverbindungen im Organismus bleiben, noch wissen wir, was sie dort anstellen. Hier haben wir einen absoluten blinden Fleck der Wissenschaft.

Drohung mit der Impfpflicht

Anstatt dieses Problem zu klären und sorgfältig wissenschaftlich aufzuarbeiten, gehen die Behörden einen anderen Weg: Sie beschuldigen Eltern, die ihre Kinder nicht – oder später – impfen lassen, dass sie die Gesellschaft gefährden; dass sie die Herdenimmunität der Impfwilligen ausnutzen, um als Trittbrettfahrer des Impfschutzes der anderen zu schmarotzen.

Die Stimmung verschärft sich zusehends. Während des Jahres 2017 wurden in Frankreich und Italien gesetzliche Zwangsimpfungen gegen zehn bzw. elf Krankheiten eingeführt. Wer sich nicht daran hält, muss mit heftigen Geldbußen und schließlich der behördlichen Zwangsimpfung durch den Amtsarzt rechnen.

Die deutschsprachigen Länder haben bisher diese Zwangsmaßnahmen unterlassen. Jedoch wurde der Druck auf impfskeptische Menschen laufend erhöht. In Deutschland herrscht mittlerweile eine ärztliche Beratungspflicht, wenn die Eltern nicht impfen lassen wollen. Die ärztliche Meldepflicht wurde eingeführt und ein Hausarzt muss nun sogar einen Fall von Windpocken an die Behörden melden.

In Österreich wurden zahlreiche Fälle von »Hausarrest« für betroffene Familien verhängt. Zumindest während der Inkubationszeit und solange die Antikörper-Titer nicht ausreichend nachgewiesen waren. Außerdem wurden in einigen Bundesländern (z. B. Oberösterreich) Zahlungen von Zuschüssen im Rahmen des Mutter-Kind-Passes an den Vorweis eines vollständig ausgefüllten Impfpasses geknüpft.

Ich denke, dass eine Impfpflicht der vollständig falsche Weg ist und uns gefährlich nahe an eine Medizindiktatur führt. Allein schon ein Blick auf die drei Impfpläne der deutschsprachigen Länder zeigt, wie unterschiedlich die Notwendigkeiten verschiedener Impfungen eingeschätzt werden. Eine Impfpflicht wäre ein vollständiges Eingeständnis, dass es keine guten Argumente gibt, die vernunftbegabte Menschen begreifen, um sich freiwillig impfen zu lassen. Ein Eingeständnis, dass die Lobbys der Pharmaindustrie die Gesundheitspolitik gut im Griff haben.

IMPFPLÄNE

Impfplan von 1980 – zum Vergleich

Wie sehr die Zahl der empfohlenen Impfungen in den letzten Jahrzehnten angewachsen ist, zeigt der Vergleich mit diesem Impfplan aus dem Jahr 1980 (siehe unten). Es handelt sich um die allgemeinen Impfempfehlungen der deutschen STIKO für Kinder. (Für Erwachsene gab es damals noch gar keine einheitlichen Empfehlungen.)

Der Großteil der Impfungen waren Lebendimpfungen, nur die Tetanus- und Diphtherie-Impfungen enthielten problematische Zusätze (unter anderem Aluminium und Quecksilber). Die aktuellen Impfkalender empfehlen zwei- bis dreimal so viele Impfungen. Rekordhalter ist Österreich mit 32 Impfungen. Wenn auch noch die Empfehlung zur jährlichen Influenza-Impfung angenommen wird, summiert sich das bis zum 18. Geburtstag auf 50 Impfungen.

Lebensalter	Impfung	Vorgangsweise
Ab 3. Monat	**Diphtherie, Tetanus**	2 Mal im Abstand von mind. 6 Wochen
Ab 3. Monat	Polio-Schluckimpfung	2 Mal im Abstand von mind. 6 Wochen
Ab 15. Monat	**Diphtherie, Tetanus**	1 Mal, Abschluss der Grundimmunisierung
Ab 15. Monat	Polio-Schluckimpfung	1 Mal, Abschluss der Grundimmunisierung
Ab 15. Monat	Masern, Mumps	1 Mal
Ab 6. Lebensjahr	**Diphtherie**	1 Mal, Auffrischungsimpfung
Ab 10 Jahren	Polio-Schluckimpfung	1 Mal, Auffrischungsimpfung
Ab 10 Jahren	**Tetanus**	1 Mal, Auffrischungsimpfung
11 bis 15 Jahren	Röteln	1 Mal, für alle Mädchen

Österreichischer Impfplan 2018
Liste der allgemein empfohlenen Impfungen

Lebensalter	Impfung	Vorgangsweise
6 Wochen	Rotavirus Schluckimpfung	2–3 Mal (abhängig vom Produkt) im Abstand von 4 Wochen
2 Monate	**Diphtherie, Tetanus, Keuchhusten, Polio, Hib, Hepatitis B**	2 Mal im Abstand von 8 Wochen
2 Monate	**Pneumokokken**	2 Mal im Abstand von 8 Wochen (gratis ist die 10-valente Impfung)
2 Monate	**Meningokokken B**	3 Mal im Abstand von 4 Wochen
6 Monate	Influenza	2 Mal Grundimmunisierung im Abstand von 4 Wochen, dann 1 Mal jährlich lebenslang
12 Monate	**Meningokokken C**	1 Mal
11–14 Monate	**Diphtherie, Tetanus, Keuchhusten, Polio, Hib, Hepatitis B**	1 Mal, Abschluss der Grundimmunisierung
11–14 Monate	**Pneumokokken**	1 Mal, Abschluss der Grundimmunisierung
9–10 Monate	Masern, Mumps, Röteln	2 Mal im Abstand von 3 Monaten
1 Jahr	**Meningokokken B**	1 Mal, Abschluss der Grundimmunisierung
1 Jahr	Windpocken	2 Mal im Abstand von mindestens 4 Wochen

1 Jahr	**Hepatitis A**	2 Mal im Abstand von 6 Monaten
1 Jahr	**FSME**	3 Mal im Abstand von 1–3 Monaten (2. Dosis) und 5–12 Monaten (3. Dosis)
4 Jahre	**FSME**	Auffrischung
6 Jahre	**Diphtherie, Tetanus, Keuchhusten, Polio**	Auffrischungsimpfung alle 10 Jahre
7 Jahre	**Hepatitis B**	
7 Jahre	**FSME**	Ab jetzt alle 5 Jahre Auffrischung
10–12 Jahre	Meningokokken ACWY	1 Mal
9–11 Jahre	**HPV**	2 Mal im Abstand von 6 Monaten
50 Jahre	Herpes Zoster	1 Mal
50 Jahre	**Diphtherie, Tetanus, Keuchhusten, Polio**	Weitere Auffrischung alle 5 Jahre
50 Jahre	**Pneumokokken**	Zuerst mit 13-valentem Impfstoff, ein Jahr später mit 23-valentem Impfstoff

Impfungen in fetter Schrift enthalten je nach Präparat verschiedene Mengen und verschiedene Arten von Aluminium (siehe »Übersicht häufig verwendeter Impfstoffe«).

Deutscher Impfkalender 2018/19
Übersicht der allgemein empfohlenen Impfungen

Lebensalter	Impfung	Vorgangsweise
6 Wochen	Rotavirus Schluckimpfung	2–3 Mal (abhängig vom Produkt) im Abstand von 4 Wochen
2 Monate	**Diphtherie, Tetanus, Keuchhusten, Polio, Hib, Hepatitis B**	3 Mal im Abstand von 4 Wochen
2 Monate	**Pneumokokken**	2 Mal im Abstand von 8 Wochen
12 Monate	**Meningokokken C**	1 Mal
11–14 Monate	**Diphtherie, Tetanus, Keuchhusten, Polio, Hib, Hepatitis B**	1 Mal, Abschluss der Grundimmunisierung
11–14 Monate	**Pneumokokken**	1 Mal, Abschluss der Grundimmunisierung
11–14 Monate	Masern, Mumps, Röteln	2 Mal im Abstand von mindestens 4 Wochen
11–14 Monate	Windpocken	2 Mal im Abstand von mindestens 4 Wochen
Ab 1 Jahr	**FSME**	Empfohlen für Personen, die in FSME-Risikogebieten leben (3 Dosen Grundimmunisierung und Auffrischungsimpfung alle 5 Jahre)

5–6 Jahre	**Diphtherie, Tetanus, Keuchhusten**	1 Mal, Auffrischungsimpfung
9–14 Jahre	**HPV**	· 2 Mal im Abstand von 5 Monaten
9–17 Jahre	**Diphtherie, Tetanus, Keuchhusten, Polio**	1 Mal, Auffrischungsimpfung
Ab 18	**Diphtherie, Tetanus**	Alle 10 Jahre Auffrischungsimpfung, davon 1 Mal mit Keuchhustenkomponente
60 Jahre	**Pneumokokken**	1 Mal mit 23-valentem Impfstoff
Ab 60 Jahren	**FSME**	Für Personen in Risikogebieten – nun Auffrischung alle drei Jahre
Ab 60 Jahren	Influenza	Ab jetzt jährlich

Impfungen in fetter Schrift enthalten je nach Präparat verschiedene Mengen und verschiedene Arten von Aluminium (siehe »Übersicht häufig verwendeter Impfstoffe«).

Schweizer Impfplan 2018
Liste der allgemein empfohlenen Impfstoffe

Lebensalter	Impfung	Vorgangsweise
2 Monate	**Diphtherie, Tetanus, Keuchhusten, Polio, Hib**	3 Mal im Abstand von 8 Wochen
2 Monate	**Pneumokokken**	2 Mal im Abstand von 8 Wochen (13-valente Impfung)
12 Monate	Masern, Mumps, Röteln	2 Mal im Abstand von mindestens 4 Wochen
12 Monate	**Pneumokokken**	1 Mal, Abschluss der Grundimmunisierung
15–24 Monate	**Diphtherie, Tetanus, Keuchhusten, Polio, Hib**	1 Mal, Abschluss der Grundimmunisierung
11–14 Monate	Masern, Mumps, Röteln	2 Mal im Abstand von mindestens 4 Wochen
12–15 Monate	**Meningokokken C**	1 Mal
5–7 Jahre	**Diphtherie, Tetanus, Keuchhusten, Polio**	1 Mal, Auffrischungsimpfung
Ab 6 Jahren	**FSME**	Empfohlen für Personen, die in FSME-Risikogebieten leben (3 Dosen Grundimmunisierung und Auffrischungsimpfung alle 10 Jahre)

11–14 Jahre	**Diphtherie, Tetanus, Keuchhusten**	Weitere Auffrischungsimpfungen sind regulär mit 25 (dTPa-Impfstoff), 45 (dT) und 65 (dT) Jahren und danach alle 10 Jahre (dT) empfohlen
11–14 Jahre	**HPV**	2 Mal im Abstand von 5 Monaten (wird die Impfung erst ab 15 Jahren gegeben, sind 3 Dosen nötig)
11–15 Jahre	Windpocken	2 Mal im Abstand von mindestens 4 Wochen (für jene, die die Krankheit bis dahin nicht hatten)
11–15 Jahre	**Meningokokken C**	1 Mal
11–15 Jahre	**Hepatitis B**	3 Dosen (zum Zeitpunkt 0, 1 und 6 Monaten)
25 Jahre	**Diphtherie, Tetanus, Pertussis**	1 Mal, Auffrischungsimpfung
45 Jahre	**Diphtherie, Tetanus**	1 Mal, Auffrischungsimpfung
65 Jahre	Influenza	Ab jetzt jährlich
65–79 Jahre	Herpes Zoster	1 Mal
65 Jahre	**Diphtherie, Tetanus**	1 Mal, Auffrischungsimpfung, danach alle 10 Jahre

Impfungen in fetter Schrift enthalten je nach Präparat verschiedene Mengen und verschiedene Arten von Aluminium (siehe »Übersicht häufig verwendeter Impfstoffe«).

TEIL 2 – Krankheiten & Impfungen

Rotavirus

Wie die zahlreichen Husten- und Schnupfenviren gehören auch die Rotaviren zum frühen Trainingsprogramm des Immunsystems, das keinem Kind erspart bleibt. Bloß, dass sich die Viren auf den Darm spezialisiert haben – und es eine Impfung gibt.

1973 entnahm die australische Virologin Ruth Bishop Gewebsproben aus dem Dünndarm von Kindern, die schwere Verläufe von Brechdurchfall und Enteritis (Darmentzündung) durchmachten. Unter dem Elektronenmikroskop fand sie in diesen Biopsien bislang unbekannte, radförmige Viren, die dicht an dicht gedrängt waren. Nach dieser Ähnlichkeit (von lat. »rota«, das Rad) wurden die Rotaviren dann auch benannt.

Rotaviren treten auch bei Tieren auf. Beim Menschen sind sieben Arten bekannt (Serogruppen A–G), die in eine ganze Reihe von Subtypen untergliedert werden. Etwa ein Drittel bis die Hälfte der klinisch relevanten Durchfallerkrankungen bei Kleinkindern wird von diesen Rotaviren ausgelöst. Den Rest besorgen unter anderem Noroviren. Die Inkubationszeit beträgt ein bis drei Tage.

Die Ansteckung zu vermeiden, ist kaum möglich, weil so viele verschiedene Quellen infrage kommen: Sie können über Lebensmittel, Wasser, Berührungen oder sogar über Wassertröpfchen in der Luft aufgenommen werden. Die Viren können tagelang auf Oberflächen überleben, im Wasser auch wochenlang. Für eine Ansteckung reichen wenige Partikel aus.

Ein großes Risiko für eine Rotavirus-Infektion bilden Aufenthalte in Krankenhäusern und im Wartezimmer von Kinderärzten. Bei Neugeborenen und Kleinkindern sind Rotaviren die Hauptursache für derartige in Medizineinrichtungen übertragenen Darminfektionen.

Höhepunkt der Rotavirus-Saison ist am Ende des Winters zwischen Februar und April. Bis zum sechsten Lebensmonat sind die meisten Babys durch den über die Mutter vermittelten Nestschutz vor Infekten sicher. Danach beginnt die kritischste Zeitspanne, sie dauert bis etwa zum 2. Geburtstag.

Krankheitsverlauf und Behandlung

Die meisten Menschen werden während der ersten drei Lebensjahre mit Rotaviren infiziert, viele mehrfach. Jede weitere Infektion verläuft milder, da Kreuzimmunitäten aufgebaut werden – bis die Kinder schließlich gegen den Großteil der im Lebensumfeld vorkommenden Rotaviren immun sind.

Bei den meisten Kindern verläuft auch die erste Infektion mit den Viren mild. Viele Eltern erlebten sie bei den Kindern gar nicht als auffällige Krankheit, sondern eher als banalen Infekt. Symptome können leichtes Fieber sein, zeitweiliges Erbrechen und wässriger Stuhl. Bei schweren Krankheitsverläufen treten Bauchkämpfe auf, der Brechdurchfall kann stark sein und einige Tage andauern. Die Kinder haben dabei oft Fieber, starke Schmerzen und sind sehr erschöpft.

Wichtigste Therapie ist es, den Flüssigkeitsverlust auszugleichen. Am besten durch Stillen oder das regelmäßige Anbieten von Tee und Wasser. Der Arzt kann spezielle Elektrolytlösungen verschreiben, welche die über den Brechdurchfall verlorenen Mineralstoffe ersetzen sollen. Auch wenn die Kinder erbrechen, sollte ihnen in besseren Phasen ihre übliche Kost angeboten werden. Besonders empfehlenswert sind Hafer- oder Grießbrei, Nudel- und Reisgerichte sowie Suppen.

Medikamente gegen den Durchfall sollten nicht gegeben werden, da sie die Ausscheidung der Viren erschweren und damit die Beschwerden verlängern können. Auch Medikamente gegen Viren sind nicht empfohlen. Antibiotika sowieso nicht, da diese nur bei bakteriellen Infekten wirken.

Das größte Risiko besteht in der Austrocknung. Diese kann, dauert sie mehrere Tage an, lebensbedrohlich sein. Speziell bei Säuglingen, die noch keine relevanten Flüssigkeitsreserven besitzen. In Entwicklungsländern gilt Durchfall – neben Malaria und Lungenentzündung – als eine der drei Killerkrankheiten. Speziell, wenn gar kein oder nur verschmutztes Wasser zur Verfügung stehen. Nach Angaben der WHO starben zuletzt 215.000 Kinder pro Jahr an Rotavirus-Durchfällen, die Hälfte davon in nur vier Ländern (Indien, Nigeria, Pakistan, Kongo).

In den reicheren Ländern gibt es diese Probleme normalerweise nicht. Und da die Therapie relativ einfach ist, wurden bei adäquater Versorgung in Europa in den letzten Jahren weder Langzeitkomplikationen noch Todesfälle beobachtet.

Dennoch ist die Anzahl der Spitalseinweisungen hoch. In Deutschland sind Rotavirus-Infektionen jeglicher Art gemäß Infektionsschutzgesetz meldepflichtig. Vor Einführung der Impfempfehlung im Jahr 2013 wurden jährlich zwischen 30.000 und 77.500 Erkrankungen gemeldet. 2016 waren es nur noch 22.727 Fälle. – Ein möglicher positiver Effekt der Impfung, hofften viele. Doch 2017 legten die Erkrankungen wieder überraschend stark auf 37.278 Fälle zu.

Etwa die Hälfte der Rotavirus-bedingten Brechdurchfall-Patienten benötigen eine Krankenhausbehandlung. Hier wird, als wesentlichster Unterschied zur Therapie zu Hause, eine Infusion gegeben und damit der Flüssigkeitsverlust ausgeglichen. Für die Infusionen müssen die Kinder gestochen werden. Die Prozedur ist schmerzhaft und mühsam. Im Schnitt beträgt die Aufenthaltsdauer im Spital vier Tage. Die Eltern brauchen Pflegeurlaub, können kaum schlafen, weil die Kinder an ihren Infusionen hängen, ständig wach werden und weinen. Wenn es sich mit der Hilfe guter Hausärzte irgendwie machen lässt, ist eine Behandlung zu Hause eindeutig angenehmer.

Auch Erwachsene können an Rotaviren erkranken. Das passiert häufig auf Reisen, wenn unbekannte Viren aufgenommen werden – beispielsweise über Lebensmittel oder Wasser –, gegen die noch keine Immunität besteht. Die Folge ist der bekannte Reisedurchfall. Als Therapie empfiehlt sich bei leichten Fällen die berühmte Cola-&-Salzstangen-Diät. Um den Kaliummangel auszugleichen, helfen Bananen. Dazu ungesüßter Tee und Mineralwasser, um die verlorene Flüssigkeit wieder auszugleichen.

Eine weitere Risikogruppe sind Personen über 70 Jahre, speziell auch die Bewohner von Altenheimen. Hier nimmt die Erkrankungshäufigkeit wegen des schwächer werdenden Immunsystems zu. Laut Robert Koch-Institut müssen 35 Prozent dieser Patienten im Krankenhaus behandelt werden. Hier treten vereinzelt auch Todesfälle auf.

Rotavirus-Impfung

Die Rotavirus-Impfungen haben zwei wichtige Aufgaben. Sie sollen in den Industriestaaten die schwer verlaufenden Brechdurchfälle bei Kleinkindern – und damit die enorme Zahl der Krankenhaus-Einweisungen – reduzieren. Und noch wichtiger: Sie sollen in Entwicklungsländern die Rotavirus-bedingten Durchfälle und die daraus resultierenden Todesfälle dramatisch verringern. Um die finanzschwachen Länder mit billigen Impfstoffen beliefern zu können, sollten die reichen Länder den Herstellerfirmen etwas mehr für die Impfung zahlen. So lautete der Plan.

Derzeit stehen zwei Rotavirus-Impfstoffe zur Verfügung: »Rotarix« von GSK (GlaxoSmithKline) und »RotaTeq«, das Konkurrenzprodukt des US-Konzerns Merck. Es handelt sich bei beiden Produkten um Schluckimpfungen, die lebende abgeschwächte Viren enthalten. Sie kosten etwas über 100 Euro, werden aber in vielen Ländern gratis, also auf Kosten der Steuerzahler, an die Bürger abgegeben.

Die Behörden empfehlen, die Impfung bereits in der 7. Lebenswoche, spätestens jedoch im Alter von 12 Wochen zu beginnen. Laut den Fachinformationen muss die Immunisierung bis zum Alter von 24 (»Rotarix«) bzw. 32 Wochen (»RotaTeq«) abgeschlossen sein. Bei »Rotarix« braucht es für die Immunisierung zwei Dosen. Die darin enthaltenen Viren sind von den häufigsten Rotavirus-Typen beim Menschen abgeleitet. »RotaTeq« wird auf Basis eines gentechnisch veränderten tierischen Virus hergestellt. Weil sich diese Viren im Darm der Impflinge nicht so gut vermehren, braucht es hier drei Dosen.

Noch nie wurden von den Gesundheitsbehörden so umfangreiche Sicherheitsstudien vorgeschrieben. Der Grund dafür liegt in den Problemen, die Ende der 1990er-Jahre beim ebenso wirksamen und sicher scheinenden Produkt »RotaShield« des Herstellers Wyeth-Lederle aufgetreten sind. Damit waren in den USA rund 1,5 Millionen Kinder geimpft worden, als eine auffällige Häufung dramatisch verlaufender Darmeinstülpungen (Invaginationen) gemeldet wurde.

Während dieses Risiko bei natürlichen Rotavirus-Infekten bei rund 1:100.000 liegt, war bei den geimpften Kindern eines von 8000 betroffen. Bei dieser gefährlichen Komplikation schiebt sich der Darm ineinander, chirurgische Eingriffe sind nötig. Einige Babys starben infolge eines Darmverschlusses und anderer Komplikationen. Im Juli 1999 verfügte die Gesundheitsbehörde CDC (Centers for Disease Control and Prevention) die sofortige Aussetzung der Rotaviren-Schluckimpfung, noch bevor sie nach Europa kam.

Auffällig war, dass die Komplikationen vermehrt bei jenen Kindern auftraten, die in einem relativ späten Zeitraum geimpft wurden. Ohne diesen Zusammenhang konkret zu verstehen, entstand daraus die Hoffnung, dass möglichst früh gegebene Impfungen kein Sicherheitsrisiko darstellen würden.

Die beiden neuen Impfstoffe wurden in Mega-Studien getestet, an denen jeweils mehr als 60.000 Kinder teilnahmen. Die Hälfte von ihnen erhielt eine Placebo-Impfung. Beide Impfungen erwiesen sich als effektiv. »Rotarix« verhinderte in den Studienländern Lateinamerikas 85 Prozent der schweren Durchfallerkrankungen und senkte die Rate der Spitalseinweisungen gegenüber dem Placebo um 42 Prozent. »RotaTeq«, das vorwiegend in den USA und in Finnland getestet wurde, erzielte sogar eine Reduktion von 98 Prozent bei den Durchfällen und 63 Prozent bei den Einweisungen.

Diesmal wurde kein erhöhtes Risiko für Darmeinstülpungen festgestellt. Ob dies nun an der Sicherheit der Impfung oder am frühen Zeitpunkt lag, zu dem die Impfungen verabreicht wurden, ist unbekannt. »Auch bei ›RotaShield‹ (der Impfstoff, der vom Markt genommen werden musste, Anm.) traten nur wenige Probleme auf, wenn vor dem dritten Monat geimpft wurde«, erklärten Roger Glass und Umesh Parashar, zwei Experten der US-Gesundheitsbehörde CDC, anlässlich der Publikation der Zulassungsstudien[20] im Jahr 2006. »Im Umkehrschluss bedeutet dies, dass bei einer späteren Impfung die Sicherheit möglicherweise nicht gewährleistet ist«, ergänzten sie.

Wirksamkeit der Impfung

In Deutschland wurde im Jahr 2001 mit Inkrafttreten des Infektionsschutzgesetzes die Meldepflicht für Rotavirus-Erkrankungen eingeführt. Im Jahr 2008 wurde mit 77.501 Meldungen der bisher höchste Wert erreicht. Damals lagen die Rotaviren hinter den Noroviren auf Rang zwei der häufigsten meldepflichtigen Infektionen.

Im Jahr 2016 sind die Rotavirus-bedingten Darmentzündungen deutlich seltener geworden. Spitzenreiter bei den meldepflichtigen Infektionen ist nach wie vor das Norovirus (84.575 Meldungen), auf Rang zwei stehen jetzt Campylobacter-Bakterien (73.999 Meldungen). Beide Keime verursachen ebenfalls Darmentzündungen mit Durchfällen. An dritter Stelle rangiert die Influenza (64.277), dann folgt ein steiler Abfall zu den Windpocken (25.027) und erst an fünfter Stelle kommen die Rotaviren.

In Deutschland gemeldete Krankheitsfälle von Rotavirus-Gastroenteritis:

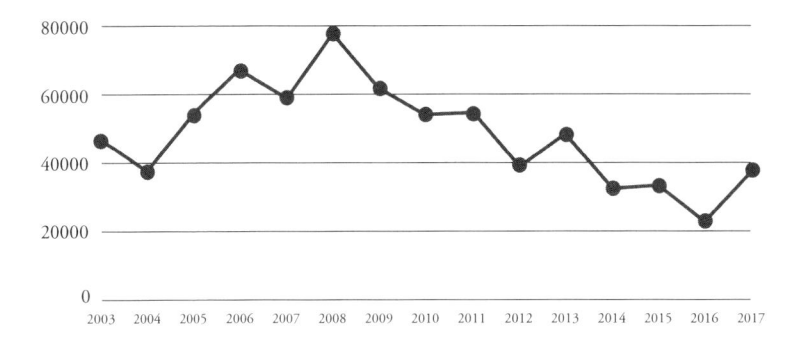

Etwa die Hälfte dieser Fälle trat bei Kindern auf. Die Rotavirus-Impfung ist seit 2006 verfügbar. Breiter angewendet wird sie seit der Impfempfehlung der STIKO (Ständige Impfkommission) im Jahr 2013.

Hier die konkreten Zahlen zu obiger Grafik:

2003	46.092	2011	54.331
2004	37.550	2012	39.295
2005	54.001	2013	48.133
2006	67.027	2014	32.472
2007	59.165	2015	33.218
2008	77.501	2016	22.735
2009	61.889	2017	37.278
2010	54.050		

Wie sich die Impfempfehlung in Deutschland konkret auf die Krankenhaus-Aufenthalte auswirkt, sieht man hier:

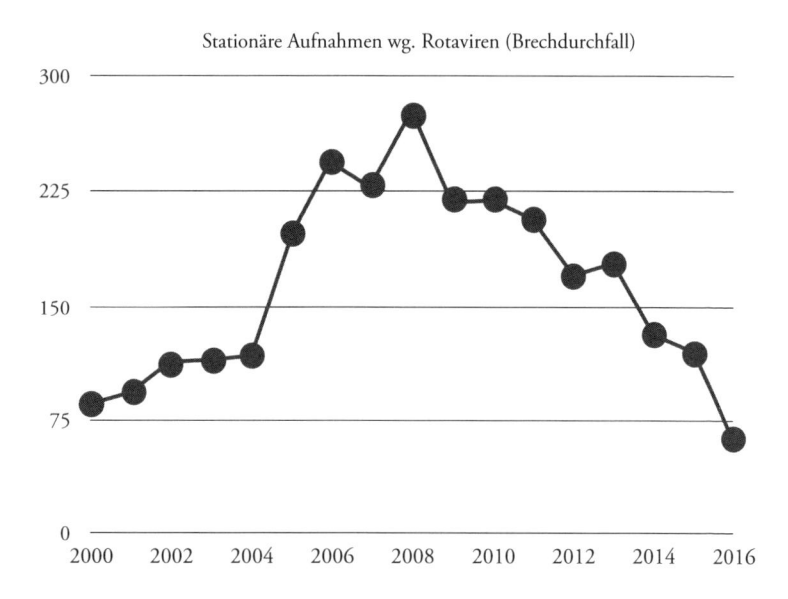

Stationäre Aufnahmen wg. Rotaviren (Brechdurchfall)

Fallzahlen pro 100.000 Einwohner

Hier die konkreten Zahlen zu obiger Grafik:

2000	86	2005	198
2001	94	2006	244
2002	112	2007	228
2003	114	2008	274
2004	118	2009	218

2010	218	2014	131
2011	207	2015	120
2012	170	2016	64
2013	178		

Die Diagnose »Darmentzündung durch Rotaviren« ging nach der Einführung der Gratisimpfung im Jahr 2013 in Deutschland deutlich zurück (Quelle: Gesundheitsberichterstattung des Bundes, gbe-bund.de).

Auffällig ist, dass von 2000 bis 2004 vergleichsweise wenige Kinder wegen Rotavirus-Brechdurchfall im Krankenhaus behandelt wurden. Doch dann ab 2005 setzte über neun Jahre ein regelrechter Einweisungsboom ein. Gleichzeitig nahm die durchschnittliche Verweildauer im Krankenhaus ab. Dies ist ein Hinweis, dass die aktuellen Fälle weniger ernsthaft waren. In der Tat: Sogenannte Kurzlieger mit einer Aufenthaltsdauer von ein bis drei Tagen waren nun um ein Vielfaches häufiger als in der ersten Hälfte der Nullerjahre (2000 bis 2009). Die durchschnittliche Verweildauer sank von 5,43 Tagen auf 3,75 Tage.

Erst 2016 lagen die Aufnahmen erstmals wieder unter dem Niveau vor 15 Jahren. Daraus ergibt sich die Frage, was den Einweisungsboom ausgelöst hat. Wurde es modern, die Kinder bei Rotaviren-Verdacht ins Spital zu schicken? Konnten davor die Kinder durch bessere Zuwendung der Ärzte noch vermehrt zu Hause betreut werden? Wurden eventuell die Honorarsätze geändert, sodass Hausbesuche für die Ärzte wirtschaftlich unattraktiv wurden? Alle diese Gründe kommen infrage. Dass sich plötzlich die Krankheit verändert hätte, ist wenig wahrscheinlich.

Ich habe mich bei einigen befreundeten Ärzten umgehört und gefragt, wie sie bei Rotavirus-Fällen vorgehen. Alle haben mir bestätigt, dass es sich normalerweise um einfache, unkomplizierte Infekte handle. Kinder, die in eine Klinik eingewiesen werden müssen, stellen die absolute Ausnahme dar. Einige Ärzte waren sogar stolz darauf, dass sie noch nie in ihrer Karriere eine Mutter mit ihrem Kind ins Krankenhaus schicken mussten.

Doch das ist nicht selbstverständlich. »Es braucht Zeit und Geduld, ein Kind mit schwerem Brechdurchfall zu Hause zu belassen«, erklärte mir ein erfahrener Landarzt und Ärztekammer-Funktionär. »Man muss die Familie gut beraten, damit es bei den Babys nicht zur Austrocknung kommt. Dafür sollte man auch die Handynummer hergeben, um bei Notfällen zu helfen.« Ein Problem gebe es, wenn die Eltern nicht gut Deutsch können. »Es ist dann ungewiss, ob sie die Ratschläge verstehen. Um auf der sicheren Seite zu sein, weisen viele Kollegen ins Krankenhaus ein. Auch wenn es eigentlich nicht nötig wäre.«

Das heißt also, dass soziale Gründe eine wesentliche Rolle bei den Krankenhaus-Einweisungen spielen.

In Österreich gibt es keine Meldepflicht für Rotavirus-Infektionen. Doch die Impfung wurde gleich 2006, im Jahr der Zulassung, vom Impfbeirat des Gesundheitsministeriums empfohlen. Ab Mitte 2007 war dann die Gratisimpfung für Babys verfügbar. Im ersten Jahr lag die Impfquote bei 59 Prozent, sie stieg im Folgejahr bereits auf 87 Prozent.

Hier die Entwicklung der Fallzahlen bei den Rotavirus-bedingten Krankenhaus-Aufenthalten. Der Effekt der Impfung ist deutlich sichtbar.

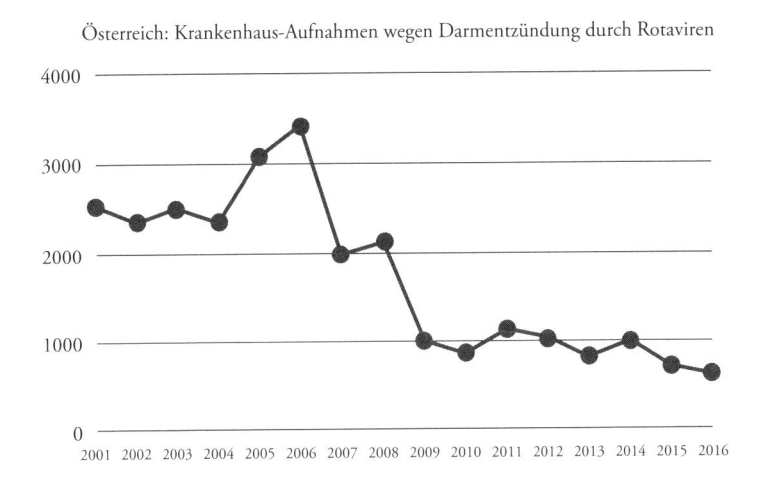

Österreich: Krankenhaus-Aufnahmen wegen Darmentzündung durch Rotaviren

Hier die konkreten Zahlen zu obiger Grafik:

2001	2523	2007	1981
2002	2358	2008	2120
2003	2510	2009	1005
2004	2353	2010	865
2005	3081	2011	1128
2006	3417	2012	1023

| 2013 | 825 | 2015 | 717 |
| 2014 | 1003 | 2016 | 616 |

Die Impfaktion begann im Juli 2007 und wirkte sich bis 2009 in einem steilen Abfall der Krankenhaus-Einweisungen wegen Rotavirus-Darmentzündungen aus. (Die Daten stammen von der Statistik Austria)

Ganz anders beurteilen die Schweizer Behörden die Frage, ob die Rotavirus-Impfung sinnvoll ist und in den allgemeinen Impfplan aufgenommen werden soll. Das Bundesamt für Gesundheit (BAG) teilt dazu auf seiner Webseite Folgendes mit:

»Wegen der guten Qualität der Gesundheitsversorgung in der Schweiz verursacht eine Rotaviruserkrankung hierzulande keine Todesfälle. Aus diesem Grund und wegen des ungünstigen Kosten-Nutzen-Verhältnisses wurde 2008 (und nach einer erneuten Evaluation 2014) beschlossen, diese Impfung bis auf weiteres nicht in den Schweizerischen Impfplan aufzunehmen. Wer möchte, kann sein Kind jedoch auf eigene Kosten gegen Rotaviren impfen lassen.«

Sicherheit der neuen Impfungen

Wir haben an diesen Beispielen gesehen, dass die Impfungen deutliche Auswirkungen auf die Reduktion der Krankenhaus-Einweisungen infolge von Brechdurchfall und Darmentzündung haben. Wir wissen aber auch, dass diese Fälle in der überwiegenden Mehrzahl mild und unkompliziert verlaufen. Eine Einweisung wäre nicht immer nötig, sondern hängt sehr vom sozialen Umfeld sowie der Einstellung der Hausärzte ab.

Bei Krankheiten, von denen kein besonderes Risiko ausgeht, ist es vor allem wichtig, dass auch von der Impfung kein Schaden ausgeht.

Hier haben die meisten Menschen wenig Toleranz, zumal gesunde Säuglinge in den ersten Lebensmonaten geimpft werden sollen.

Das Hauptproblem dieser Impfungen stellen, wie anhand der ersten verunglückten Rotavirus-Impfung Ende der 1990er-Jahre klar wurde, die Darmeinstülpungen dar. Dabei schiebt sich der Darm teleskopartig in sich selbst. Ohne sofortige medizinische Therapie endet diese Komplikation tödlich. Niemand weiß, wodurch diese Probleme ausgelöst werden und in welcher Weise die Impfung hier mitwirkt. Das ist nicht unbedingt ein Grund zur Beruhigung.

Und so kam bei mir auch ein ungutes Gefühl auf, als ich hörte, dass die Gesundheitsbehörden in Frankreich die Rotaviren-Impfung nicht mehr empfehlen. Zwei Jahre lang, von 2013 bis 2015, war die Impfung im allgemeinen Impfplan enthalten. Nach einer parallel dazu laufenden intensiven Prüfung ihrer Sicherheit wurde die Impfung im Mai 2015 jedoch überraschend wieder aus dem Vorsorgeprogramm herausgenommen. Grund dafür waren schwere Nebenwirkungen, die bei geimpften Kindern häufiger und früher auftraten als in der ungeimpften Vergleichsgruppe: und wieder waren es die Darmeinstülpungen (Invaginationen). Nach den Impfungen waren bei 47 Säuglingen binnen dreißig Tagen nach der Impfung derartige Komplikationen aufgetreten. Der in sich selbst verschobene Darm machte operative Eingriffe nötig. Zwei Babys starben. Aufgrund dieser Informationen kam die oberste französische Gesundheitsbehörde bei der Abwägung von Nutzen und Schaden der Impfung zu einem negativen Resultat.

Für die deutschen und österreichischen Gesundheitsbehörden ergaben sich aus dem Widerruf der französischen Impfempfehlung keine Konsequenzen. Eine eigenständige Erfassung der Invaginationen erachtete das deutsche Paul-Ehrlich-Institut (PEI) nicht für notwendig. Zur französischen Untersuchung veröffentlichte das PEI bloß die Bemerkung, »es sei unklar, ob die Impfung das Invaginationsrisiko langfristig überhaupt erhöhe«. Auf eine nähere Begründung dieses seltsamen Einwands wurde verzichtet.

Verdachtsfälle einer gesundheitlichen Schädigung in zeitlichem Zusammenhang zu Impfungen sind für Ärzte meldepflichtig, wenn sie über das übliche Ausmaß der Reaktionen hinausgehen. Ärzte und auch die Hersteller der Impfstoffe sind dazu gesetzlich verpflichtet.

Die Meldemoral ist dennoch schlecht, viele Ärzte wissen nichts von einer diesbezüglichen Pflicht oder wollen nichts davon wissen, weil sie Scherereien mit den Behörden befürchten oder schlicht zu bequem für eine Meldung sind.

In Deutschland werden die gemeldeten Verdachtsfälle von der zuständigen Behörde, dem Paul-Ehrlich-Institut, in eine Datenbank eingespeist, die öffentlich zugänglich ist. Zu den beiden Rotavirus-Impfstoffen sind zwischen 2007 und 2017 insgesamt 1459 Meldungen eingegangen. Der Großteil davon, nämlich 1062 Meldungen, kam in den Jahren seit der Impfempfehlung durch die STIKO im Jahr 2013.

Die am häufigsten gemeldeten Nebenwirkungen der Impfung sind Durchfall und Erbrechen. Bereits an dritter Stelle kamen die berüchtigten Einstülpungen. Bei »Rotarix« wurden 106 Darminvaginationen gemeldet, bei »RotaTeq« 58. Insgesamt traten 20 Todesfälle auf, davon 15 in den Jahren seit der STIKO-Impfempfehlung.

Das Paul-Ehrlich-Institut betont, dass diese Meldungen nicht bedeuten, dass die Probleme ursächlich durch die Impfungen ausgelöst wurden. Es kann sich auch um Vorfälle handeln, die zufällig im Zeitfenster aufgetreten sind und sich auch ohne Impfung ereignet hätten. – Dennoch wäre es beruhigend, hier näher Bescheid zu wissen.

Eine genaue Untersuchung der Zusammenhänge wie in Frankreich fand nicht statt. Unter den derzeitigen Umständen wäre das auch schwer möglich gewesen. Denn in Deutschland, so wie in Österreich und auch der Schweiz, gibt es kein Impfregister, wo personenbezogene Daten ausgewertet werden können. Es ist also nicht möglich, eine Gruppe von Kindern, welche die Impfung erhalten hat, mit einer Gruppe zu vergleichen, die nicht gegen Rotaviren geimpft worden ist. Und somit fischen wir im Dunkeln.

Die Einführung eines Impfregisters (dessen personenbezogene Daten natürlich nur anonym verwendet werden dürfen) wäre eine der wichtigsten Maßnahmen zur Prüfung des Effekts von Impfungen auf die Gesundheit. Dass die Gesundheitspolitik es bisher nicht wert befand, hier für Transparenz und Kontrolle zu sorgen, ist ein extremer Missstand und zeigt, wie fahrlässig die Verantwortung für die Gesundheit der Bevölkerung wahrgenommen wird.

Deutschland hat die Meldepflicht für Rotaviren-Infekte eingeführt. Da geht sehr viel Arbeitszeit drauf, und das kommt teuer. Ebenso wie die Einführung einer Gratisimpfung für alle Kinder eines Jahrgangs. Das Sozialbudget mit diesen Ausgaben zu belasten und sich dann kein bisschen darum zu scheren, welche positiven oder negativen Effekte diese Impfung im Detail hat, das klingt absurd, ist aber gängige Praxis.

Behindert Stillen den Impferfolg?

Darmeinstülpungen sind nicht das einzige Problem der Rotavirus-Impfung. Zahlreiche Studien bringen weitere schlechte Nachrichten. Und sie zeigen, wie unzuverlässig die Daten der von den Herstellerfirmen vorgelegten – und selbst kontrollierten – Zulassungsstudien sind, wenn es dann in die reale Anwendung geht.

Die hervorragenden Resultate aus den Zulassungsstudien lassen sich in den ärmeren Ländern nämlich nicht in der Praxis wiederholen. In Lateinamerika hatte die Wirksamkeit der Impfung bei der Vermeidung ernsthafter Gastroenteritis (Magen-Darm-Entzündungen) im Vergleich zur Placebo-Gruppe noch 80,5 Prozent betragen, in Europa sogar 87,1 Prozent. In den Industrieländern blieb die gute Wirkung aufrecht, und sie ergab eine deutliche Reduktion von Krankenhaus-Einweisungen bei heftigen Durchfällen.

Dem gegenüber bringen die Impfaktionen in Entwicklungsländern bislang nicht die erhofften Resultate. Die Wirksamkeit der Rotavirus-Impfung sinkt hier – zum Teil deutlich – unter 50 Prozent. In Ghana erreichte die Impfung beispielsweise nur 39,3 Prozent Wirksamkeit, in Bangladesch 48,3 Prozent und in Malawi 49,4 Prozent.

Auf der Suche nach einer Erklärung dieses Effekts kamen US-Wissenschaftler auf die Idee, die Beschaffenheit der Brustmilch stillender Frauen zu vergleichen. Sung-Sil Moon und Umesh Parashar sowie ihr Team der Gesundheitsbehörde CDC analysierten die Milch stillender Mütter in Indien, Vietnam, Südkorea und den USA und fanden erstaunliche Unterschiede, die eine mögliche Erklärung für den deutlich geringeren Schutzeffekt der Impfung liefern – gerade dort, wo er am dringendsten gebraucht würde.[21]

Während nämlich die stillenden amerikanischen Frauen in ihrer Milch nur relativ geringe Antikörper-Titer gegen Rotaviren hatten, fanden sich bei den Frauen aus Vietnam, Südkorea und speziell bei den Inderinnen Spitzenwerte dieser neutralisierenden Antikörper in der Brustmilch. Alle drei im Impfstoff enthaltenen Lebendviren-Typen werden über diese Inhaltsstoffe der Muttermilch angegriffen und zu einem beträchtlichen Teil neutralisiert, berichten die Wissenschaftler. In Ländern, wo Rotaviren ein besonderes Gesundheitsproblem darstellen, sind anscheinend auch die natürlichen Schutzmaßnahmen des Immunsystems am stärksten.

Dass die Babys stillender Mütter im Vergleich zu ungestillten Babys ein deutlich reduziertes Risiko schwerer Rotavirus-Infekte haben, ist seit Längerem bekannt. Ein internationales Wissenschaftlerteam untersuchte bei einer großen Studie in Indien 700 Kinder mit Rotavirus-Infekten auf ihre Lebensumstände.[22] Die Hälfte der Kinder machte die Infektion zu Hause durch, die andere im Spital. Die wesentlichsten Unterschiede waren folgende:
- Der Schweregrad der Infektion war bei den hospitalisierten Kindern deutlich höher.
- Die hospitalisierten Kinder wurden zu 35 Prozent gestillt, die Kinder, die zu Hause blieben, hingegen zu 74 Prozent.

Eine türkische Studie[23] zeigte ein doppelt so hohes Risiko für Rotavirus-Brechdurchfall bei Kindern, die nicht gestillt wurden. Als Schutzfaktor wurde hier ein Bestandteil der Muttermilch ermittelt (Lactadherin), der die Vervielfältigung der Viren behindert.

Was aber sind die Schlüsse der CDC-Wissenschaftler aus Atlanta? – Der Ratschlag amerikanischer Forscherweisheit an die unterprivilegierte Welt? Was die Studienautoren Moon und Parashar hier weitergeben, muss man sich auf der Zunge zergehen lassen. Sie schreiben in ihrer Studie: »Die geringere Immunogenität und Wirksamkeit der Rotavirus-Impfung in armen Entwicklungsländern kann zumindest zum Teil durch die höheren IgA-Titer in Brustmilch und deren neutralisierende Aktivität in gestillten Babys erklärt werden. Zum Zeitpunkt der Impfung kann Muttermilch effektiv die Potenz der Impfung reduzieren. Strategien, diesen negativen Effekt zu vermeiden, indem etwa das Stillen zur Zeit der Impfung ausgesetzt wird, sollten wissenschaftlich geprüft werden.«

Gesagt, getan.

Moon und Parashar schritten selbst zur Tat und testeten mit einem Forscherteam in Pakistan, ob es etwas nutzt, nicht zu stillen. Zu ihrer Verteidigung muss man anführen, dass sie das Stillen nicht gänzlich untersagen wollten. Zumindest nicht sofort. Zunächst sollte getestet werden, ob es einen günstigen Effekt hat, wenn die Mütter nach der Impfung ihrer Babys mindestens eine Stunde lang mit dem Stillen zuwarten.

Diese Studie[24] wurde von der Melinda & Bill Gates Foundation finanziert. 353 Mütter und ihre Babys nahmen teil. Die Hälfte der Frauen wurde per Los dazu bestimmt, die Wartezeit beim Stillen einzuhalten, die andere Hälfte bekam keine Beschränkungen auferlegt.

Und was denken Sie, kam heraus?

Ein Debakel! – Die Wirksamkeit der Impfung fiel auf ein Rekordtief von 28,2 Prozent in der einen Gruppe und 37,8 Prozent in der anderen. Nach der zweiten Impfung stieg die Wirksamkeit nicht an, wie das normalerweise der Fall ist, sondern stürzte noch weiter ab, auf 16,6 und 29,1 Prozent.

Und zur kompletten Verwirrung aller Beteiligten lieferten die höheren Werte nicht jene Frauen, die eine Stillpause machten, sondern die stillenden Frauen. Was soll man mit solchen rätselhaften Resultaten, die keinerlei Logik gehorchen, anfangen?

Moon und Parashar waren jedenfalls vollkommen deprimiert. In ihren aktuellen Arbeiten schreiben sie, dass es gänzlich andere Impfkonzepte braucht. Das Prinzip der Schluckimpfung mit lebenden Viren habe versagt. Es wäre stattdessen hoch an der Zeit, über Impfungen nachzudenken, die injiziert werden und die teuflischen Abwehrmechanismen des kindlichen Organismus umgehen, egal ob sie nun vom Stillen kommen oder von sonst wo.

Das heißt also zusammenfassend, dass die Impfung bei ihrer wesentlichsten Aufgabe – nämlich der Reduktion der Sterblichkeit an Rotavirus-Durchfällen in den Entwicklungsländern – vollständig versagt hat.

Hierzulande reduziert die Impfung die Einweisungen ins Krankenhaus. Das ist an sich ein positiver Effekt. Doch wenn das mit einer Zunahme von lebensgefährlichen Invaginationen erkauft wurde, so verpufft dieser Erfolg sofort wieder. Denn, wie schon das Schweizer Bundesamt erkannte, »verursacht die Rotavirus-Erkrankung hierzulande keine Todesfälle«. Also sollte das auch die Impfung nicht tun.

Solange dieser Zusammenhang für Deutschland und Österreich nicht sorgfältig geklärt ist, bleibt die Impfung ein potenziell höheres Risiko als die Krankheit selbst.

Rotavirus – Zusammenfassung

	sehr gering bis null	gering	mittel	hoch	sehr hoch
Gefährlichkeit der Krankheit		X			
Wahrscheinlichkeit des Kontakts mit den Erregern					X
Wahrscheinlichkeit des Ausbruchs der Krankheit (ungeimpft)					X
Schutzwirkung der Impfung				X	
Sicherheit der Impfung			X		
Sinnhaftigkeit der Impfung für die Normalbevölkerung		X			
Sinnhaftigkeit der Impfung für Risikogruppen			X		
Bedeutung der Impfung für den Herdenschutz der Bevölkerung	X				

Tetanus (Wundstarrkrampf)

Der berüchtigte Ruf der Tetanuserkrankung wird in ihrem zweiten, deutschen Namen deutlich: Wundstarrkrampf. Alte Abbildungen zeigen Patienten mit unnatürlich verkrampften, durchgebogenen Leibern. Ihr Gesicht ist manchmal durch ein unwillkürliches »sardonisches Grinsen« ins Absurde verzerrt. Wer einen Wundstarrkrampf miterlebte, vergaß es das ganze Leben nicht mehr.

Massenhaft aufgetreten ist Tetanus während des Ersten Weltkriegs (1914–1918). Krankheiten sind immer auch »Kinder ihrer Zeit« und deshalb ergibt es einen Sinn, sie aus der damaligen Situation zu begreifen. Die Tetanus-Infektion war das Todesurteil vieler Soldaten.

Doch wie waren die Umstände damals? – Nehmen wir etwa den brutalen Höhepunkt des Kriegs, die über mehrere Jahre festgefahrenen Fronten zwischen Frankreich und Deutschland, mit der grotesken Schlacht um Verdun (Februar bis Dezember 1916). Den bis dahin in der Militärgeschichte noch nicht dagewesenen Materialeinsatz, durch den stündlich Tausende Granaten und Minen explodierten. Von deutscher Seite wurden rund 1,2 Millionen Soldaten durch die »Hölle von Verdun« geschickt. Auf Seite der Franzosen waren es kaum weniger. Der Einsatz galt bei den Soldaten als »Blutpumpe«, »Knochenmühle«, »absolute Höllenfahrt«.

In den meisten Divisionen waren 100 Prozent der Soldaten zumindest leicht verletzt. Dazu kam das Giftgas, die Soldaten mussten stundenlang Gasmasken tragen. Sie blieben tagelang in den Schützengräben, tranken vor Durst oft verseuchtes Regenwasser aus Granattrichtern, bekamen tagelang nichts zu essen. Viele vegetierten mit nicht behandelten Wunden von Granatsplittern in den Schützengräben, warteten vergeblich auf Hilfe.

Dazu die unzähligen Militärpferde, die eingespannt wurden, um die Geschütze zu ziehen. Es war ein Dauersterben auch bei den Tieren, die leichte Ziele waren. Dazu die Leichen der Soldaten, die nicht abtransportiert werden konnten und manchmal wochenlang liegen blieben. Es herrschten katastrophale hygienische Verhältnisse in allen Belangen.

Rund um dieses apokalyptische Massensterben wurde von beiden Seiten an der Rückseite der Front eine gewaltige Versorgungsinfrastruktur aufgezogen, wo auch wieder Hunderttausende Pferde im Einsatz waren. Dazu die Tiere, die zur Schlachtung und Verarbeitung angeliefert wurden.

Stellen Sie sich diese Kombination vor: massenhaft unversorgte Verwundete, miserabelste hygienische Verhältnisse mit allgegenwärtigem Kot von Tieren und Menschen. Hier wüteten unzählige Krankheiten und trugen das Ihrige bei, den leicht und schwer verletzten Menschen den Rest zu geben.

Besonders eindrucksvoll im negativen Sinn war der Wundstarrkrampf, bei dem viele Soldaten vor den Augen ihrer Leidensgenossen einen verheerenden Todeskampf mitmachten: von Krämpfen geschüttelt und widernatürlich verzerrt, am ganzen Körper gebeugt, brüllend vor Schmerzen, alles über Stunden hinweg, bevor sie elend starben.

So etwas prägt sich natürlich ins kollektive Gedächtnis ein. Das vergaß niemand, der dabei war. Eine Generation von Militärärzten ging mit diesem Trauma an die Universitäten. Die Mediziner berichteten ausführlich und anschaulich von dem, was sie miterlebt und wie sie mitgelitten hatten.

Bis heute gilt Tetanus als schrecklichstes Schicksal, das einen treffen kann. Sogar ansonsten strenge Impfkritiker unter den Ärzten machen bei Tetanus eine Ausnahme. Die Frage ist nur, ob dieses kollektive Trauma, das über die Generationen aus den Erzählungen der alten Militärärzte nachwirkte, in unseren Zeiten überhaupt noch Relevanz hat.

Ursachen der Krankheit

Erreger der Tetanus-Krankheit sind Bakterien aus der Familie der Clostridien (C. tetanus), die von ihrer Form an Tennisschläger erinnern. Der Begriff »Tetanus« stammt aus dem Altgriechischen und bedeutet »Krampf, Spannung«. Im rundlich erweiterten Ende der Stäbchen sitzen die Sporen des Bakteriums. Diese Sporen sind weltweit fast überall im Erdreich nachweisbar. Zudem auch im Darm von Mensch und Tier.

Die Sporen sind sehr widerstandsfähig, überstehen sogar kurzfristig Hitze von mehr als 100 Grad. Die aus ihnen wachsenden Bakterien reagieren hingegen empfindlich auf Wärme, gehen im direkten Sonnenlicht oder im Kontakt mit Sauerstoff sofort ein. Die Krankheit kann demnach nur unter Luftabschluss entstehen.

Gefährlich wird es, wenn sich die Bakterien in abgestorbenem, sauerstoffarmem Gewebe vermehren und dabei zwei verschiedene Gifte (Tetanolysin und Tetanospasmin) freisetzen. Auslöser der Tetanus-Symptome ist vor allem Tetanospasmin, eines der stärksten bekannten Gifte. Es dringt entlang der Nervenbahnen zum Rückenmark vor und verursacht schmerzhafte Muskelkrämpfe, die bis zum Atemstillstand führen können.

Die Diagnose einer Tetanuserkrankung erfolgt meist über die klinischen Symptome. Der konkrete labormedizinische Nachweis der Infektion ist schwierig. Tetanus-Toxine können nur bei etwa einem Drittel der Fälle aus dem Blut isoliert werden. Die Anzucht der Bakterien ist langwierig und gelingt häufig nicht.

Außerdem können Personen positiv auf Tetanus getestet werden, die gar nicht an Tetanus erkrankt sind. Insofern wird die Krankheit aufgrund der Symptome sofort behandelt, ohne auf den konkreten Nachweis zu warten. Die Mängel in der Diagnose stellen aber in jedem Fall eine gewisse Unsicherheit für die korrekte Erfassung der Krankheit dar.

Behandelt wird Tetanus, indem vorhandene Wunden gesäubert und abgestorbenes Gewebe sowie Fremdkörper entfernt werden. Wenn Krämpfe auftreten, ist es vor allem nötig, die Sauerstoffversorgung sicherzustellen. Krampflösende Medikamente können Linderung bringen. Antibiotika bringen gegen Toxine wenig, werden aber trotzdem eingesetzt, um die weitere Ausbreitung der Bakterien zu verhindern.

Eine besonders hohe Opferzahl fordert der Neugeborenen-Tetanus. Er wird über unhygienische Entbindungstechniken ausgelöst, wenn etwa die Nabelschnur mit verschmutzter Schere oder Messer durchtrennt wird.

Dass es in manchen Regionen üblich war, nach der Geburt die Wunde am Bauchnabel mit trockenem Viehdung einzureiben, verschärfte das Problem. Noch immer sterben in Entwicklungsländern jährlich einige tausend Babys am Neugeborenen-Tetanus.

Doch auch in Europa herrschten vielerorts Zustände, die heute nur noch schwer vorstellbar sind. Ganz unabhängig vom Krieg. Sowohl mein Vater als auch meine Mutter haben mir erzählt, dass sie jeweils einen Wundstarrkrampf in ihrem Umfeld miterlebt haben. Beide Krankheitsfälle waren durch eitrige, schlecht heilende Wunden an den Füßen ausgelöst worden.

Meine Eltern sind in den 1930er-Jahren geboren. Sie lebten am Land in bäuerlicher Umgebung und während ihrer Kindheit war es nicht üblich, dass Kinder wochentags Schuhe tragen. Auch in die Schule oder zur Stallarbeit gingen die Kinder barfuß. Nur in die Kirche oder zu sonstigen feierlichen Anlässen wurde das wertvolle einzige Paar Schuhe angezogen. »Recht oft hatten wir Schrammen oder Risse an den Füßen, die nicht ordentlich abgeheilt sind«, erzählte mir meine Mutter. Die Hornhaut wurde zwar immer dicker und bot einen gewissen Schutz. Doch mal wurde ein Nagel übersehen, ein andermal schnitt ein scharfer Stein zwischen die Zehen. Die Stallarbeit war Pflicht und ließ keine Ausreden zu, und überall liefen die Hühner herum.

An ihre Eltern konnte sich die Kinder deswegen nicht wenden. Die hatten selbst genug zu tun und waren selten verfügbar. Die Versorgung der Wunden an den Füßen war Eigenverantwortung. »Schaut halt, wo ihr hinsteigt«, hieß es.

Bestenfalls wurde den Kindern eine scharfe Tinktur mit Arnika gereicht, die sie zur Desinfektion verwenden sollten. »Das hat derart gebrannt, dass wir bei Verletzungen lieber gar nichts gesagt haben«, erinnerte sich mein Vater. – Und so behandelten sich die Kinder gegenseitig.

Unter diesen Bedingungen war das Risiko einer eiternden Wunde, wo die Tetanus-Bakterien unter Luftabschluss überleben konnten, durchaus real.

Während der 1950er-Jahre wurden die Zeiten besser. Das Kriegstrauma geriet langsam in Vergessenheit, die allgemeine Hygiene nahm zu und die Kinder gingen auch wochentags mit Schuhen in die Schule. Parallel dazu fielen die Tetanus-Zahlen dramatisch ab. Und das fast gänzlich ohne medizinischen Beitrag.

Die heute übliche Tetanus-Impfung wurde erst ab den 1960er-Jahren breit angewendet – und die »passive Impfung« mit Immunglobulinen, die im Ernstfall als »Serumtherapie« verabreicht wurde, barg gewaltige Risiken.

Immunglobuline gegen Tetanus (Serumtherapie)

Darstellungen von akutem Wundstarrkrampf reichen zurück bis ins 5. Jahrhundert vor Christus. Die bakteriellen Auslöser der Krankheit wurden erst gegen Ende des 19. Jahrhunderts aufgeklärt. Eine wichtige Rolle spielte dabei der japanische Wissenschaftler Shibasaburō Kitasato, der im Labor von Robert Koch in Berlin arbeitete.

Er isolierte im Jahr 1889 erstmals die Tetanus-Bakterien von einem akut erkrankten Patienten. Er zeigte, dass man dieselbe Krankheit auch bei Tieren auslösen kann, wenn man die Tetanus-Toxine injiziert. Und er war auch der Erste, der erkannte, dass die Gifte durch Antitoxine neutralisiert werden können.

Aus Kitasatos Idee entstand zusammen mit Emil von Behring – und unter Mithilfe des Chemikers Paul Ehrlich – in den Folgejahren die sogenannte Serumtherapie. Dafür wurden aus dem Blutserum künstlich infizierter Tiere – meist waren es Pferde – fertige Antikörper bzw. Immunglobuline entnommen und zur Therapie der Erkrankung eingesetzt. Es handelte sich also um eine passive Immunisierung.

Bei der aktiven Immunisierung erzeugt das Immunsystem die Antikörper selbst. Das ist jene Impfung, die heute zur Auffrischung für Erwachsene oder zur Grundimmunisierung für Babys empfohlen ist – ein Teil der Sechsfachimpfung.

Doch auch die Serumtherapie wird heute noch immer angewendet. Etwa wenn eine Verletzung im Krankenhaus behandelt wird und die letzte Impfung schon länger zurückliegt oder der Impfstatus unklar ist. Oder bei der Behandlung eines akut auftretenden Tetanus.

In der Rückschau fällt die Beurteilung der klassischen Serumtherapie bei Tetanus recht kritisch aus. Den zeitgenössischen Medizinern erschien sie jedoch von Beginn an logisch und vernünftig. Emil von Behring erhielt im Jahr 1901 als Erster den neu geschaffenen Nobelpreis für Medizin. Er galt als »Retter der Soldaten« im Ersten Weltkrieg, wo die Serumtherapie erstmals routinemäßig zum Einsatz kam.

Im Nachhinein erschienen dann mehr und mehr Zweifel, ob diese Ehrung auch tatsächlich berechtigt war. Der Schweizer Mediziner R. H. Regamey schrieb 1965 in seinem Buch »Die Tetanus-Schutzimpfung«, »daß die Einführung der Serumprophylaxe nach den ersten Kriegsmonaten 1914 das Auftreten der Tetanus-Fälle kaum verringert hat«. Offenbar, so seine These, »ließ die Antitoxinwirkung bereits wieder nach, bevor die Toxinbildung der Erreger abgeschlossen war«.

Dazu kamen die Nebenwirkungen der Serumtherapie. »Leider ist das Verfahren nicht so sicher, wie zu wünschen wäre«, heißt es im »Handbuch der Kinderheilkunde«[25], das 1966 im Springer-Verlag erschienen ist. Besonders gefürchtet war der »primäre Serumschock«, der mit einer Häufigkeit von 1:20.000 angegeben wurde. »Er tritt wenige Minuten nach der ersten Fremdeiweißinjektion auf, ist schwer beherrschbar und meist tödlich.«

Jeder zweite bis fünfte Patient, der das Pferdeserum bekam, entwickelte zudem die sogenannte »Serumkrankheit«, die mit schweren allergischen Symptomen verbunden war. Die Patienten entwickelten während zwei Wochen stetig zunehmende Hautausschläge, Gelenkschmerzen und Fieber, der Blutdruck fiel bedrohlich ab. So konnten die ohnehin von Krankheit bzw. Verletzung geschwächten Patienten in lebensgefährliche Krisen geraten.

Nach dem Zweiten Weltkrieg reduzierte sich das Risiko einer Serumkrankheit aufgrund verbesserter Herstellungsmethoden etwas, blieb aber doch mit 0,5 bis 5 Prozent der Anwendungen auf einem irritierend hohen Niveau.

Wichtig blieb zudem eine genaue Befragung der Patienten, ob sie zuvor bereits eine Therapie erhalten hatten. Denn, so die Autoren des oben genannten Lehrbuchs: »Jeder Mensch ist nach einer Tierseruminjektion gegen das artfremde Eiweiß mehr oder weniger intensiv und dauerhaft sensibilisiert.«

Bei einer neuerlichen Verabreichung von Serum drohte ein lebensgefährlicher anaphylaktischer Schock. Es wurde deshalb empfohlen, die Patienten vor der Gabe von Serum einem Test zu unterziehen. Dabei wurde ihnen beispielsweise verdünntes Serum ins Auge getropft. Trat Brennen, Jucken und eine Schwellung der Bindehaut auf, galten die Patienten als gefährdet.

Eine deutliche Besserung in diesem »Serumdilemma«, wie es der Hamburger Impfexperte Wolfgang Ehrengut nannte, brachte die Einführung der aktiven Impfung. Sie war ab den 1950er-Jahren verfügbar. Und sofort startete eine heftige Diskussion, ob diese neue Impfung gemeinsam mit dem Serum gegeben werden kann.

Viele Mediziner hingen an der Serumtherapie, obwohl sie Schwächen hatte, und waren skeptisch gegenüber der neuen Methode. Manche befürchteten auch, dass aktive und passive Impfung sich gegenseitig neutralisieren. Belastbare Daten oder brauchbare Studien, welche die beiden Therapien miteinander verglichen, gab es nicht. Gemacht wurde, was einflussreiche Professoren vorgaben. An unterschiedlichen Krankenhäusern wurde unterschiedlich behandelt.

Schließlich setzte sich als Kompromiss die gemeinsame Gabe beider Injektionen durch. Immunglobuline und aktive Impfung sollten an gegenüberliegenden Körperseiten – also meist in linke und rechte Schulter – gesetzt werden. Viele Mediziner hofften, dass die aktive Impfung die schweren Nebenwirkungen der Serumtherapie reduzieren kann. Ein vollständiger Umstieg auf die aktive Impfung erschien jedoch als zu großes Wagnis, weil die Serumtherapie einen historisch gewachsenen guten Ruf hatte und ihr von vielen Medizinern eine deutlich bessere Wirkung als der neuen Impfung zugeschrieben wurde.

Gegen Ende der 1960er-Jahre gelang es, Serum von Menschen zu gewinnen, die sich als Plasmaspender zur Verfügung stellten. Damit gingen die Nebenwirkungen abermals stark zurück.

In der Fachinfo des heute meistverwendeten Medikaments »Tetagam«, das von der Behring GmbH hergestellt wird, wird eine Reihe von möglichen seltenen Nebenwirkungen wie Überempfindlichkeitsreaktionen, anaphylaktischer Schock, Kreislaufreaktionen, Schüttelfrost oder Gelenkschmerzen aufgeführt. Mit der Einschätzung »selten« ist eine Wahrscheinlichkeitsspanne zwischen 1:1000 und 1:10.000 gemeint, dass der Schaden eintritt.

Blutprodukte unterliegen strengen Standards für Sicherheit. Unter den aktuellen Produktionsbedingungen ist die Übertragung von HIV oder Hepatitis B und C sowie vieler anderer möglicher Keime weitgehend ausgeschlossen. Dennoch besteht immer noch ein gewisses Risiko der Übertragung bislang nicht bekannter Bestandteile aus dem Serum der Plasmaspender. Dass eine mehrfache Gabe derselben Immunglobuline das Risiko von allergischen Schockreaktionen signifikant erhöht, wurde bislang in der Literatur nicht berichtet.

Als Zielgruppe für den Einsatz dieser passiven Impfung werden Menschen genannt, die nicht oder nicht ausreichend geimpft mit Verletzungen in die Notfallambulanz kommen. Bei diesen Personen soll, laut Fachinformation, parallel zur Gabe des Serums auch gleich noch die aktive Impfung durchgeführt werden.

Die aktive Impfung gegen Tetanus

Der heute verwendete aktive Impfstoff gegen Tetanus wurde erstmals 1924 in den USA zugelassen und während des Zweiten Weltkriegs auf breiter Basis bei US-Soldaten eingesetzt. Die Massenimpfungen der Babys – wie wir sie heute kennen – begann in den USA erst Ende der 1940er-Jahre. In Deutschland wurde die Tetanus-Impfung erstmals 1939 zugelassen. Zum breiteren Einsatz kam sie aber ebenfalls erst nach dem Krieg.

Der verwendete Impfstoff bestand zunächst aus ungereinigtem Tetanus-Toxoid und konnte tierische Serumbestandteile enthalten. Nach dem Wechsel auf Nährmedien war der Impfstoff teils mit Blutresten verunreinigt, was bei Mädchen bei einer späteren Schwangerschaft eine Blutgruppen-Unverträglichkeit auslösen konnte. Diese Probleme wurden 1956 bereinigt, als eine synthetische Herstellungsweise eingeführt wurde, die keine Reste von Blut oder tierischem Serum mehr enthielt. Es gibt zwei Arten von Tetanus-Toxoiden: an Aluminiumsalze adsorbiertes (gebundenes) Toxoid und flüssiges Toxoid (Fluid). An sich würde auch das pure Toxoid eine ausreichende Immunität auslösen. Weil die Mischung mit Aluminium die Reaktion des Immunsystems verstärkt, schießt der Antitoxin-Titer jedoch höher hinauf und hält länger an. Deshalb sind in der Praxis heute ausschließlich Tetanus-Impfstoffe mit Aluminium erhältlich.

In der DDR war es noch üblich gewesen, die Auffrischungsimpfungen mit aluminiumfreiem Tetanus-Fluid-Impfstoff durchzuführen. Auch in Frankreich existierte bis vor wenigen Jahren eine aluminiumfreie Variante der Impfung. Diese Produkte wurden jedoch, ohne weitere Angabe von Gründen, vom Markt genommen.

Pro Jahr werden in Deutschland von den Ärzten zwischen sechs bis acht Millionen Tetanus-Impfungen mit der gesetzlichen Krankenversicherung abgerechnet. Die Auswahl der Präparate ist enorm. Es gibt Tetanus solo, in Verbindung mit Diphtherie, mit Keuchhusten – und in zahlreichen weiteren Kombinationen bis hin zu den Sechsfachimpfungen, die den Babys zur Grundimmunisierung ab dem vollendeten zweiten Lebensmonat gegeben werden.

Wie das Prinzip der aktiven Impfung gegen Tetanus funktioniert, ist gar nicht so leicht zu verstehen. Auslöser der Krankheit ist ein Nervengift, das bei der Vermehrung der Tetanus-Bakterien entsteht. Die Impfung versucht, das Immunsystem zur Bildung von Antitoxinen anzuregen, die im Ernstfall die Tetanusgifte neutralisieren sollen.

Der Wirkstoff der Impfung ist das Tetanus-Toxoid. Dafür werden Tetanus-Bakterien auf Nährmedien gezüchtet, das entstehende Gift wird gesammelt. Dieses Toxin wird mit Formaldehyd behandelt und verliert damit seine krank machenden Eigenschaften. Aus dem gefährlichen Toxin wird ein ungefährliches Toxoid. Ein Gift neutralisiert also das andere. Und dieses Toxoid soll dann die Immunreaktion gegen das echte Gift in Gang setzen.

Hier drängt sich die Frage auf, ob man gegen ein Gift überhaupt impfen kann. Schließlich handelt es sich dabei nicht um Viren oder Bakterien, die eine eindeutige Immunantwort auslösen. Doch offenbar wirken auch Gifte immunologisch und erzeugen eine Reaktion. Denn wenn Menschen oder Tiere mit Toxoid geimpft werden, so entwickeln sie spezifische, Tetanus-typische Antikörper.

Doch geht davon ein Schutz aus? Wie soll das funktionieren, zumal bekannt ist, dass eine einmal durchgemachte Tetanuserkrankung keine Immunität hinterlässt. Wieso soll dann die Impfung einen Schutz hinterlassen?

Die Antwort der Experten lautet, dass die Tetanus-Krankheit zwar ein sehr starkes Toxin produziert, allerdings nur in sehr geringer Menge. Viel zu wenig, um eine dauerhafte Immunantwort zu generieren. Die Impfung arbeite hingegen mit einer im Vergleich deutlich größeren Menge des Toxoids. Und deshalb werde auch eine schützende Immunität erzielt, die etwa zehn Jahre anhält. So weit die Experten.

Wer, so wie ich, nach eindeutigen Beweisen für diese Aussage sucht, wird enttäuscht. Das berühmte »Pink Book«, das von der US-Behörde CDC herausgegeben und regelmäßig aktualisiert wird, enthält das gesammelte Wissen über Impfungen sowie die durch Impfungen vermeidbaren Krankheiten. Zur Wirksamkeit der Tetanus-Impfung findet sich darin auf Seite 347 unter »Tetanus-Toxoid« folgender bemerkenswerte Satz: »Die Wirksamkeit des Toxoids wurde nie im Rahmen einer Impfstoff-Studie geprüft.«[26] – Sehr interessant!

Dennoch geht man allgemein davon aus, dass die Wirksamkeit gegeben ist. Die CDC argumentiert damit, dass die Grundimmunisierung schützende Antikörper-Titer auslöst und die klinische Wirksamkeit deshalb »bei nahezu 100 Prozent liegt«. Das erkenne man auch daran, »dass Fälle von Tetanus bei ausreichend geimpften Personen mit einer Auffrischung während der letzten zehn Jahre eine Rarität darstellen«.

Es gibt demnach keine Studien, die die Wirksamkeit konkret nachweisen, aber weil bei geimpften Personen kaum Tetanus auftritt, wird angenommen, dass die Impfung wirkt. Dem schließen sich auch die meisten impfkritischen Experten an.

»Die Tetanusimpfung ist ohne Zweifel hochwirksam«, schreibt beispielsweise Martin Hirte in seinem Ratgeber »Impfen – Pro & Contra«. Als Beleg nennt der Münchner Kinderarzt, dass es in Deutschland nach Einführung der Tetanusimpfung »zu einem nachhaltigen Rückgang der Erkrankungs- und Todesfälle kam«.

An sich schätze ich die Expertise von Martin Hirte sehr. Doch kann man dieses Argument so einfach übernehmen? Was, wenn Tetanus tatsächlich wegen der deutlich besser werdenden hygienischen Umstände zurückgegangen ist – und die Impfärzte diese Leistung fälschlich für sich beanspruchen?

Was, wenn in Wahrheit die sorgsame Wundversorgung, das Tragen von Schuhen, die Abwesenheit von unversorgten Schuss- und Granatsplitter-Verletzungen den Rückgang verantworten. Und die Impfung, egal ob sie nun wirkt oder nicht, eigentlich unnötig ist?

Auch wenn dieser Gedanke im ersten Ansatz radikal wirken mag – es gibt einige durchaus rationale Argumente für diese These.

Sehen wir uns das also genauer an.

Wie relevant ist das Tetanus-Risiko heute?

Würde Tetanus in Massen zurückkehren und ein relevantes Gesundheitsproblem darstellen, wenn wir aufhören zu impfen?

Laut Studien des RKI hat rund ein Drittel der Erwachsenen verabsäumt, während der letzten zehn Jahre ihre Tetanus-Impfung auffrischen zu lassen. Mit einer Impfrate von rund 95 Prozent bei Kindern liegt Deutschland – so wie auch die Schweiz und Österreich – im OECD-Schnitt. Dies bedeutet aber, dass von den elf Millionen deutschen Kindern unter 14 Jahren bis zu 550.000 nicht gegen Tetanus geimpft sind.

Wäre Tetanus tatsächlich ein relevantes Problem, so müssten sowohl bei den ungeschützten Erwachsenen als auch bei den ungeimpften Kindern doch regelmäßig Krankheitsfälle bekannt werden. Zumal auch resolute Impfgegner so eine schwere Krankheit vermutlich nicht mit Globuli oder Kamillentee in Eigenregie behandeln, sondern ihre Kinder schleunigst in die Klinik bringen oder den Rettungsnotruf wählen.

Dennoch wurde die Meldepflicht im Jahr 2001 in Deutschland abgeschafft, »weil Tetanus kein relevantes Gesundheitsproblem mehr darstellt«. In der Schweiz verzeichnete das Bundesamt für Gesundheit im Jahr 2015 einen Tetanus-Fall, in den meisten Jahren treten jedoch keine auf. So wie in Österreich. Im 288 Seiten dicken Jahrbuch der Gesundheitsstatistik des Jahres 2016 mit allen relevanten Krankheitsdaten und Diagnosen kommt das Wort Tetanus nicht ein einziges Mal vor.

In Deutschland gibt es pro Jahr noch einige wenige Fälle. Laut Krankenhausstatistik des Bundes[27] sind zwischen 2013 und 2016 im Schnitt 8,5 Patienten pro Jahr mit der Diagnose Tetanus in Krankenhäusern behandelt worden. Die durchschnittliche Aufenthaltsdauer betrug 33 Tage. Von den insgesamt 34 Patienten sind zwei verstorben.

In der Schweiz sind laut Bundesamt für Gesundheit im Zeitraum von 1974 bis 2007 insgesamt 44 Tetanus-Todesfälle gemeldet worden. Der jüngste Patient war 33 Jahre alt, die ältesten waren zwei

92-jährige Frauen. Der Altersschnitt der Tetanus-Opfer lag bei etwas über 80 Jahren.

Überdurchschnittlich betroffen sind beispielsweise Diabetiker mit schlecht heilenden, chronisch entzündeten Wunden. Hier kann es passieren, dass Gewebe abstirbt und keinen Sauerstoff mehr enthält. Und dort können sich Tetanus-Bakterien vermehren.

Insofern könnte es sinnvoll sein, speziell diese Risikogruppe gegen Tetanus zu impfen. Doch bei älteren Menschen mit geschwächtem Immunsystem fallen die Antikörper-Titer nach der Impfung rascher ab. Gerade wo der Impfschutz am dringendsten gebraucht würde, ist er also ungewiss.

Tetanus wurde über die Jahrzehnte zu einer sehr seltenen Krankheit von alten, multimorbiden Menschen. In der internationalen Rangliste bedeutender Todesursachen ist Tetanus seit dem Jahr 1990 von Rang 19 auf Rang 69 abgestürzt. Bei Kindern tritt sie nur in absoluten Ausnahmefällen auf. Ihr Gewebe enthält noch tief im Muskel genügend Sauerstoff. Hier können Tetanus-Bakterien normalerweise nicht überleben. Speziell wenn die Wunde versorgt und gesäubert wurde.

Kann man beziffern, wie hoch der Beitrag der Impfungen zu dieser erfreulichen Entwicklung war? Ist es möglich, den Einfluss von Impfkampagnen oder die in manchen Ländern verfügte Impfpflicht konkret zu messen? In der Folge möchte ich näher auf die verfügbare Beweislage eingehen.

Der Einfluss von Impfungen und Impfpflicht

Als Beispiel, wie gut die Impfung wirkt, wird häufig auf die USA verwiesen, die ihre Soldaten während des Zweiten Weltkriegs ausnahmslos gegen Tetanus geimpft haben. Die Gesamtzahl der Tetanus-Fälle unter den US-amerikanischen Soldaten fiel laut Gesundheitsbehörde CDC von 70 während des Ersten Weltkriegs auf 12 im Zweiten Weltkrieg.

Zunächst fällt auf, wie niedrig schon damals die Fallzahlen bei Tetanus waren. US-Soldaten waren nicht am Stellungskrieg in der »Hölle von Verdun« beteiligt. Ein Ausbruch von Masern während der Kriegsjahre 1917/18 forderte in der US-Armee vergleichsweise massenhaft Opfer mit 95.000 kranken Soldaten, von denen rund 3000 starben.

Abgesehen von den niedrigen Fallzahlen stellt sich bei Tetanus die Frage: Ist das nun ein Verdienst der Impfung – oder ist der Rückgang den besseren sanitären Verhältnissen sowie den Fortschritten in der medizinischen Versorgung zu verdanken?

Die Zahlen der CDC zeigen, dass der dramatischste Rückgang von Tetanus in der ersten Hälfte des 20. Jahrhunderts stattgefunden hat, als die Schutzimpfung noch gar nicht verbreitet war. Große Impfkampagnen starteten in den USA erst gegen Ende der 1940er-Jahre. In dieser Zeit gab es jährlich rund 500 bis 600 Krankheitsfälle. Ab den 1970er-Jahren waren es 50 bis 100 Fälle und ab der Jahrtausendwende sanken die Zahlen unter 20.

Nähere Einblicke in die Risikogruppe bietet eine Studie der CDC, bei der 197 Tetanus-Fälle, die zwischen 2001 und 2013 in den USA aufgetreten waren, analysiert wurden. Die Sterberate lag bei 13 Prozent, das heißt, die große Mehrzahl der Patienten hat die Giftattacke der Bakterien überlebt. Die Altersspanne lag zwischen 5 und 94 Jahren, mit einem Median bei 49 Jahren.

Personen spanischer Ethnie hatten ein beinahe doppelt so hohes Tetanus-Risiko wie Menschen anderer Herkunft. Möglicherweise wegen der im Schnitt niedrigeren Sozialstandards. Besonders gefährdet waren Heroin-Abhängige. Sie stellten 15 Prozent der Tetanus-Opfer. »Chinin wird verwendet, um Heroin zu strecken, und fördert möglicherweise auch das Wachstum der Tetanus-Bakterien«, heißt es dazu im Bericht der Gesundheitsbehörde CDC.

Unter den Personen mit bekanntem Impfstatus hatten 40,2 Prozent nie eine Tetanus-Impfung erhalten. 31,5 Prozent der Erkrankten hatten drei oder mehr Impfungen in ihrem Impfpass eingetragen, die restlichen nur eine oder zwei.

Wie sich die unterschiedlichen Impf-Empfehlungen in West- und Ostdeutschland ausgewirkt haben, untersuchte die Berliner Gesundheitswissenschaftlerin Silvia Klein im Rahmen ihrer 2013 publizierten Dissertation.[28] Klein recherchierte dafür mehrere Jahre und fasste mit Unterstützung des Robert Koch-Instituts die historischen Daten in einer interessanten Analyse zusammen. In der DDR wurde die Meldepflicht für Tetanus bereits in den 1950er-Jahren eingeführt, in Westdeutschland erst 1962 mit Inkrafttreten des Bundesseuchengesetzes. Im Osten schwankten zu Beginn die aufgezeichneten Fallzahlen stark. 1954 gab es einen Tiefststand mit 19 Fällen (0,11 Fälle pro 100.000 Einwohner), ein Maximum von 77 Fällen wurde im Jahr 1963 berichtet (0,45 Fälle pro 100.000 Einwohner).

Im Westen lag die Inzidenz mit 0,22 Fällen bis 0,24 Fällen pro 100.000 Einwohner bereits in den ersten Meldejahren deutlich niedriger als im Osten. Bis zum Jahr 1990 sanken die Tetanus-Fallzahlen kontinuierlich auf 0,02 Fälle pro 100.000 Einwohner, das entspricht 14 Erkrankungen pro Jahr. Die Todesfälle lagen seit 1981 nur noch im einstelligen Bereich. Auch die Letalität – das Sterberisiko unter den Patienten – ging zurück. Im Jahr 1988 starben beispielsweise zwei von elf Patienten.

Die Fallzahlen gingen auch in der DDR deutlich nach unten, Tetanus blieb aber stets etwas häufiger als in Westdeutschland.

Nach der Wiedervereinigung blieb der Trend aufrecht. Seit 1998 gab es im gesamten Bundesgebiet meist weniger als zehn Fälle.

Wie steht es nun um die Auswirkungen der Impfpflicht? Sie wurde in der DDR im Jahr 1961 für Kinder verfügt, im Jahr 1968 folgte die Impfpflicht für Erwachsene. Die Politiker wollten zeigen, was organisierte kommunistische Gesundheitspolitik leisten kann. Um die ehrgeizigen Ziele zu erreichen, gab es zahlreiche flankierende Maßnahmen. So wurden die Ärzte aufgefordert, bei jedem Besuch die Impfpässe der Patienten zu prüfen. 1975/76 wurden Sonderimpfprogramme »zu Ehren des IX. Pateitages der SED« ausgerufen. Und tatsächlich gaben die DDR-Politiker im Jahr 1980 stolz bekannt, dass vom Säugling bis zum Greis neunzig Prozent aller Staatsbürger durchgeimpft waren.

Damit lag die Impfquote deutlich über jener im Westen, wo beispielsweise eine Untersuchung aus dem Jahr 1987 gerade mal eine Impfquote von zwanzig bis vierzig Prozent bei den über 60-jährigen Frauen erbracht hatte. Bei Männern lag die Quote wegen der Impfungen beim Militär etwas höher, doch auch hier hatten bis zu fünfzig Prozent keinen aufrechten Impfschutz.

Generell gab man sich im Westen bei Tetanus deutlich weniger besorgt. Organisierte Impfprogramme liefen zwar auch bereits ab dem Jahr 1960, eine Impfpflicht wurde in der Bundesrepublik jedoch nie für nötig befunden. Erst 1974 sprach die STIKO (Ständige Impfkommission) eine detaillierte Tetanus-Impfempfehlung für Kinder aus, 1982 folgte die Empfehlung für Erwachsene.

Bestraft wurde diese Laissez-faire-Haltung nicht. »Für alle Zeiträume ergibt sich für die DDR sowohl ein erhöhtes Erkrankungs- als auch Sterberisiko«, schreibt Silvia Klein. Dies bezieht sich auch auf die Letalität. In der BRD, so Klein, sei schon seit Beginn der Aufzeichnungen ein Trend zur Reduktion der Sterblichkeit sichtbar. In der DDR hingegen »ist kein Rückgang aus den großen Schwankungen herauszukristallisieren«.

Was die Tetanus-Impfung zu den beschriebenen innerdeutschen Trends beigetragen hat, ist demnach schwer zu sagen. Erkennbar ist der Einfluss am statistischen Verlauf der Erkrankungen und Todesfälle nicht. Auch die Impfpflicht im Osten hatte keine sichtbaren Auswirkungen. Zumindest keine positiven.

Ein ähnliches Phänomen besteht auf europäischer Ebene. Italien, das seit Langem die Impfpflicht gegen Tetanus kennt, zählt EU-intern die mit Abstand meisten Krankheitsfälle mit durchschnittlich mehr als zehn Tetanus-Todesfällen pro Jahr.

Warum das so ist, weiß niemand. Und es wird auch nicht hinterfragt.

Tetanus-Impfung bei akuter Verletzung

Die Notfallambulanzen der Krankenhäuser sind angewiesen, bei Verletzungen auf die Tetanus-Impfung aufmerksam zu machen und fehlenden Impfschutz nachzuholen. Gleichzeitig zur aktiven Impfung soll Personen, die zuvor nur eine oder gar keine Tetanus-Impfung erhalten haben, auch Tetanus-Immunglobulin in den gegenüberliegenden Oberarm bzw. Oberschenkel injiziert werden. Diese Sicherheitsmaßnahme gilt laut Behörden aber nicht bei sauberen, geringfügigen Wunden.

In der Vergangenheit kam es in den Ambulanzen vielfach zu Überimpfungen bei Tetanus. Etwa dann, wenn sich die Verletzten an ihre letzte Impfung nicht erinnern konnten oder die Deutschkenntnisse nicht ausreichten, um diese Frage zu klären. Es wurde »zur Sicherheit« nachgeimpft. In der Folge traten häufig entzündliche Reaktionen mit schmerzhafter Schwellung an der Impfstelle auf.

Die Ursache für dieses – nach dem französischen Arzt Maurice Arthus benannte – Arthus-Phänomen ist eine allergische Reaktion des Immunsystems auf die Impfung. Arthus hatte diese Reaktion bereits 1903 bei Versuchstieren beobachtet, die mit Serum behandelt worden waren und dann bei einer abermaligen Injektion der betreffenden Antigene schwere Entzündungen rund um die Einstichstelle entwickelten.

Ursache ist eine Immunreaktion gegen die verabreichten Antigene (die Wirkstoffe der Impfung), die von der zuvor gegebenen Impfung ausgelöst wird. Wenn diese Impfung erst kurz zurückliegt und ein hoher Antikörper-Titer besteht, so können diese Antikörper an der Impfstelle ins Gewebe eindringen und dort an die Antigene binden. Dabei werden auch Mastzellen und andere Immunzellen aktiviert, und es kann zur Ausschüttung von entzündungsfördernden körpereigenen Stoffen (z. B. Histamin) kommen. Diese Substanzen haben die Aufgabe, das Gewebe durchgängiger zu machen, damit weitere Immunzellen rascher in das Einsatzgebiet gelangen. Die Folge sind eben die beschriebenen schmerzhaften Schwellungen. Normalerweise gehen die Beschwerden nach einigen Tagen zurück. Es gilt jedoch allgemein bei überimpften Personen ein höheres Nebenwirkungsrisiko, das über die Arthus-Reaktion hinausgehen kann.

Weil sich die Beschwerden in diese Richtung häuften, gaben die Behörden an die Impfärzte in den Kliniken den Hinweis, möglichst genau zu erheben, wie lange die letzte Impfung zurückliegt, und etwas Zurückhaltung bei der Tetanus-Auffrischung zu üben.

Personen, die bereits eine Arthus-Reaktion mitgemacht haben, wird geraten, vor der nächsten Tetanus-Impfung sicherheitshalber einen Titer-Test durchführen zu lassen, um zu sehen, ob überhaupt eine Impfung notwendig ist. Bei einem Titerwert von mehr als 0,5 IU/mL steigt das Risiko für eine Arthus-Reaktion stark an.

Am häufigsten betroffen von diesen Reaktionen sind Kinder, die je nach Impfplan im Alter von sieben bis zehn Jahren ihre erste Auffrischungsimpfung machen sollen. Weil bei Kindern das Immunsystem am fittesten ist, sind auch die Immunreaktionen heftiger. Und so können bei mehr als der Hälfte der Geimpften Beschwerden auftreten, die bei ein bis zwei Prozent auch sehr heftig ausfallen.

Neben der beschriebenen allergischen Reaktion können an der Impfstelle auch Fremdkörperreaktionen auf die enthaltenen Aluminiumsalze auftreten. Dabei bilden sich unter der Haut Abszesse, sogenannte Granulome. Diese Entzündungen können monatelang bestehen bleiben, stark jucken und auch Schmerzen verursachen. Sie sind eine mögliche Ursache für die bei aluminiumhaltigen Impfstoffen diskutierte generelle Schwächung der Abwehrkräfte und eine damit einhergehende höhere Infektanfälligkeit.

Was sagt der Tetanus-Titer aus?

Nach den international gültigen Standards der WHO werden Titer-Resultate folgendermaßen interpretiert:

Titerhöhe (IU/mL)	Bewertung
< 0,01	Kein Impfschutz
0,01–0,1	Impfschutz unsicher, Auffrischung erforderlich
0,11–0,5	Impfschutz noch kurzfristig vorhanden, Auffrischung empfohlen
0,51–1,0	Impfschutz vorhanden, Auffrischung oder Titerkontrolle nach drei Jahren empfohlen
1,01–5,0	Langfristiger Impfschutz vorhanden, Auffrischung oder Titerkontrolle nach frühestens fünf Jahren empfohlen
5,01–10,0	Langfristiger Impfschutz vorhanden, Auffrischung oder Titerkontrolle nach frühestens acht Jahren empfohlen

In der Literatur wird meist eine tragfähige Immunität mit 0,01 IE/ml angegeben. Aus Sicherheitsgründen wurde jedoch ein zehnfach höherer Wert als der international festgelegte Mindest-Titer für eine Tetanusprophylaxe empfohlen.

Der »wahre« Schutzspiegel beim Menschen ist aber nicht genau bekannt, da alle diesbezüglichen Untersuchungen auf Ergebnissen von Tierversuchen beruhen.[29] Außerdem verhält sich im Falle einer Tetanusinfektion jeder Mensch anders, weil große Unterschiede im individuellen immunologischen Abwehrverhalten bestehen.

Kurioserweise zeigen Untersuchungen, dass auch Menschen, die nie eine Impfung erhalten haben, recht hohe Titer erreichen können. Der Hamburger Impfexperte Wolfgang Ehrengut publizierte 1983 eine Untersuchung bei ungeimpften Erwachsenen in Mali.[30] Die Titerbestimmung zeigte, dass 43 von 48 ungeimpften Erwachsenen Antikörper gegen Tetanus aufwiesen. Fast die Hälfte davon hatte einen Titer über 0,1 IU/mL und damit nach den offiziellen Kriterien der WHO einen aufrechten Schutz. Solche Phänomene sind schwer zu verstehen.

Kürzlich hat mich ein Bekannter kontaktiert, dessen Tochter mit meiner jüngsten Tochter in dieselbe Schule geht. Sein Kind leidet an Diabetes Typ 1. Die Krankheit trat kurz nach einer Tetanus-Auffrischung im Vorschulalter erstmals auf. Ein Impfschaden ist zwar nie anerkannt worden, doch er und seine Frau wurden den Verdacht nie ganz los, dass die Impfung etwas mit der Autoimmunerkrankung ihrer Tochter zu tun haben könnte.

Ihre zweite Tochter war bereits zwei Jahre alt und noch immer nicht geimpft. Und nun zeigte er mir die Resultate ihres Antikörper-Titers. Auch sie hatte mit einem Wert von 0,03 IU/mL ein positives Resultat. »Wie kann das sein, wo sie doch vollkommen ungeimpft ist?«, fragte er und fügte besorgt hinzu: »Wo hat sie sich infiziert?«

Ich sagte ihm, dass es sich dabei wohl nicht um eine Infektion handelt, sondern um einen normalen Kontakt. Das Immunsystem der Kinder reagiert auf alle relevanten Keime der Umgebung. Manchmal kommt es dabei im Rahmen eines Infekts zu einer deutlich merkbaren Immunreaktion mit Fieber und anderen Krankheitssymptomen. Noch viel öfter verläuft eine Immunreaktion aber unsichtbar.

Die wahrscheinlichste Erklärung ist, dass sich das Kind meines Bekannten, so wie auch die Menschen in der Studie aus Afrika, selbst »geimpft« hat. Zum Beispiel, indem es als Baby Steine, Sand oder Erde in den Mund genommen und dabei Bekanntschaft mit den allgegenwärtigen Bodenbakterien gemacht hat. Oder später über spontanen Kontakt, wenn man etwas Erde im Salat oder im frischen Gemüse mitisst. Dass sich bei diesen natürlichen Vorgängen ein Schutz gegen Tetanus aufbauen kann, ist doch eine schöne Erkenntnis.

Vielleicht ist das auch der eigentliche Grund für den ungewöhnlich langen Schutz, den die Tetanus-Impfung bietet. Während etwa bei Keuchhusten die Antikörper-Titer binnen weniger Jahre nach der Impfung steil abfallen, halten sich die Antikörper gegen die Tetanus-Toxine extrem lange auf hohem Niveau. Nun steht sogar die empfohlene Auffrischung alle zehn Jahre zur Diskussion.

Neurowissenschaftler der Oregon Health & Science University (OHSU) in Portland, USA, fanden nämlich im Rahmen einer Langzeit-Studie[31] heraus, dass die Halbwertszeit der Tetanus-Antikörper bei 14 Jahren liegt und neunzig Prozent der Bevölkerung länger als dreißig Jahre geschützt bleiben.

»Tetanus tritt mit rund drei Todesfällen pro Jahr bei einer Bevölkerung von mehr als 300 Millionen Menschen in den USA extrem selten auf«, schreiben die Autoren der Studie und sie warnen, dass die rund 16 Millionen Tetanus-Impfungen, die jedes Jahr durchgeführt werden, eine beträchtliche Anzahl von Nebenwirkungen auslösen.

»Das Risiko-Nutzen-Verhältnis einer Tetanus-Auffrischung nach zehn Jahren, wie es die aktuellen Impfpläne vorsehen, sollten deshalb dringend überprüft werden.« Länder wie Großbritannien haben bereits reagiert und empfehlen für Erwachsene keinerlei Auffrischungsimpfung mehr.

Nicht berücksichtigt wurde in der US-Studie, welchen Anteil an der Langlebigkeit des Tetanus-Schutzes der natürliche Kontakt mit den allgegenwärtigen Tetanus-Bakterien hat. Möglicherweise haben wir die eigentliche hochwirksame Tetanusimpfung ja längst bekommen. Nämlich während der oralen Phase, die alle Kinder durchmachen. Und unsere Aufgabe als Gesellschaft besteht nur darin, diverse katastrophale Zustände zu vermeiden, wo unbehandelte Granatsplitter oder Schussverletzungen auftreten, gegen die auch eine natürliche Immunität nichts ausrichten kann.

Dass wir Verletzungen bei unseren Kindern und uns selbst säubern und korrekt versorgen, ist wohl ohnehin selbstverständlich.

Wenn eine Wunde ernster ist und z. B. genäht werden muss, so werden wir auch weiterhin zum Arzt oder in die Krankenhausambulanz fahren. Ob dann in der Folge die Empfehlung zur Tetanus-Impfung angenommen wird, liegt an uns selbst. Wir sollten uns jedenfalls nicht überrumpeln lassen.

Und für die Wissenschaft wäre es eine lohnende Aufgabe, die natürliche Immunität gegen Tetanus endlich einmal genauer unter die Lupe zu nehmen.

Nebenwirkungen der Tetanus-Impfung

In der Folge eine Übersicht möglicher Nebenwirkungen, die in den Fachinformationen verschiedener Tetanus-Kombi-Impfungen beschrieben werden. Die Angaben weichen von einer Impfung zur anderen stark ab. Dies bedeutet jedoch nicht, dass das eine Produkt verträglicher als das andere wäre, sondern nur, dass die Hersteller unterschiedliche Angaben machen. Die Normierung und Prüfung dieser Angaben durch die Behörden wären höchst überfällig – eines der zahlreichen Versäumnisse im Impfwesen.

Ob die Impfungen die Nebenwirkungen ursächlich auslösen oder ob es sich um zufällig auftretende Phänomene mit anderer Ursache handelt, kann meist nicht mit Sicherheit festgestellt werden. Bis heute gibt es keine Studien, in denen Geimpfte mit Ungeimpften bzw. Placebo-Geimpften verglichen wurden.

Im Allgemeinen prüfen die Studien nur, ob eine Impfung die als schützend angesehenen Antikörper-Titer erreicht. Ihre Verträglichkeit und Sicherheit wird meist im Vergleich zu einer anderen Impfung gemessen, die Beobachtungszeiträume sind kurz.

Nebenwirkungen, die im zeitlichen Zusammenhang mit Tetanus-, Diphtherie- und Keuchhusten-Impfungen (in verschiedenen Kombinationen) aufgetreten sind:

Sehr häufig	(≥ 1/10)
Häufig	(≥ 1/100, < 1/10)
Gelegentlich	(≥ 1/1000, < 1/100)
Selten	(≥ 1/10.000, < 1/1000)
Sehr selten	(< 1/10.000)

Allgemeine Erkrankungen und Beschwerden am Verabreichungsort
- **Sehr häufig:** Schmerzen, Schwellungen, Rötung an der Injektionsstelle, Fieber > 38 Grad
- **Häufig:** Verhärtung an der Injektionsstelle, Abgeschlagenheit, Fieber > 39,5 Grad
- **Gelegentlich:** Diffuse Schwellung des Oberschenkelbereichs (bei Babys), manchmal inklusive Gelenk
- **Selten:** Grippeähnliche Symptome (z. B. Schweißausbruch, Schüttelfrost), ausgedehnte Schwellung des gesamten Beins oder der gesamten Hand, an der geimpft wurde (bei Babys), Bläschen an der Injektionsstelle
- **Sehr selten:** Granulome mit Serom (Wundsekret) an der Injektionsstelle

Skelettmuskulatur-, Bindegewebs- und Knochenerkrankungen
- **Sehr häufig:** Myalgien (Muskelschmerzen)
- **Häufig:** Arthralgien (Gelenkschmerzen)

Erkrankungen des Gastrointestinaltrakts
- **Sehr häufig:** Übelkeit, Erbrechen (bei Kindern)
- **Häufig:** Durchfall

Augenerkrankungen
- **Sehr selten:** Vorübergehende Sehstörungen

Erkrankungen des Bluts und Lymphsystems
- **Gelegentlich:** Lokale Lymphadenopathien (Schwellung der Lymphknoten)
- **Selten:** Vorübergehende Blutbildveränderungen wie Thrombozytopenien (Mangel an Blutplättchen), Anämien

Erkrankungen des Immunsystems
- **Gelegentlich:** Überempfindlichkeitsreaktion
- **Selten:** Allergische Reaktionen, anaphylaktische Reaktionen, Urtikaria (Nesselsucht)
- **Sehr selten:** Allergische Erkrankungen der Niere, verbunden mit vorübergehender Proteinurie (übermäßige Ausscheidung von Eiweiß)

Stoffwechsel- und Ernährungsstörungen
- **Sehr häufig:** Appetitlosigkeit

Erkrankungen des Nervensystems
- **Sehr häufig (bei Babys):** Ungewöhnliches Schreien, Reizbarkeit, Ruhelosigkeit
- **Häufig:** Kopfschmerzen, Unruhe
- **Gelegentlich:** Schläfrigkeit
- **Selten:** Kollaps oder schockähnlicher Zustand (hypoton-hyporesponsive Episode)
- **Sehr selten:** Parästhesien (Kribbeln, Taubheitsgefühl), Vertigo (Schwindel), vasovagale Synkope (kurzzeitige Bewusstlosigkeit, Kreislaufkollaps, Ohnmacht), Atemlähmung, Guillain-Barré-Syndrom, Plexusneuritiden (entzündliche Reaktion des peripheren Nervensystems), Krampfanfälle (mit und ohne Fieber)

Erkrankungen der Atemwege und des Brustraums
- **Gelegentlich:** Atemweginfektionen, Husten
- **Selten:** Bronchitis, Dyspnoe (Atemnot), Apnoe (Atemstillstand) bei sehr unreifen Frühgeborenen

Erkrankungen der Haut
- **Gelegentlich:** Ekzeme, Dermatitis
- **Selten:** Urtikaria, Pruritus (chronischer Juckreiz)

Erkrankungen der Nieren und Harnwege
- **Sehr selten:** Nierenversagen

Tetanus – Zusammenfassung

	sehr gering bis null	gering	mittel	hoch	sehr hoch
Gefährlichkeit der Krankheit					X
Wahrscheinlichkeit des Kontakts mit den Erregern					X
Wahrscheinlichkeit des Ausbruchs der Krankheit (ungeimpft)	X				
Schutzwirkung der Impfung			X		
Sicherheit der Impfung		X			
Sinnhaftigkeit der Impfung für die Normalbevölkerung	X				
Sinnhaftigkeit der Impfung für Risikogruppen[32]			X		
Bedeutung der Impfung für den Herdenschutz der Bevölkerung	X				

Diphtherie

Die Auslöser der Diphtherie gehören zur Gruppe der Korynebakterien. Diese Bakterien besiedeln den Menschen normalerweise symptomlos. Gefährlich können sie jedoch werden, wenn sie unter speziellen Bedingungen damit beginnen, Toxine zu produzieren. Die größte klinische Bedeutung haben Stämme von Corynebacterium diphtheriae (C. Diphtheriae), die nur beim Menschen vorkommen.

Das Wort »Diphtherie« stammt aus dem Griechischen und bezeichnet den lederartigen braunen Belag, der sich während der klassischen Diphtherie im Hals bildet. Die Krankheit wurde daher früher auch als Bräune oder Rachenbräune bezeichnet.

Deutlich häufiger kommen in Europa C.-diphtheriae-Bakterien vor, die keine Gifte bilden. Sie werden vor allem bei Wundinfektionen nachgewiesen.

Die Übertragung erfolgt durch engen Kontakt mit infizierten Personen, meist über Tröpfcheninfektion oder Hautkontakt. Seltener auch über kontaminierte Gegenstände. Die Inkubationszeit beträgt zwei bis vier Tage.

Eine Rachendiphtherie beginnt mit Halsschmerzen, Fieber, Schwellung der Lymphknoten sowie Heiserkeit, Husten und pfeifendem Atem. Lebensgefährlich kann die Krankheit werden, wenn die Bakterien Gifte freisetzen und damit Herzrhythmusstörungen, Atemlähmung und Störungen des Nervensystems auslösen. Nicht alle Bakterien setzen die Gifte frei. Doch wenn sie das tun, so kann Diphtherie unbehandelt zum Tod führen. Das Sterberisiko wird in der Literatur mit fünf bis zehn Prozent angegeben.

Die Therapie besteht in der Verabreichung eines Gegengifts (Immunglobuline bzw. Antitoxine oder Serumtherapie). Der Rachenraum wird desinfiziert, die Bakterien werden mit Antibiotika bekämpft. Die Patienten und direkte Kontaktpersonen werden isoliert und beobachtet.

Eine durchgemachte Erkrankung erzeugt keine Immunität. Auch dies ist – so wie die Freisetzung der Toxine – eine Parallele zur Tetanus-Erkrankung.

Zwei weitere Diphtherie-Bakterien können theoretisch Toxine erzeugen:

C. ulcerans verursacht kleine, schlecht heilende Geschwüre auf der Haut und entspricht einer typischen bakteriellen Hautinfektion. Sie können auch manchmal den Rachenraum von Mensch und Tier besiedeln. In mehreren Fällen wurde bereits die Ansteckung über Haustiere nachgewiesen.

C. pseudotuberculosis sind Bakterien, die eine Tierkrankheit auslösen können: die »Pseudotuberkulose«, sie tritt weltweit auf. Betroffen sind meist ältere Tiere und solche, die unter schlechten Bedingungen gehalten werden.

Wandel einer Krankheit

Ein Krankheitsfall gilt heute definitionsgemäß als Diphtherie, wenn das klinische Bild passt und der Erreger, das Toxin oder das Toxin-Gen, labordiagnostisch nachgewiesen wurde. In den meisten Ländern Europas ist Diphtherie meldepflichtig.

Unter den 750 Millionen Einwohnern des Europäischen Wirtschaftsraums (EWR) wurden im letzten Berichtsjahr 2015 insgesamt 65 Diphtheriefälle an die ECDC (Europäisches Zentrum für Krankheitsprävention und Kontrolle) gemeldet.[33] Das ist weniger als ein Fall pro zehn Millionen Einwohner. Davon waren 45 Fälle durch C. diphtheriae und 20 durch C. ulcerans ausgelöst worden. Nur in 13 Fällen entsprachen die Symptome einer klassischen Rachendiphtherie. Zwei Personen starben an C. diphtheriae (ein fünfjähriger ungeimpfter Bub aus Spanien und ein 67-jähriger Mann aus Lettland). Infolge C. ulcerans starb eine 84-jährige Belgierin. So tragisch diese Schicksale sind, handelt es sich doch um Einzelfälle, deren genaue medizinische Hintergründe im Dunkeln liegen.

Die klassische Diphtherie wird immer seltener, Hautinfektionen nahmen hingegen in den letzten Jahren etwas zu. Im Jahr 2016 gab es in Deutschland neun Fälle von Diphtherie, die die Kriterien erfüllten. Bei allen handelte es sich um Hautdiphtherie. Die Erkrankten waren zwischen 29 und 82 Jahre alt. Es wurde kein Todesfall berichtet.

Dasselbe gilt für die Schweiz (zwei Fälle im Jahr 2017, sechs Fälle 2016).

In Österreich wurden während des Jahres 2016 insgesamt sechs Proben eingesandt, um sie auf Diphtherie zu überprüfen. Sie stammten aus Wundabstrichen und in vier Fällen wurde C. diphtheriae nachgewiesen. Allerdings bildeten die Bakterien keine Toxine und entsprachen damit nicht der Definition für »echte« Diphtherie.

Unter den meldepflichtigen Krankheiten liegt Diphtherie am unteren Ende. In Deutschland traten nur sechs Krankheiten noch seltener auf, darunter je ein Fall von Cholera und Fleckfieber sowie zwei Fälle von Lepra.

Im Jahr 1984 beschloss die WHO, die Diphtherie zu eliminieren. Das Ziel einer Inzidenz (Häufigkeit) von weniger als einem Fall pro einer Million Einwohner wird regelmäßig in allen 53 Staaten der WHO-Region Europa erreicht.

Presse-Meldungen, wie jene der deutschen Ärzte Zeitung, dass »die Diphtherie durch Impfmüdigkeit wieder im Vormarsch ist«,[34] sind beim geschilderten epidemiologischen Hintergrund völlig aus der Luft gegriffen.

Zudem ist unklar, ob bei den etwas häufiger werdenden Fällen von Hautdiphtherie die Impfung überhaupt wirkt. 75 Prozent der Infektionen mit C. ulcerans in der EU betrafen nämlich geimpfte Personen.[35] »Die Schutzwirkung gegen das C.-ulcerans-spezifische Toxin ist bisher nicht ausreichend nachgewiesen«, schreibt das Robert Koch-Institut.[36] Eine viel lächerlichere Basis für Alarmmeldungen ist demnach kaum denkbar.

Diphtherie – Würgeengel und Soldatenkiller

Ein vollständig anderes Bild bietet die Diphtherie am Beginn des vorigen Jahrhunderts: Während des Ersten Weltkriegs erreicht die Krankheit in Deutschland Spitzen mit 200.000 gemeldeten Fällen pro Jahr. Im Schnitt endet jede zehnte Krankheit tödlich. Nach dem Krieg sinken die Fallzahlen auf rund 30.000, steigen dann aber ab der Weltwirtschaftskrise um 1930 wieder auf mehr als 70.000 Fälle an. Die Diphtherie gilt als »Würgeengel der Kinder«, speziell wenn sie unter miserablen Bedingungen hausen.

Mit der zunehmend katastrophalen Lage bekommt die Krankheit weiteren Auftrieb: Während des Zweiten Weltkriegs werden Rekordzahlen an Diphtherie gemeldet. Das Jahr 1940 zeigt mit 143.000 Fällen bereits die Richtung an. 1943 liegt die letzte verlässliche Meldezahl bei 245.067 Fällen. Danach versinkt alles im Chaos der letzten Kriegsjahre. Doch das Niveau bleibt sehr hoch, auch 1946 zählt man noch über 200.000 Patienten.

Nach dem Krieg verschwindet die Diphtherie so rasch, wie der Spuk eingesetzt hat. Die Inzidenz sinkt von mehr als 300 Fällen pro 100.000 Einwohner bis Mitte der 1960er-Jahre auf weniger als einen Fall pro 100.000 Einwohner.

In den 1970er-Jahren liegen die Fallzahlen in der BRD und der DDR zusammen im zweistelligen Bereich, ab den 1980er-Jahren meist im einstelligen Bereich. Die Inzidenz stagniert auf unterstem Niveau bei 0,00 bis 0,01 Fällen pro 100.000 Einwohner. In den meisten Jahren sind keine Todesfälle zu beklagen. Die Diphtherie spielt als relevante Gesundheitsgefahr keine Rolle mehr.

Die Serumtherapie

Wie kaum eine andere Krankheit ist die Diphtherie ein Phänomen ihrer Zeit. Sie ist ohne die Umstände, welche die Ausbrüche begünstigen, nicht zu verstehen.

Ihren ersten Höhepunkt erreichte sie während der zweiten Hälfte des 19. Jahrhunderts. Die Städte Europas wuchsen damals im Zeitalter der Industrialisierung stark an. In manchen Arbeitervierteln herrschten Zustände, wie wir sie heute aus den Slums in Entwicklungsländern kennen. Neben der Diphtherie gab es dort auch immer wieder verheerende Ausbrüche von Typhus, Ruhr und Cholera.

Berühmt ist ein Ausspruch von Robert Koch aus dem Jahr 1892 während einer Cholera-Epidemie in Hamburg. Der Mediziner war gerade zurück von einer Reise nach Indien, die ihn bis in die Ghettos Kalkuttas geführt hatte. Angesichts der Zustände im Hamburger Hafenviertel meinte er: »Ich vergesse, dass ich in Europa bin.«

Friedrich Loeffler, ein Mitarbeiter Kochs, entdeckte 1884 den Erreger der Diphtherie, das Bakterium Corynebacterium diphtheriae. Wenig später wurde am Institut Pasteur in Paris erkannt, dass die Probleme bei Diphtherie nicht von den Bakterien ausgingen, sondern von deren Toxinen.

Basierend auf diesem Wissen entwickelte der Immunologe Emil von Behring die Serumtherapie. Er ging von der These aus, dass Tiere, die infiziert werden und überleben, im Rahmen der Abwehrreaktion ein Gegengift entwickeln und damit das Diphtherie-Toxin neutralisieren können. Behring begann mit Tierversuchen und isolierte aus dem Blut infizierter Schafe sein Heilserum. Ende 1891 behandelte er damit erstmals zwei an Diphtherie erkrankte Kinder. Doch die Intervention scheiterte.

Behring ließ sich davon nicht ermutigen. Es hieß, die Dosis sei zu gering gewesen. Mithilfe seines Kollegen Paul Ehrlich konnte er die Serumtherapie dann tatsächlich entscheidend verbessern. Otto Heubner, ein befreundeter Internist und Kinderarzt, der von Emil von Behring laufend Serum bezog, äußerte sich auf Konferenzen äußerst lobend über seine Erfahrungen mit dem »Behring'schen Gold«.³⁷

Emil von Behring selbst publizierte laufend seine Erfolge, die Zeitungen überschlugen sich vor Begeisterung und schließlich interessierten sich die Farbwerke Hoechst für seine Entdeckung. Paul Ehrlich gelang es, einen gleichmäßigen Standard des Serums sicherzustellen. 57 Pferde standen als Blutspender in Diensten und ab August 1894 wurde das Heilserum verkauft. Wegen der enormen Verbreitung der Diphtherie herrschte sofort eine starke Nachfrage. Im selben Jahr wurden bereits mehr als 75.000 Ampullen verkauft.

Dem Heilserum wurde durch das Kaiserliche Gesundheitsamt »ein günstiger Einfluss« auf die Krankheitsentwicklung bestätigt. Emil von Behring wurde im extrem nationalistisch gesinnten Preußen, das im Kampf gegen Frankreich um die Weltherrschaft in der Wissenschaft ritterte, verehrt wie ein Popstar. Medien und Politik lagen Behring zu Füßen. Er nutzte dieses Ansehen auch für seinen wirtschaftlichen Vorteil. Bald wurden eigene pharmazeutische Fabriken für ihn eingerichtet, die Behringwerke in Marburg (sie bestanden von 1904 bis 1997). 1901 erhielt Emil von Behring den ersten Nobelpreis für Medizin.

Wie wirksam das Heilserum tatsächlich war, ist heute schwer zu beurteilen. Jedenfalls traten, so wie auch beim Tetanus-Serum, zahlreiche schwere Nebenwirkungen auf. Der Wiener Kinderarzt Clemens von Pirquet (1874–1929) befasste sich wissenschaftlich mit den immunologischen Reaktionen auf das Serum und erfand dafür den Fachbegriff »Allergie«, der bis in die Gegenwart nichts von seiner Aktualität einbüßte.

Von der Serumtherapie gegen Diphtherie ist heute hingegen kaum noch die Rede. Wenn vereinzelt Fälle von echter Diphtherie mit schwerer Atemnot auftreten, so ist es gar nicht einfach, die Antitoxine aufzutreiben. Sie müssen dann meist quer durch Europa eingeflogen werden und ihre Heilerfolge sind bescheiden.

Die Krankheit des Elends

Dass Diphtherie eine starke soziale Komponente hat, war schon früh bekannt. Im Jahr 1919 beschrieb der Gießener Stabsarzt Otto Huntemüller eindrucksvoll die dramatischen Umstände, die er bei seinem Kriegseinsatz beim 19. Bayerischen Infanterieregiment an der französischen Front vorfand.[38]

Von Anfang Oktober bis Dezember 1915 nahm sein Regiment an heftigen Kämpfen in der Champagne im nordöstlichen Frankreich teil. Der Dienstplan der Soldaten lautete folgendermaßen: Drei Tage Kampf an vorderster Front, dann drei Tage Bereitschaft – vierzig Meter hinter der Frontlinie, immer noch im Feuerbereich der feindlichen Artillerie –, dann wieder drei Tage Kampf. Danach durften jene, die überlebt hatten, für kurze Zeit ins Basislager zurück.

»Für die Unterkunft der Mannschaften in vorderer Linie kamen nur Stollen in Betracht, die fünf bis sechs Meter tief in den meist aus Kalkstein bestehenden Boden eingelassen wurden«, schrieb Huntemüller. »Durch die schwere Artilleriebeschießung und den daraus resultierenden ständigen Aufenthalt in den in die Kreidefelsen hineingetriebenen, schlecht gelüfteten Stollen, sowie die unregelmäßige Ernährung, da die Verpflegung wegen des feindlichen Feuers nicht immer rechtzeitig herbeigeschafft werden konnte, wurde die Truppe sehr mitgenommen.«

Die drei Tage in der Bereitschaftsstellung waren fast noch schlimmer: »Die Leute lagen hier zu sechs bis sieben Mann in niederen Erdhütten, ohne Licht und Luft, meist auf dem bloßen Erdboden, ohne Bretterunterlage, ständig dem feindlichen Feuer ausgesetzt, sobald sich etwas Rauch zeigte, sodass an eine genügende Durchheizung dieser Erdlöcher zumal in der kalten Jahreszeit nicht zu denken war. Die durch die Arbeit erhitzten und in Schweiß geratenen Mannschaften hatten in diesen kalten Stollen und Erdlöchern die beste Gelegenheit, sich zu erkälten. Es kommt noch hinzu, dass durch das Einatmen des beim Arbeiten und Sprengen aufgewirbelten Kalkstaubes die Rachenorgane gereizt und entzündet wurden, sodass es leicht zu einer Infektion mit dem Diphtheriebazillus kommen konnte.«

Die herabgesetzte Widerstandskraft zeigte sich denn auch im Ansteigen der Erkrankungsfälle, notierte Huntemüller. »Dass diese Ursachen im Bereiche der vorderen Stellung lagen, ging daraus hervor, dass von den ständig im Lager befindlichen Mannschaften, wie Handwerker, Burschen usw., niemand erkrankte.«

Otto Huntemüller erhielt den Auftrag, jene Soldaten zu ermitteln, die »Bazillenträger« waren, also Diphtherie-Bakterien im Rachenabstrich hatten. Diese Männer sollten isoliert werden, um die weitere Ausbreitung der Diphtherie zu verhindern.

Die Resultate verwunderten ihn sehr, denn es gab eine regelrechte »Epidemie im bakteriologischen Sinne«. Ob jemand krank wurde, hing nicht von den Bakterien ab, sondern vom Einsatzort und den Lebensumständen der Soldaten. Huntemüller beschrieb die Folgen des Abzugs von der Front in die besser ausgestatteten Quartiere, wo es auch regelmäßige Verpflegung gab: »Es zeigte sich, dass die Erkrankungsziffer sank, sobald die schädigenden Ursachen beseitigt wurden. Selbst die Leute, die Diphtheriebazillen in ihrem Rachen aufwiesen, blieben von der Krankheit verschont.«

Das Heilserum, das einst so gute Kritiken erhalten hatte, sorgte bei den Ärzten zunehmend für Frust. Sobald die Diphtherie ernste Symptome zeigte, schien das Serum wirkungslos. »Das Fatalste an dieser bösartigen Form der Diphtherie ist, dass uns bei ihr das Heilserum so gut wie vollständig im Stich lässt, auch bei frühzeitiger Anwendung enormer Dosen«, schrieb 1929 der angesehene Berliner Kinderarzt Wilhelm Stoeltzner.

Die Ärzte listeten »begünstigende Faktoren« für einen Ausbruch der Diphtherie auf, die nicht nur für den Krieg, sondern auch später für die Elendsjahre der Weltwirtschaftskrise galten. Dazu zählten: »Unterernährung, schwere körperliche Arbeit, licht- und luftarme Unterkünfte, Erkältung und Überanstrengung, mangelnde Heizung, mangelnde Hygiene und schlechtes Wetter«.

Die Impfung gegen Diphtherie

Emil von Behring selbst wollte die bestehenden Probleme der passiven Immunisierung lösen, indem er im Jahr 1913 auf dem Kongress für Innere Medizin in Berlin ein verbessertes Schutzmittel gegen Diphtherie vorstellte. Er nannte es TA (Toxin-Antitoxin) und empfahl es den Ärzten zur aktiven Immunisierung gegen Diphtherie. Es handelte sich also um einen Vorgänger der heutigen Schutzimpfung. Durchsetzen konnte sich diese Impfung jedoch nicht. Es hatte noch stärkere Nebenwirkungen als das Pferdeserum. Offenbar war das Toxin im Impfstoff nicht richtig abgeschwächt und damit zu aggressiv.

Vielleicht hätte Paul Ehrlich seinem Kollegen auch diesmal aus der Patsche helfen können. Doch nachdem Emil von Behring ihn finanziell verprellt hatte und ihm den gewünschten Anteil am Gewinn des Heilserums nicht bezahlte, verweigerte Ehrlich eine weitere Zusammenarbeit und sprach mit Behring kein Wort mehr.

Zehn Jahre später war es dann der Franzose Gaston Ramon, der mithilfe von Formaldehyd (Formalin) und Hitze aus dem Toxin ein Toxoid machte. – Ein entgiftetes Gift. Und dies war nun bei erträglichen Nebenwirkungen in der Lage, eine immunologische Reaktion zu erzeugen und Antikörper zu bilden.

Der englische Mediziner Alexander Glenny arbeitete zeitgleich in London am selben Wirkprinzip. Er war 1926 der Erste, der dem Impfstoff Aluminiumhydroxid zusetzte und damit die Antikörper-Produktion dramatisch steigerte. Welche immunologischen Mechanismen hier im Körper genau abliefen, blieb lange das berühmte »Dirty Little Secret« der Immunologie. Dieser Ausdruck wurde von Charles Janeway geprägt.

Das »schmutzige kleine Geheimnis« bezieht sich normalerweise auf eine versteckte erotische Beziehung, die vom Gentleman geheim gehalten wird. Am Beispiel der Impfung konnten die beteiligten Forscher jedoch nichts geheim halten, weil sie selbst nicht wussten, was Aluminium im Körper genau macht. Doch es steigerte die Antikörper-Produktion und schien nicht akut toxisch. Also waren alle zufrieden und fragten nicht länger nach. Jedenfalls begründete Alexander Glenny damit die bis heute andauernde Verwendung von Adjuvanzien als Wirkverstärker bei Totimpfungen.

Zweifelhafte Impferfolge

Im Deutschen Reich wurden ab 1925 sporadische Impfaktionen begonnen. Sowohl der Toxin-Antitoxin-Impfstoff der Behringwerke als auch der moderne Toxoid-Impfstoff von Ramon und Glenny wurden eingesetzt.

Ab 1928 galt die Anweisung, Kinder ab neun Monaten bis zum vollendeten vierten Lebensjahr zu impfen. Trotz zahlreicher Einwände und Zweifel am Erfolg der Impfung gegen Diphtherie sowie Nebenwirkungen gab das Preußische Ministerium für Volkswohlfahrt große Impfaktionen mit öffentlichen Impfterminen in Auftrag. In Berlin war 1928 bereits ein Sechstel aller Kinder bis 15 Jahre zumindest einmal gegen Diphtherie geimpft.

Ab 1936 war der an Aluminium adsorbierte Toxoid-Impfstoff im Deutschen Reich zugelassen und es wurden laufend Reihenimpfungen durchgeführt. Je mehr die Diphtherie umging, desto mehr wuchs die Impfbereitschaft bei Ärzten und Bevölkerung. In den Städten konnten ohne Impfpflicht 99 Prozent der relevanten Altersgruppen geimpft werden, in den ländlichen Gebieten lag die Quote etwas niedriger.

Nach dem Zweiten Weltkrieg ging das Diphtherie-Risiko mit der besser werdenden sozialen Lage sofort steil zurück. Zudem waren die neu entdeckten Antibiotika zunehmend verfügbar. Das Bewusstsein der Ärzteschaft für Diphtherie fiel, bedingt durch die Seltenheit der Erkrankung, ab den 1950er-Jahren ab.

Flächendeckende Reihenimpfungen setzten sowohl in Ost- wie Westdeutschland erst wieder in den 1960er-Jahren ein. Die DDR führte 1961 die Pflichtimpfung gegen Diphtherie und Tetanus ein. 1964 kam auch noch die Pflichtimpfung gegen Keuchhusten dazu.

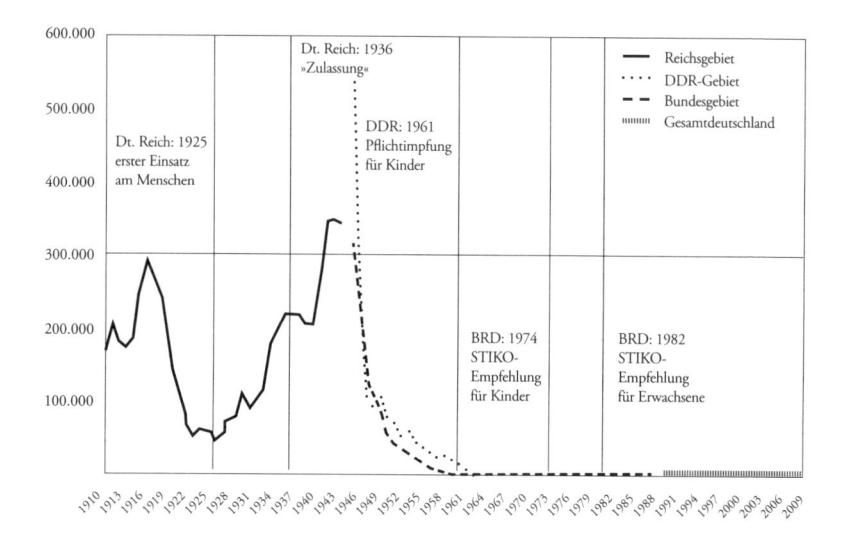

```
600.000
500.000    Dt. Reich: 1936
           »Zulassung«                          ——— Reichsgebiet
                                                ····  DDR-Gebiet
           Dt. Reich: 1925      DDR: 1961       – –  Bundesgebiet
400.000    erster Einsatz       Pflichtimpfung  ⅏⅏   Gesamtdeutschland
           am Menschen          für Kinder
300.000

200.000                         BRD: 1974       BRD: 1982
                                STIKO-          STIKO-
                                Empfehlung      Empfehlung
100.000                         für Kinder      für Erwachsene
```

Diphtherie ist eine Krankheit, die von sozialem Elend und Krieg befeuert wird. Das zeigt sich sehr gut an dieser Grafik. Nach dem Ersten Weltkrieg fielen die Fallzahlen steil ab. Mit der beginnenden Wirtschaftskrise stiegen sie wieder an und erreichten schließlich im Zweiten Weltkrieg einen Höhepunkt. Dass ab 1926 eine aktive Impfung verfügbar war, die ab 1936 breit eingesetzt wurde, hatte auf die Verläufe der Epidemie keinerlei Effekt. Gerade in den Folgejahren gab es den steilsten Anstieg. (Die Grafik stammt aus der Dissertation von Silvia Klein.[39])

In Westdeutschland hatten 1963/64 nur zehn bis dreißig Prozent der Klein- und Schulkinder einen Impfschutz gegen Diphtherie. Bei Kindern ab dem Schulalter wurde ein Impfstoff mit einer niedriger dosierten Diphtherie-Komponente verwendet. Dies reduzierte das Risiko von Nebenwirkungen etwas.

Weil Wirkung und Verträglichkeit schließlich als positiv beurteilt wurden, empfahl die STIKO 1974 die Kombi-Impfung mit Tetanus für alle Kinder. Dennoch gab es enorme Impflücken. In Nordrhein-Westfalen hatten nur 51 Prozent der Kinder bis 14 Jahre den Impfschutz, in Hamburg 69,4 Prozent der Fünf- bis Neunjährigen. Erwachsene wurden seit den 1970er-Jahren in der BRD kaum noch geimpft. Als Ursache wurde in zeitgenössischen Artikeln »die Angst vor Nebenwirkungen« genannt. Erst 1982 gab die STIKO eine Impfempfehlung für Erwachsene. Also zu einem Zeitpunkt, als die Diphtherie praktisch nicht mehr vorkam.

Generell fällt auf, dass die hohe Durchimpfung der Bevölkerung eine Zeiterscheinung der jüngeren Vergangenheit ist. In Deutschland wurden beispielsweise während der 1990er-Jahre jährlich zwischen vier und fünf Millionen Impfungen mit den Krankenkassen abgerechnet. Ab den Nullerjahren waren es dann regelmäßig zwischen sechs und acht Millionen.

»Eine Beschleunigung des Inzidenz- und Mortalitätsrückgangs nach der Impfempfehlung für Kinder und Erwachsene lässt sich an den Kurven der BRD nicht ablesen«, heißt es in der Dissertation von Silvia Klein.[40] Während der 70er- und 80er-Jahre kam es immer wieder zu lokalen Ausbrüchen. Als Ursache wurden »Stämme mit untypisch hoher Toxinbildung betrachtet, die vermutlich eingeschleppt wurden«.

Einen Vorteil der Pflichtimpfung in der DDR sieht Silvia Klein ebenfalls nicht durch die Daten bestätigt: »Die Wahrscheinlichkeit, an Diphtherie zu erkranken und zu versterben, war für die DDR deutlich höher – am höchsten ist das Risiko sogar für die Zeit zwischen 1961 und 1973, als in der DDR die Pflichtimpfung eingeführt war, während in der BRD noch keine Impfempfehlung ausgesprochen war.«

Was die Bakterien gefährlich macht

Besonders interessant ist die Tatsache, dass die Diphtherie-Bakterien auf sich allein gestellt gar nicht die Fähigkeit haben, Gifte zu produzieren. Dafür brauchen sie die Mithilfe von Viren, den sogenannten Prophagen beta. Erst wenn diese Viren die Bakterien entern und ihre Erbinformation beisteuern, können die Diphtherie-Toxine erzeugt werden.

Bakterien und Phagen haben im Lauf der Evolution eine enge Zusammenarbeit entwickelt. Denn obwohl den Bakterien die Fähigkeit fehlt, das Gift selbst zu erzeugen, besitzen sie sehr wohl ein Gen, das die Giftproduktion der viralen Gen-Sequenz ein- und ausschalten kann.

Forschungsarbeiten zeigen, dass die Toxinproduktion der Diphtherie-Bakterien vor allem dann angeworfen wird, wenn Eisenmangel besteht.[41] Gibt es genug Eisen im Organismus, so schalten die Bakterien die Produktion der Diphtherie-Toxine ab.

Damit ergibt sich eine mögliche Erklärung, warum die Diphtherie in Zeiten des Wohlstands ihre Gefährlichkeit eingebüßt hat: Kriegs- und Katastrophenzeiten sind Zeiten von Mangelernährung und Stress. Dies sind zugleich die wichtigsten Risikofaktoren für Eisenmangel. Ebenso Verletzungen, Blutverlust und chronische Entzündungen. Wenn dann noch die Diphtherie-Bakterien ihre viralen Gene einschalten, so kann das Gift dem geschwächten Organismus den Rest geben. Und genau dieses Phänomen wurde auch beim letzten großen Ausbruch der Diphtherie während der ersten Hälfte der 1990er-Jahre sichtbar.

Der letzte große Ausbruch der Diphtherie in Europa

Im Zweiten Weltkrieg war kein günstiger Einfluss der Impfstoffe gegen Diphtherie zu beobachten. Nach dem Krieg liefen die Impfkampagnen erst großflächig an, als die Krankheit bereits sehr selten war. Sie trat durch die Verbesserung der Lebensverhältnisse im Lauf der Jahrzehnte immer seltener auf. Die Impfung musste deshalb ihren Wirkbeweis kaum jemals antreten.

Gerade dann, wenn sie gebraucht wurde, versagte sie jedoch. Die letzte große Diphtherie-Epidemie im europäischen Osten grassierte in der ersten Hälfte der 1990er-Jahre und forderte mehrere tausend Todesopfer.

Ich habe mir die wissenschaftliche Aufarbeitung dieser Epidemie im Detail angesehen und war geschockt, wie sehr die tatsächlichen

Ereignisse von dem abwichen, was bei uns von den öffentlichen Stellen verbreitet wurde. Da wurde nämlich immer erklärt, dass »im Ostblock« nach dem Zusammenbruch der UdSSR die Impfmoral so schrecklich eingebrochen wäre und in der Folge die Diphtherie »sofort ihre Chance genützt habe«. Diese Darstellung findet sich auch auf zahlreichen Webseiten von Behörden und Medizinern.

In den meisten dieser Berichte steht, dass Diphtherie heute wegen der Schutzimpfung keine Rolle mehr spielt. »Doch sobald die Durchimpfungsrate unter einen bestimmten Wert sinkt, nehmen die Erkrankungszahlen wieder erheblich zu«, heißt es beispielsweise auf Wikipedia. Und als Beispiel wird stets der letzte große Ausbruch der Diphtherie in Osteuropa genannt.

Ich zitiere hier das Beispiel der Ukraine, eines der Länder, in denen die Diphtherie besonders schlimm gewütet hat. Bei der Kontrolle der Impfpässe stellte sich heraus, dass die Kinder – nach westeuropäischen Kriterien – nicht weniger geimpft, sondern sogar überimpft waren. Bei uns besteht die Grundimmunisierung gegen Diphtherie aus vier Impfungen; seit im Jahr 2010 der Impfplan geändert wurde, stellten viele Länder Europas sogar auf drei Dosen um. In der Ukraine bekamen die Kinder bis zum sechsten Lebensjahr hingegen sechs Impfungen bis zum Volksschulalter.

Und dies waren die Ergebnisse der Analyse: Unter den 3723 Kindern, die in der Ukraine in den Jahren 1992 bis 1997 an Diphtherie erkrankten, hatten 80,4 Prozent einen vollständig ausgefüllten Impfpass. Bei den 1920 Opfern in der Altersgruppe von 16 bis 19 Jahren lag der Anteil sogar bei 81,5 Prozent.

Impfstatus der gemeldeten Diphtheriefälle, Ukraine 1992–1997 [42]

Altersgruppe in Jahren	Ungeimpft		Geimpft		Gesamt
	Anzahl	%	Anzahl	%	
0–15	729	19,6	2994	80,4	3723
16–19	355	18,5	1565	81,5	1920
20–29	1389	46,2	1624	53,8	3013
30–39	1858	52,1	1499	47,9	3357
40–49	2147	56,8	1633	43,2	3780
≥ 50	976	64,5	593	35,5	1569
Gesamt	7454	43,0	9908	57,0	17.362

Von derart beschämenden Zahlen (siehe Tabelle) war später in der Impfpropaganda nie mehr die Rede. Da wurde das Märchen verbreitet, dass im Zuge der Auflösung der Sowjetunion die Impfmoral so stark eingebrochen sei, dass mit der Diphtherie-Epidemie die Strafe auf den Fuß folgte. Als sich das als falsch herausstellte, hieß es, dass die Ostblock-Impfungen eben nichts getaugt hätten. Eine diesbezügliche Untersuchung der WHO ergab jedoch keine schlechtere Wirksamkeit als jene der westlichen Impfstoffe.

Wozu also werden die Kinder gegen Diphtherie geimpft, wenn diese dann im Ernstfall kaum besser geschützt sind als ungeimpfte Kinder? Hier wäre eine vernünftige Wissenschaft wirklich gefordert. Stattdessen verharren die Impfexperten in Nostalgie, halten an den traditionsreichen Impfstoffen der Vergangenheit fest und versuchen sogar noch, die Epidemie für die Impfwerbung einzusetzen.

Als in der wissenschaftlichen Analyse der Katastrophe längst das Versagen der Diphtherie-Impfung feststand, verbreitete der damalige Vorsitzende der Berliner »Ständigen Impfkommission« (STIKO), Heinz-Joseph Schmitt, eine andere Version: dass nämlich Deutschland und Westeuropa nur durch die hohe Impfmoral vor einem gefährlichen Überschwappen der verheerenden Epidemie geschützt werden konnten.

In Wahrheit erwies sich die Diphtherie als das, was sie immer war: eine Krankheit des Kriegs, des Elends und der sozialen Missstände. Erste Diphtheriefälle waren 1991 in den Kasernen heimkehrender Afghanistan-Kämpfer aufgetreten und hatten sich dann über die Lazarette und Krankenhäuser rasch in den Nachfolgestaaten der ehemaligen UdSSR ausgebreitet. Die meisten Todesfälle gab es im Obdachlosen- und Alkoholikermilieu der Städte.

Wie unsinnig die Aussagen der heimischen Impfgranden nach den Kriterien ihrer eigenen Logik war, zeigen Untersuchungen des Robert Koch-Instituts über die Impfmoral der Deutschen bezüglich Diphtherie. Die Impfrate der Erwachsenen sei besser als in den 1990er-Jahren, hieß es in der 2013 durchgeführten letzten umfassenden Erhebung,[43] »dennoch haben immer noch 42,9 Prozent in den letzten zehn Jahren keine Diphtherieimpfung erhalten«.

Wenn es allein darum ginge, hätten die Diphtherie-Erreger in Deutschland – und wohl auch im restlichen Europa – jede Menge ungeschützte Opfer gefunden. Dennoch blieb die Epidemie im Wesentlichen auf die Bevölkerung in den Elendsvierteln von Kiew, Minsk und Moskau beschränkt.

Man hätte nicht so überrascht sein müssen vom Versagen der Impfung, wären die Resultate früherer Arbeiten ernst genommen worden. Beispielsweise die »Studie über Diphtherie in zwei Gebieten Großbritanniens« aus dem Jahr 1950.[44] Da kam es zum Entsetzen der damaligen Ärzte zum Ausbruch einer Diphtherie-Epidemie, obwohl 94 Prozent der Bevölkerung immunisiert waren. Die Schutzimpfung, heißt es im Text, »ist nicht imstande, die Entstehung einer Epidemie zu unterbinden«.

Ähnlich schwer zu erklären ist ein Ausbruch in der Schweiz, der im Jahr 1945 die zwei Kantone Basel und Genf besonders hart traf. Insgesamt sind mehr als 5000 Diphtheriefälle aufgetreten. Das Besondere dabei: In Genf galt seit 1933 der Impfzwang bei Diphtherie. Die Bevölkerung war zu 95 Prozent durchgeimpft. In Basel hingegen lag die Durchimpfung der Kinder nicht einmal bei 18 Prozent. Überrascht notieren die Autoren: »Trotz dieser eminenten Verschiedenheit im Impfgrad verläuft in beiden Kantonen ... mit oder ohne Schutzimpfung die Epidemie identisch.«[45]

Nach beiden Vorfällen rätseln die Mediziner über den Wert der Schutzimpfung und ringen um Erklärungen. Doch mit etwas Anstrengung gelang es stets, die Bedenken zu zerstreuen. Und rasch wuchs Gras über die Sache.

Die Schweizer Ausbrüche wurden beispielsweise damit erklärt, dass vorangegangene Infektionen in den Jahren 1904 und 1920 möglicherweise »die kindliche Population derart immunisiert haben, dass im Endemiejahr 1945 keine empfänglichen Individuen mehr vorhanden waren«. – Was das bedeuten soll, bleibt wohl ein Geheimnis.

In den meisten Lehrbüchern steht zwar, dass die Diphtherie keine Immunität hinterlässt. Doch wenn es darum geht, eine rasche Erklärung für ein Rätsel zu finden, so war man offenbar nicht so streng.

Ebenso verfuhren die britischen Experten mit ihrem rätselhaften Outbreak: Weil die Epidemie insgesamt relativ mild verlief und nur wenige Todesopfer forderte, wurde der Impfung doch eine gewisse Wirkung zugestanden. Wenn sie schon die Krankheit nicht verhindern konnte, so hat sie diese doch wahrscheinlich abgeschwächt. Die alternative Erklärung wäre wohl zu hart gewesen: dass es nämlich egal ist, ob gegen Diphtherie geimpft wird oder nicht.

Impfexperten und weite Teile des konservativen medizinischen Establishments beharren unbeirrt auf über hundert Jahre alten Dogmen und sind sehr erfindungsreich im Abwehren unerwünschter Fakten.

In Wahrheit stellt sich bei diesen uralten Impfungen wie Diphtherie, aber auch Tetanus die Frage, ob sie unter modernen Bedingungen überhaupt noch einmal zugelassen würden.

Diphtherie-Antikörper-Titer

Titer	Interpretation
< 0,1 IU/ml	Kein Impfschutz nachweisbar, Grundimmunisierung erforderlich
0,1–1,0 IU/ml	Impfschutz nicht sicher ausreichend, Auffrischung erforderlich
1,0–1,4 IU/ml	Auffrischung nach fünf Jahren empfohlen
1,4–2,0 IU/ml	Auffrischung nach sieben Jahren empfohlen
> 2,0 IU/ml	Auffrischung nach zehn Jahren empfohlen

Diphtherie – Zusammenfassung

	sehr gering bis null	gering	mittel	hoch	sehr hoch
Gefährlichkeit der Krankheit				X	
Wahrscheinlichkeit des Kontakts mit den Erregern			X		
Wahrscheinlichkeit des Ausbruchs der Krankheit (ungeimpft)	X				
Schutzwirkung der Impfung		X			
Sicherheit der Impfung		X			
Sinnhaftigkeit der Impfung für die Normalbevölkerung	X				
Sinnhaftigkeit der Impfung für Risikogruppen		X			
Bedeutung der Impfung für den Herdenschutz der Bevölkerung	X				

Keuchhusten

Keuchhusten oder Pertussis ist eine akute Atemwegsinfektion, die durch das Bakterium Bordetella pertussis ausgelöst wird. Die Bakterien sind stäbchenförmig und aerob, benötigen zum Leben also Sauerstoff. Sie haben ein Repertoire verschiedener Toxine zur Verfügung, die sie einsetzen können. Davon hängen die Schäden ab, die sie bei der Vermehrung an den äußeren Zellen der Atemwege anrichten, und in der Folge auch die klinischen Symptome der Krankheit.

Keuchhusten-Bakterien wurden 1906 von den belgischen Wissenschaftlern Jules Bordet und Octave Gengou entdeckt. Zuerst wurden sie als Haemophilus-Variante angesehen, doch bald zeigte sich, dass es sich um eine eigenständige Art handelt. Sie wurden zu Ehren von Bordet als Bordetella pertussis bezeichnet. Der Ausdruck »pertussis« stammt aus dem Lateinischen und bedeutet »sehr husten«.

Die Bakterien werden über Tröpfcheninfektion von Mensch zu Mensch übertragen. Wenn sie die lokale Immunabwehr überwinden, binden die Bakterien an die Zellen des Flimmerepithels, das die Atemwege auskleidet. Dort setzen sie ihre Toxine frei und lösen so die Krankheit aus.

Ein bis zwei Wochen nach der Ansteckung kommt es vor allem nachts zu schweren Hustenanfällen. Die einzelnen Hustenstöße erfolgen immer rascher hintereinander. Man kann bis zur Luftnot husten, bis eine ziehende Einatmung folgt, die wiederum zu einigen Hustenstößen führt. Manchmal kann es infolge der Hustenanfälle auch zu Erbrechen kommen. Nach vier bis sechs Wochen lassen Schwere und Anzahl der Hustenanfälle nach, um im Lauf der darauffolgenden Wochen abzuklingen.

Säuglinge sind besonders gefährdet, weil bei ihnen statt der typischen Hustenanfälle mitunter ein Atemstillstand eintreten kann, der zum plötzlichen Tod führt. Dies ist jedoch extrem selten. Etwas häufiger sind begleitende Komplikationen wie eine Mittelohrentzündung, eine eitrige Bronchitis oder eine Lungenentzündung.

Die Symptome sind von Mensch zu Mensch stark unterschiedlich. Viele merken es gar nicht, dass sie selbst oder ihr Kind gerade Keuchhusten durchmacht. Auch bei Ausbrüchen in Kindergruppen oder Schulen zeigt sich eine ungleiche Verteilung – mit einigen schwer betroffenen und vielen leichten Fällen.

Bei Erwachsenen fehlen oft die typischen Symptome. Deshalb wird Pertussis hier nur schwer erkannt. Wissenschaftliche Schätzungen gehen davon aus, dass nur eine von tausend Infektionen überhaupt den Behörden gemeldet wird, weil die meisten ohne Symptome oder sehr mild auftreten. Unter diesen Voraussetzungen ist es wahrscheinlich, dass jeder Mensch bis zum Erwachsenenalter einmal Keuchhusten gehabt hat.

Nach einer durchgemachten Keuchhusten-Erkrankung besteht keine zuverlässige Immunität. Je nachdem, welche Bakterientoxine beteiligt waren und welche Art der Immunreaktion abläuft, kann der Schutz vier bis zwanzig Jahre anhalten. Es ist jedoch wahrscheinlich, dass eine durchgemachte Erkrankung eine nachfolgende Infektion abschwächt und zumindest ein Teilschutz besteht.

Auch der verwandte Bakterienstamm Bordetella parapertussis kann in seltenen Fällen und bei meist mildem Verlauf Keuchhusten auslösen. Das ist insofern überraschend, als man lange Zeit dachte, dass die Symptome der Krankheit ausschließlich von den Bakteriengiften ausgelöst werden. B. parapertussis erzeugt jedoch keine Toxine.

Therapie mit Antibiotika

Bei Keuchhusten wird schulmedizinisch eine möglichst frühzeitige Therapie mit einem Antibiotikum empfohlen, meist mit den Wirkstoffen Erythromycin oder Cotrimoxazol. Je früher die Betroffenen das Antibiotikum einnehmen, umso schneller und unkomplizierter ist normalerweise der Heilungsprozess. Verhindern kann man den Ausbruch der Erkrankung nach der Infektion mit Bordetella pertussis jedoch nicht mehr.

Antibiotika lindern die Symptome zwar nicht, sorgen jedoch dafür, dass die Patienten weniger lange ansteckend sind. Nach Beginn der Therapie dauert es etwa fünf Tage, bis keine Ansteckungsgefahr mehr besteht. Antibiotika werden auch zur Vorbeugung eines Krankheitsausbruchs bei Haushaltsmitgliedern und zur Verhinderung der weiteren Ausbreitung des Keims empfohlen.

Bei milden Fällen von Keuchhusten ist nach Absprache mit den behandelnden Ärzten oft gar keine medikamentöse Therapie nötig. Die Ansteckungsgefahr endet, wenn der Husten der Kinder deutlich schwächer wird.

Bei erkrankten Säuglingen wird meist eine stationäre Aufnahme empfohlen, da sich die Babys schwertun, den Schleim selbstständig abzuhusten, sodass dieser abgesaugt werden muss. Zu Hause ist es gut, wenn den Kindern regelmäßig Tee angeboten wird und sie eine möglichst angenehme, ruhige Umgebung haben. Es hat auch Sinn, das Schlafzimmer zu befeuchten, etwa durch das Aufhängen nasser Handtücher. Das lindert die nächtlichen Hustenanfälle. Es sollte nicht zu warm im Zimmer sein. Das Wichtigste sind jedenfalls Zuwendung und Beruhigung, wenn die Kinder ihre Anfälle durchmachen.

Schwerer Keuchhusten ist eine langwierige, mühsame Krankheit für Kinder und Erwachsene. Für Säuglinge kann sie lebensgefährlich sein. Unzählige Mediziner und Wissenschaftler haben sich deshalb mit der Frage beschäftigt, wie die Infektion verhindert werden könnte bzw. wie man eine Immunität erzeugt.

Bislang sind keine Tiere bekannt, die ein natürliches Reservoir für Bordetella pertussis bilden. Es kommt also aus diesem Bereich nicht zu einer ständigen Invasion frischer Bakterien. Insofern, hofften die Gesundheitsbehörden, müsste es doch möglich sein, die Keuchhusten-Erkrankung zurückzudrängen oder vielleicht sogar zu eliminieren. Die WHO setzte mehrfach Ziele, eine Inzidenz von weniger als einem Fall pro 100.000 Einwohner zu erreichen. Und dafür brauchte es natürlich eine gute Impfung.

Die Keuchhusten-Impfung

Schon bald nach der Entdeckung der Pertussis-Bakterien im Jahr 1906 versuchen mehrere Wissenschafter eine Impfung zu entwickeln. Deren Grundprinzip ist einfach. Es handelt sich dabei im Kern um abgetötete Pertussis-Bakterien, die über verschiedene Rezepturen verarbeitet und injiziert werden. Bereits in den 1910er-Jahren gibt es die ersten Anwendungsversuche.

Thorvald Madsen (1870–1957), Direktor des dänischen Statens Serum Instituts in Kopenhagen, ist einer dieser Pioniere. Er setzt seine Impfstoffe bei zwei Ausbrüchen von Keuchhusten auf den Färöer-Inseln im Nordatlantik ein und schreibt darüber detaillierte Studienprotokolle. 1933 berichtet er, dass die Versuche erfolgreich verliefen. Allerdings erwähnt Madsen auch, dass es binnen 48 Stunden nach Gabe der Impfung zu zwei Todesfällen kam.

Die Impfung wird in den USA von Pearl Kendrick weiterentwickelt. Die Bakteriologin ist auch die Erste, die ihren Impfstoff – wiederum handelt es sich um abgetötete Keuchhusten-Bakterien – mit Diphtherie- und Tetanus-Toxoiden kombiniert. Zudem entwickelt sie die über viele Jahre meistverwendete Dreier-Impfung DTP (Diphtherie-Tetanus-Pertussis).

1947 wird diese Kombi in den USA erstmals öffentlich empfohlen und auch gleich in einigen Bundesstaaten zur Pflichtimpfung erklärt. Bereits im Jahr darauf gibt es rund ein Dutzend Firmen, die DTP-Impfstoffe herstellen und international anbieten. Die meisten dieser Impfstoffe enthalten Aluminiumhydroxid als Adjuvans und Wirkverstärker.

In der BRD wird der Madsen-Impfstoff von den Behringwerken hergestellt und 1951 erfolgt auch hier die Kombination mit Diphtherie und Tetanus. Eine Dosis enthält neun bis elf Milliarden abgetötete Pertussis-Bakterien. Ihre Wirksamkeit wird nach Gabe von drei Dosen in früher Kindheit mit 80 bis 90 Prozent angegeben.

Laufend gibt es Meldungen zu Nebenwirkungen. Als besonders unverträglich gilt eine 1959 eingeführte Vierer-Kombination, in der auch die Polio-Komponente enthalten ist. Es kommt zu einer

Reihe von Gerichtsverfahren und der Impfstoff wird 1968 vom Markt genommen. Dennoch besteht in den USA bereits in den meisten Bundesstaaten Impfpflicht.

In Westdeutschland wird 1969 eine eigene »Keuchhustenkommission« eingerichtet. Sie gibt eine Impfempfehlung für Babys samt einer Auffrischung im zweiten Lebensjahr. Damit sollte es aber genug sein. Wegen des geringen Risikos, das jenseits des ersten Lebensjahres von Keuchhusten ausgeht, und des hohen Nebenwirkungsrisikos der Impfung wird ab dem dritten Lebensjahr keine weitere Impfung mehr empfohlen.

In Großbritannien entsteht während der frühen 1970er-Jahre eine heftige öffentliche Debatte über die Sicherheit der Pertussis-Impfstoffe. Die ersten Selbsthilfegruppen von Eltern impfgeschädigter Kinder formieren sich. Zwischen 1974 und 1978 fällt die Impfrate der Kinder von achtzig auf dreißig Prozent, in manchen Regionen sogar unter zehn Prozent.

Auch in Deutschland entspinnt sich kurz nach der Empfehlung der Keuchhustenkommission eine lang andauernde Diskussion über die Wirksamkeit, Nebenwirkungen und Komplikationen der Impfung. Besonders engagiert ist der Hamburger Mediziner Wolfgang Ehrengut, der auch Mitglied der STIKO ist. Er liefert sich teils heftige Gefechte mit kritiklosen Befürwortern der Impfung.

Doch er hat gute Argumente: Ehrengut hatte durchgesetzt, dass in Hamburg die Keuchhusten-Impfung bereits 1962 aus den öffentlichen Impfstellen verbannt wurde. Hamburger Eltern konnten fortan ihre Kinder nur noch bei den niedergelassenen Ärzten gegen die Krankheit impfen lassen. Doch nur etwa 15 Prozent taten das.

Ehrengut verglich die Auswirkungen der extrem niedrigen Impfrate in Hamburg mit anderen Bundesländern und fand dabei keine Gefährdung.[46] Im Gegenteil: In Berlin, wo die Impfrate bei vierzig Prozent lag, forderte Keuchhusten mehr als doppelt so viele Todesopfer wie in Hamburg. Zusätzlich verglich Ehrengut die Nebenwirkungen der Impfung mit jenen der Krankheit. Und hier zeigte sich, dass unter der geringen Zahl der Impflinge im Großraum Hamburg mehr »klonische Konvulsionen« (heftige krampfartige

Anfälle) registriert wurden als in der sechsmal größeren Gruppe der ungeimpften Kinder.

Ehrengut errechnete die Wahrscheinlichkeit eines bleibenden Impfschadens durch die Keuchhusten-Impfung mit 1 pro 25.350 Impfungen.[47] Dieses Risiko sei 32 Mal höher als nach der Diphtherie-Tetanus-Impfung. Ehrengut setzte sich schließlich mit seinen Argumenten in der STIKO durch. Im Jahr 1974 wird die allgemeine Empfehlung der Keuchhusten-Impfung zurückgenommen und sie wird aus dem kostenlosen Impfprogramm gestrichen.

1975 stoppt auch Japan die Impfung, nachdem Todesfälle aufgetreten sind. In der Folge wird sie zwar wieder empfohlen, allerdings nicht mehr für Babys, sondern erst für Kinder ab zwei Jahren. Auch hier kommt es zu einem Absturz der Impfrate von siebzig auf zwanzig bis vierzig Prozent.

Die Pertussis-Impfung wird in vielen Ländern zum Dauer-Streitthema. Während die eine Seite die schweren Nebenwirkungen betont, kontert die andere mit den Nebenwirkungen und Todesfällen, die durch die Krankheit verursacht werden.

Auch in Schweden werden Mitte der 1970er-Jahre die Impfkampagnen gestoppt. Als Grund nennen die Behörden jedoch nicht nur die hohe Nebenwirkungsrate, sondern auch die mangelnde Wirksamkeit der Keuchhusten-Impfung.

In den USA wird 1981 eine Vergleichsstudie publiziert. Sie zeigt, dass die Diphtherie-Tetanus-Impfung deutlich verträglicher ist als die DTP-Kombi.

Die britischen Behörden berechnen das Risiko einer schweren neurologischen Krankheit binnen einer Woche nach der Keuchhusten-Impfung mit einer Wahrscheinlichkeit von 1 zu 110.000 Impfungen.

Immer öfter erscheinen Berichte im TV über schwer impfgeschädigte Kinder. Im Jahr 1984 stellt der große Impfstoffhersteller Wyeth die Produktion von Pertussis-Impfstoffen ein. Es gibt in der Folge nur noch zwei Hersteller in den USA.

1985 erscheint mit »A Shot in the Dark« von Harris L. Coulter und Barbara Loe Fisher ein Bestseller, der zahlreiche Schadensfälle infolge der DTP-Impfung dokumentiert. Insgesamt sind zu diesem Zeitpunkt in den USA bereits 219 Gerichtsprozesse mit einer durchschnittlichen geforderten Schadenssumme von 26 Millionen US-Dollar im Laufen.

Im Folgejahr wird in den USA ein Gesetz veröffentlicht, das für Betroffene von Impfschäden eine Kompensation vorsieht. Gleichzeitig wird es aber de facto unmöglich gemacht, Impfstoffhersteller direkt zu verklagen. Damit wollen die Behörden verhindern, dass sich auch noch die restlichen verbliebenen Impfstoffhersteller, so wie angedroht, aus der Produktion zurückziehen.

Impfpause in Deutschland

Von 1975 bis 1991 war die Keuchhusten-Impfung in Westdeutschland nicht generell für die Allgemeinheit empfohlen. Lediglich Kinder mit erhöhtem Risiko sollten geimpft werden. In Ostdeutschland galt hingegen die Impfpflicht. Insofern ergibt sich eine gute Möglichkeit, den Effekt der Impfung zu erkunden.

Besonders interessant ist die – stark von Wolfgang Ehrengut inspirierte – Begründung der STIKO für die Aussetzung der Impfung. Sie führt an, dass es bei Keuchhusten einen starken Zusammenhang zwischen Komplikationen der Krankheit und sozialer Lage gibt.

Der entscheidende Rückgang in Häufigkeit und Letalität von Keuchhusten sei – dank besserer Hygiene und in Abwesenheit von Elend und Krieg – bereits vor der Einführung der Impfungen passiert. Dieser Rückgang verlief in den meisten Ländern ähnlich, obwohl sie vollkommen unterschiedliche Impfkonzepte verfolgt haben.

Die Impfung sei außerdem kein Garant für einen Schutz: Dreißig Prozent der Geimpften erkranken trotz Impfung an Pertussis und haben schwere Verläufe. Außerdem sei die Schutzdauer nach der Impfung nur kurz.

Und schließlich nannten die STIKO-Experten auch noch das Hauptdilemma der Impfung: Über die Basis-Immunisierung baut sich frühestens ab dem siebten Lebensmonat eine Immunität auf.

Das größte Sterberisiko liegt aber im ersten Lebenshalbjahr. Insofern eignet sich die Impfung wenig, Hospitalisierungen, Komplikationen und Todesfälle während der schwierigsten Zeit zu vermeiden.

Die Impfempfehlung war schon davor von vielen Ärzten nicht unterstützt worden. Nun stürzte die Impfquote ganz ab. Einzig in Bayern blieb die Empfehlung noch aufrecht. Dennoch war nur etwa ein Drittel der Kinder geimpft.

In der DDR ging man hingegen einen vollkommen konträren Weg. Man war stolz auf einen selbst produzierten Impfstoff, der ab 1960 verfügbar war. Bald war, wie im Westen, die Dreier-Kombi mit Diphtherie und Tetanus obligat. Ab 1964 galt die Impfung der Kinder als gesetzliche Pflicht. Gegeben wurden drei Dosen im Alter von zwei, drei und sechs Monaten. Danach noch eine Booster-Dosis im dritten Lebensjahr sowie eine fünfte Dosis vor Schuleintritt.

Auch im Osten gab es kritische Stimmen, und die Abkehr mancher Länder von der Pertussis-Empfehlung wurde durchaus offen diskutiert. Doch man entschied sich für die Beibehaltung der Impfpflicht bei gleichzeitiger recht großzügiger Ausnahme-Regelung, wenn es Kontraindikationen gab. Kinder mit Keuchhusten wurden in den ersten fünf Wochen der Erkrankung streng isoliert. Ungeimpfte Kinder durften bei Erkrankungsfällen Schule oder Kindergarten 21 Tage lang nicht besuchen. Mit derartigen Maßnahmen wurde eine Impfquote von mehr als neunzig Prozent erreicht.

Was geschah nun in Ländern wie Deutschland, Japan, England, Schweden oder Russland, in denen über einen längeren Zeitraum nicht gegen Keuchhusten geimpft wurde?

In dieser Zeit kam es zwar vermehrt zu Ausbrüchen von Keuchhusten. Dennoch stieg die Inzidenz, laut Robert Koch-Institut, im schlimmsten Jahr gerade mal auf 160 Fälle pro 100.000 Einwohner an.

In den russischen Statistiken ist während der impffreien Zeit ein größeres Auf und Ab bei den Fällen, im Schnitt aber kaum ein Anstieg zu erkennen. In Japan war der Zenit bei Keuchhusten gar schon bei zehn Fällen pro 100.000 Einwohner erreicht, um danach wieder deutlich abzufallen.

Und obwohl sicherlich zahlreiche Keuchhusten-Fälle von den Ärzten übersehen und nicht gemeldet wurden – die Dunkelziffer also wohl beträchtlich ist –, war von einer massenhaften Ausbreitung der Krankheit wenig zu merken. Wie die Berichte der verschiedenen Länder zeigen, erkrankt nur ein Bruchteil der Menschen an Keuchhusten. Ganz im Gegensatz beispielsweise zu den Windpocken, die ungeimpft fast jedes Kind durchmacht.

Neuanfang mit azellulärer Impfung

In Österreich blieb die Pertussis-Impfung stets empfohlen, so wie auch in der Schweiz und vielen anderen Ländern. Dennoch kam es immer wieder zu Ausbrüchen. Ein korrekter internationaler Vergleich der Inzidenz ist bei Keuchhusten jedoch schwierig, weil es lokal unterschiedliche Definitionen der Krankheit und unterschiedliche Meldebestimmungen gibt.

Nach der Wiedervereinigung Deutschlands schlug auch dort langsam die Stimmung in Bezug auf die Impfungen um. Die Presse schrieb nun nicht mehr über Nebenwirkungen, sondern über Keuchhusten-Ausbrüche. Und so ergab sich beim Impfen einer der wenigen Aspekte der Zusammenführung, wo sich die ostdeutschen Rezepte durchsetzten. Zwar nicht der Impfzwang, aber doch die Wiedereinführung der Impfempfehlung für Keuchhusten durch die STIKO im Jahr 1991. Zunächst noch mit den Ganzzell-Impfstoffen.

Schließlich reagierten die Hersteller jedoch auf die jahrelange Kritik und brachten neue Impfstoffe auf den Markt. Sie bestanden nicht mehr aus abgetöteten Bakterien, sondern enthielten inaktiviertes und genetisch verändertes Pertussis-Toxoid. Dazu zwei Oberflächen-Proteine: filamentöses Hämagglutinin und Pertactin, das die Bakterien zur Anhaftung an die Wirtszellen benötigen.

Diese neuen azellulären (zellfreien) Impfstoffe waren ab 1994 verfügbar. Der Reihe nach nahmen sie fast alle Länder in ihre nationalen Impfpläne auf und ersetzten damit die Ganzzell-Impfungen.

Und das mit gutem Grund. Die Studien zeigten nämlich nicht nur weniger Nebenwirkungen, sondern auch einen guten immunologischen Effekt.

Eine der qualitativ besten Arbeiten dazu war eine große italienische Studie, die 1996 publiziert wurde.[48] Insgesamt waren daran 14.751 Kinder beteiligt, die in vier Gruppen gelost wurden. Zwei Gruppen erhielten jeweils eine der neuen azellulären Impfstoffe. Eine dritte Gruppe wurde mit dem bisherigen Ganzzell-Impfstoff geimpft. Und die Kontrollgruppe erhielt einen Impfstoff gegen Diphtherie und Tetanus ohne Keuchhusten-Komponente.

Fälle von Keuchhusten wurden definiert als mindestens drei Wochen andauernder krampfartiger Husten und eine laborbestätigte Infektion. Beobachtet wurde ein Zeitraum von rund eineinhalb Jahren nach der ersten Impfung.

Beinahe jedes 20. Kind erkrankte. Konkret waren das 618 bestätigte Fälle von Keuchhusten. Die beiden getesteten neuen Impfstoffe schnitten gut ab und erreichten eine Schutzwirkung von 84 Prozent. Der Ganzzellimpfstoff – ein in Europa damals weitverbreitetes Produkt von Sanofi Pasteur – brachte es auf eine beschämende Wirksamkeit von nur 36 Prozent, er schnitt damit nur unwesentlich besser ab als die Kontrollgruppe ganz ohne Pertussis-Impfung.

Dafür hatte der alte Impfstoff mit Abstand die meisten Nebenwirkungen: Vierzig Prozent der Kinder entwickelten Fieber über 38 Grad – im Vergleich zu einer Fieberrate von drei bis sieben Prozent in den anderen Gruppen. Neun Kinder machten eine der gefürchteten hypotonisch-hyporesponsiven Phasen durch, wobei die Kinder kollaps- und schockähnliche Zustände zeigten und über Minuten, manchmal auch Stunden, apathisch und schlaff waren. Zwei Kinder entwickelten nach der Keuchhusten-Impfung eine potenziell lebensbedrohliche Zyanose (Blaufärbung durch Unterversorgung mit Sauerstoff) und drei Kinder hatten nicht näher bezeichnete »Anfälle«.

Anlässlich solch katastrophaler Studienresultate tauchen natürlich peinliche Fragen auf: Wurde jahrzehntelang ein Impfstoff verwendet, der gerade einmal zu 36 Prozent vor Keuchhusten schützt?

Und das unmittelbar nach der Grundimmunisierung, also am Höhepunkt seiner Wirksamkeit? Wurde ein Impfstoff verwendet, der nicht nur extrem viele Nebenwirkungen, sondern auch fast keine Wirkung an sich aufweist?

Ich finde es immer wieder erstaunlich, wie wenig die ursprünglichen Angaben der Hersteller von den Behörden hinterfragt werden. Sie verteidigen die am Markt befindlichen Impfstoffe, und ihre Wirksamkeit wird hochgepriesen. Schließlich gibt es Daten, die das beweisen.

Diese Daten stammen oft aus uralten Studien, die von den Herstellerfirmen von vorn bis hinten kontrolliert und natürlich auch finanziert wurden. Vonseiten der Behörden gab es nie eine Nachprüfung dieser Angaben – beispielsweise durch die Organisation eigener unabhängiger Studien.

Und dann, wenn nach Jahren neue Impfstoffe auf den Markt kommen, erscheinen neue Studien, wie eben jene aus Italien, die plötzlich verheerende Resultate der alten Impfstoffe dokumentiert, die wir jahrzehntelang verwendet haben.

Wir verlassen uns voll auf die Industrieforschung. Fundierte Kritik im Impfbereich kommt vor allem dann auf, wenn ein Konzern gegen die Produkte des Konkurrenzkonzerns »ermittelt« und eine Vergleichsstudie initiiert.

Es ist eine Schande, dass wir darauf angewiesen sind, dass ein Konzern, der eine eigene neue Impfung verkaufen möchte, nachweist, dass die alte Impfung schlecht und nebenwirkungsreich war.

Es wäre unbedingt notwendig, die von den Herstellern vorgelegten Studien zu prüfen. Und nicht nur danach, ob die Ethikkommission zugestimmt hat und das formale Design in Ordnung war, sondern auch, ob die in der relativ künstlichen Studienwelt erbrachten Resultate überhaupt auf die Verhältnisse in der »richtigen Welt« übertragbar sind.

Es braucht unabhängig finanzierte Studien, welche die verschiedenen Produkte am Markt gegeneinander testen, und es braucht eine Kontrollgruppe, die keine Impfung – oder eine spätere Impfung – bekommt. Dann würden wir von Anfang an Sicherheit haben, ob die Angaben der Hersteller stimmen – bevor wir die Impfstoffe jahrelang guten Glaubens an unseren Kindern ausprobieren. Und ich bin mir sicher, dass wir die eine oder andere Überraschung erleben würden.

Rückkehr des Keuchhustens

In Deutschland wurden azelluläre Impfstoffe 1994 verfügbar, sie ersetzten schnell die Ganzkeim-Impfstoffe. Trotz der Impfempfehlungen wirkte in Westdeutschland noch eine gewisse Skepsis nach. Erst langsam gewöhnten sich die Menschen wieder an die Keuchhusten-Impfung. Im Jahr 1998 lag der Anteil der Geimpften im Westen immer noch bei bescheidenen 57,7 Prozent.

Der Impfkalender wurde mehrfach aufgestockt. Im Jahr 2000 wurde eine zusätzliche Auffrischung im Alter von 9 bis 17 Jahren empfohlen. 2006 kam noch einmal eine Dosis im Alter von 5 bis 6 Jahren dazu. Ein regelrechtes Impf-Feuerwerk wurde ausgerufen. Und das trug auch Früchte.

Die Impfwilligkeit der Bevölkerung ist an sich hoch. Und so stieg die Durchimpfungsrate laufend. Im Jahr 2014 lag der Anteil der Schulanfänger mit vollständiger Grundimmunisierung gegen Keuchhusten im Osten bei 96,8 Prozent und im Westen bei 95,2 Prozent.

Kurioserweise lief der Trend in der Krankheitshäufigkeit jedoch genau in die Gegenrichtung. Zur Jahrtausendwende waren die Pertussis-Fallzahlen in Deutschland auf einem historischen Tief angelangt. Im Jahr 2001 wurden gerade mal 114 Fälle von Keuchhusten registriert. Doch während die Durchimpfungsrate stieg, legte parallel dazu auch die Krankheit ein gewaltiges Comeback hin.

Pertussis-Fälle in Deutschland

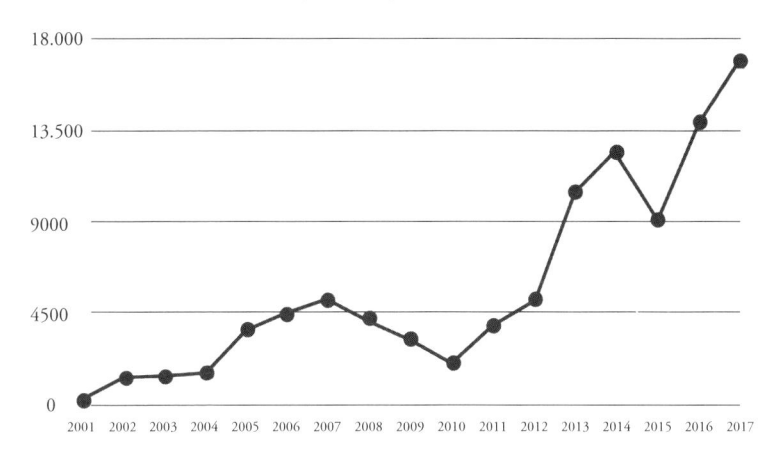

Hier die konkreten Zahlen zu obiger Grafik:

2001	114	2010	2117
2002	1301	2011	3845
2003	1420	2012	5190
2004	1625	2013	10.497
2005	3661	2014	12.345
2006	4487	2015	9084
2007	5122	2016	13.813
2008	4258	2017	16.843
2009	3189		

Österreich hatte bei Keuchhusten eine durchgehend hohe Impfrate, weil die Impfung nie ausgesetzt und immer empfohlen war. Doch der Anstieg bei den Keuchhusten-Erkrankungen verläuft fast spiegelgleich zum Nachbarland Deutschland. Bis 2010 dümpelten die Meldungen im Bereich von 100 bis 200 Fällen. 2014 gab es in Österreich noch 370 Fälle, zwei Jahre später hatte bereits ein einziges Bundesland, nämlich die Steiermark, 614 Krankheitsfälle. Im Jahr 2017 wurden insgesamt 1411 Fälle gemeldet. Das sind ähnlich viele wie 1970, als noch kaum geimpft wurde. Damals wurden 1438 Fälle gemeldet.

Auffällig ist eine deutliche Zunahme von Keuchhusten-Erkrankungen im Erwachsenenalter, wobei die Altersgruppe der 40- bis 45-Jährigen besonders betroffen ist. Ähnliche Krankheitsverteilungen sind weltweit zu beobachten.

In den östlichen Bundesländern Deutschlands lag das Durchschnittsalter der Patienten im Jahr 1995 noch bei 15 Jahren. Ab 2013 kletterte es auf über 40 Jahre.

Gemeldete Pertussis-Fälle in Österreich

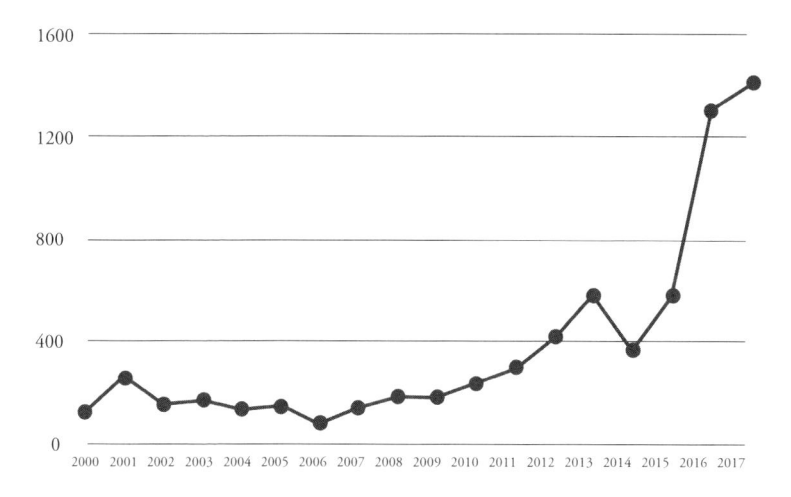

Hier die konkreten Zahlen zu obiger Grafik:

2000	117	2009	183
2001	253	2010	236
2002	157	2011	302
2003	170	2012	425
2004	130	2013	579
2005	136	2014	370
2006	78	2015	579
2007	136	2016	1291
2008	188	2017	1411

Auch in der Schweiz wurde laufend geimpft. Doch die Keuchhusten-Fälle blieben beständig auf einem vergleichsweise sehr hohen Niveau. Mitte der 1990er-Jahre gab es einen gewaltigen Ausbruch mit 46.000 Patienten. In der Folge pendelte sich die Fallzahl auf wenige Tausend ein, mit einem Tiefststand im Jahr 2006 bei rund 3000 Fällen. Zuletzt wurde die 10.000er-Marke bereits wieder erreicht.

Pertussis wird von den Schweizer Behörden als lästige Krankheit eingestuft. Mit gerade mal vier Todesfällen während der letzten 15 Jahre wird ihr Risiko jedoch als »nicht so gefährdend« eingestuft. Es gibt, im Unterschied zu Deutschland und Österreich, auch keine Meldepflicht.

Als zu Beginn der 2010er-Jahre in den USA immer mehr Keuchhusten-Ausbrüche beobachtet wurden, gingen die Behörden zunächst davon aus, dass dasselbe Phänomen wie bei Masern zugrunde liegt: Dabei gehen Krankheitsausbrüche oft von bestimmten Zentren aus, wo wenig geimpft wird. Beispielsweise von Waldorfschulen oder religiösen Gemeinschaften, die dem Impfen skeptisch gegenüberstehen.

David J. Witt, ein kalifornischer Infektiologe, der Ausbrüche von Keuchhusten wissenschaftlich untersuchte, erklärte in einem Interview: »Wir hatten 2009 im Bezirk San Rafael den größten Outbreak seit mehr als 50 Jahren. Und wir dachten, dass er von ungeimpften Kindern ausgehen musste. Und dann haben wir die Daten darauf untersucht, und das war sehr überraschend, denn fast alle Kinder hatten einen vollständig ausgefüllten Impfpass.«

Witt und seine Kollegen fanden in ihrer Studie[49], dass die Wirkung der Impfung deutlich kürzer anhält, als bisher angenommen wurde. In der Altersgruppe der 2- bis 7-Jährigen lag die Schutzrate bei 41 Prozent und bei den 8- bis 12-Jährigen (wo die meisten Fälle auftraten) bei katastrophalen 24 Prozent. Erst mit den Auffrischungsimpfungen in der Schule stieg die Schutzrate in der Gruppe der 13- bis 18-Jährigen wieder auf 78 Prozent.

Das ist weit entfernt von Schutzraten »deutlich über 90 Prozent«, die auf den Informationsseiten der Behörden genannt werden. Diese

Angaben beruhen auf den Resultaten der Zulassungsstudien und spiegeln die Einschätzung von Antikörper-Titern wider. Die aktuellen Zahlen beruhen jedoch nicht auf statistischen Schätzungen, sondern auf tatsächlichen Schutzraten während einer realen Epidemie.

Davon ist mittlerweile die gesamte USA erfasst. Das Land, in dem so viel geimpft wird wie sonst nirgends, leidet derzeit unter einer enormen Welle von Keuchhusten-Ausbrüchen. Seit 2012 werden jährlich bis zu 50.000 Fälle gemeldet. Eine Krankheitsdichte, die etwa jener der 1950er-Jahre entspricht. Bloß mit dem Unterschied, dass es damals keine flächendeckenden Impfprogramme gab.

Das Versagen der Pertussis-Impfung ist derzeit das weltweite Spitzenthema in den Diskussionsforen der Vaccinology (internationale Community der Wissenschaftler, die sich mit dem Impfen beschäftigen). Zahlreiche Impfexperten bezeichnen es als großen Fehler, dass die alten Ganzzell-Impfstoffe durch azelluläre Impfstoffe ersetzt wurden. Sie wünschen sich, angesichts der derzeitigen Keuchhusten-Epidemien, eine Rückkehr zu den alten Produkten.

Wenn man sich jedoch Vergleichsstudien ansieht, wo alte und neue Pertussis-Impfstoffe gegeneinander getestet wurden, so zeigt sich, dass der Wechsel schon recht gut begründet war. Nostalgische Erinnerungen und eine Sehnsucht nach den alten Impfstoffen sind nicht wirklich angebracht.

Benjamin M. Althouse und Samuel V. Scarpino, zwei Wissenschaftler des Santa Fe Institute in New Mexico, untersuchten die aktuellen Keuchhusten-Ausbrüche: »Seit dem Wechsel auf die azellulären Impfstoffe nähern wir uns wieder dem Muster an, wie Keuchhusten-Erkrankungen in der Vor-Impfära aufgetreten sind«, schreiben die beiden Wissenschaftler.[50] Etwa alle vier Jahre zog damals eine Keuchhustenwelle durchs Land – und so ähnlich läuft es auch heute wieder.

Die beiden Forscher nahmen mögliche Gründe für diese Entwicklung unter die Lupe. Vielleicht – so ihre erste These – haben sich die Bakterien verändert. Sie könnten mutiert sein, um sich evolutionär der neuen Situation anzupassen. Oder es gab eine Verdrängung (»Replacement«) und sie haben anderen Pertussis-Stämmen Platz gemacht, die durch die Impfung nicht erfasst werden. Oder die Immunität nach der Impfung schwindet noch rascher als befürchtet.

Tatsächlich fanden auch Althouse und Scarpino viele Belege für eine rasche Abnahme des Impfschutzes, der immunologisch ganz anders abläuft als bei einer natürlichen Infektion. Am wichtigsten war nach Ansicht der Forscher jedoch ein weiterer Aspekt: Menschen mit aktuellem Impfstatus entwickeln zwar etwas seltener die typischen Keuchhusten-Symptome, doch sie übertragen die Bakterien in einem Ausmaß, das man bisher nicht für möglich gehalten hatte. Tatsächlich, so die Wissenschaftler, geht die Ansteckungsgefahr heute vor allem von Geimpften aus.

Warum dies so ist, erklärte schließlich ein Tierversuch mit Pavianen.[51] Die Menschenaffen wurden in vier verschiedene Gruppen eingeteilt: Eine bekam die alte Ganzzell-Impfung, eine die aktuelle und eine Gruppe wurde nicht geimpft. Die vierte Gruppe hatte gerade Keuchhusten durchgemacht und war wieder gesund. Paviane erkranken ähnlich wie Menschen, husten aber etwas kürzer und haben kaum Fieber.

Schließlich wurden alle vier Gruppen Bakterien ausgesetzt. Dabei zeigte sich, dass die ausgeheilten Affen damit am besten klarkamen. Ihr Immunsystem machte die Keime binnen Kurzem unschädlich, bis keine Bakterien mehr vorhanden waren. Auch bei den Affen mit der alten Ganzzell-Impfung kam es zu einer Immunreaktion gegen die Bakterien, doch es dauerte 20 Tage, bis die Infektion abgewehrt war. Ganz anders bei den neuen Impfstoffen: Hier wurden die Affen zwar auch vor Krankheitssymptomen geschützt, doch die Bakterien konnten sich über rund 42 Tage ansiedeln und die Atemwege kolonisieren. Sie blieben damit aktive Überträger der Bakterien. Sogar vier Tage länger als die ungeimpfte Kontrollgruppe. Da wurde die Kolonisierung der Atemwege nämlich bereits nach 38 Tagen vom Immunsystem beendet.

Die aktuelle Impfung verleiht demnach einen gewissen kurzzeitigen Schutz vor der Krankheit, die geimpften Personen geben jedoch die Bakterien an ihre Umwelt genauso weiter wie ungeimpfte. Insofern ist es nicht möglich, beispielsweise ein Baby oder eine Person mit Immunschwäche dadurch zu schützen, dass sich die gesamte Familie samt Freundes-Umfeld impfen lässt. Dieses Konzept des »Cocoonings« erweist sich unter den derzeitigen Umständen als gescheitert.

Die Impfung gibt keinen Herdenschutz. Insofern ist es auch irreführend und falsch, wenn dieses Argument als Begründung für den Ausschluss ungeimpfter Kinder vom Besuch einer Kindergruppe oder Schule genannt wird. Denn dann müsste man die geimpften Kinder genauso ausschließen.

Mehr impfen, anders impfen, gar nicht impfen?

Wie kann man diesem Dilemma nun begegnen? Die deutsche STIKO empfiehlt die Grundimmunisierung gegen Pertussis mit vier Dosen azellulärem Keuchhusten-Impfstoff: drei während der ersten sechs Monate und dann den Abschluss rund um den ersten Geburtstag. Dieses 3+1-Schema gilt in der Schweiz und auch in den USA. Österreich, Italien und einige andere Länder stiegen Anfang der 2010er-Jahre auf ein 2+1-Schema um.

Ich habe Jan Leidel, den langjährigen Vorsitzenden der STIKO, gefragt, warum Deutschland am 3+1-Schema festhalte. Er antwortete, er wäre an sich eher dafür, weniger zu impfen, so wie in Österreich. Doch dafür müsste die STIKO nachweisen, dass dies keine Nachteile bedeutet. Und dafür gebe es keine ausreichenden Beweise. Deshalb müsse Deutschland beim alten Plan bleiben.

Bedeutet dies, dass Österreich, Italien & Co. ohne Beweise vorgeprescht sind und Impfexperimente machen?

So könne man das auch nicht sagen, antwortete Leidel. Es gebe eben das Problem der Interpretation der Antikörper-Titer. Man könne sie nicht eindeutig bewerten, da es sich ja nur um Hilfsgrößen handelt. Es gibt für beide Wege Argumente.

International führt der Weg eindeutig zu mehr statt zu weniger Keuchhusten-Impfungen. Die US-Behörden wollen den Impfplan überprüfen, wie die letzten Impflücken geschlossen werden können. Auch in der EU raten Impfexperten zu zusätzlichen Auffrischungsimpfungen.

Nun werden in den USA und in Deutschland bis zum 18. Lebensjahr aber bereits sechs Keuchhusten-Impfungen empfohlen. Zudem gilt seit Kurzem für Erwachsene die Empfehlung, die Impfung alle fünf Jahre aufzufrischen.

Eine Solo-Keuchhustenimpfung wird nicht angeboten. Wer die Empfehlung befolgen möchte, muss die Dreierkombi (mit Diphtherie und Tetanus) oder die Viererkombi (inkl. Polio) kaufen. Davor scheuen sogar besonders impffreudige Menschen zurück, weil bei Diphtherie und Tetanus ein zu kurzer Abstand zwischen den Auffrischungen das Risiko unangenehmer Nebenwirkungen erhöht.

Das größte Risiko für schwere Verläufe haben Neugeborene. Im Jahr 2016 gab es in Deutschland drei Todesfälle bei Säuglingen. Ein vierter ereignete sich bei einem 84-jährigen Patienten. In der Altersgruppe dazwischen verläuft Keuchhusten normalerweise mild. In der Gesamtzahl aller Keuchhusten-Fälle der letzten Jahre lag die Hospitalisierungsrate bei sechs Prozent. Bei Pertussis-erkrankten Säuglingen im Alter unter drei Monaten wurden jedoch 83 Prozent ins Krankenhaus aufgenommen, bei neun bis elf Monate alten Säuglingen nur noch 20 Prozent.

Auch aus dieser Beobachtung wurde wieder eine zusätzliche Impfempfehlung abgeleitet. Wie kommt man an die Neugeborenen? Über die Impfung der schwangeren Frauen soll den Babys ein Nestschutz vermittelt werden. Studien schätzen die Wirksamkeit dieser Maßnahme auf 90 bis 95 Prozent. Und in den meisten Ländern wird die Impfung während der Schwangerschaft nunmehr auch empfohlen.

Dies war auch das Ergebnis eines wissenschaftlichen Workshops, der Ende 2016 vom Robert Koch-Institut organisiert worden war: »Am effektivsten könnten junge Säuglinge nach aktuellen Erkenntnissen durch eine Impfung der Mütter während der Schwangerschaft geschützt werden.«[52]

Zudem ruht die Hoffnung der Behörden auf neuen, besseren Impfstoffen. Zahlreiche Untersuchungen belegen mittlerweile die bestehenden Schwachstellen im Detail. Besonders problematisch ist die fehlende zelluläre Immunität, wie sie beispielsweise durch die normal durchgemachte Krankheit vermittelt wird. Lebend-Impfstoffe mit abgeschwächten Bakterien wären hier eine Möglichkeit, und es laufen auch einige Versuche in diese Richtung.[53] Außerdem werden Impfstoffe getestet, die man inhalieren kann.[54]

Für manche Eltern stellt sich – angesichts all dieser Informationen – die Frage, ob auf die Keuchhusten-Impfung ganz verzichtet werden kann. Denn zweifellos gibt es auch einen natürlichen Schutz durch ein gesundes Immunsystem. Wehren doch die meisten Kinder die Krankheit problemlos ab oder zeigen nur milde Symptome.

So wie die derzeitige weltweite Lage aussieht, stellt sich zudem die Frage, ob die vielmalige Impfung der Kinder möglicherweise den Aufbau eines nachhaltigen Immunschutzes vielleicht sogar behindert.

Was sind die Schutz- und was die konkreten Risikofaktoren? Und wer ist im Lauf des Lebens besser vor Keuchhusten geschützt: ungeimpfte Kinder, die die Infektion unauffällig – mit nur leichtem Husten – durchgemacht haben, oder geimpfte Kinder, bei denen der Impfschutz nachgelassen hat oder gänzlich verschwunden ist? Das alles wären interessante Fragen für neugierige Gesundheitswissenschafter ...

Vereinzelt erschienen tatsächlich Arbeiten, die sich damit beschäftigten. Schwedische Epidemiologen denken offen darüber nach, ob man nicht eine gewisse natürliche Durchseuchung mit Keuchhusten einfach akzeptieren sollte, anstatt ständig weitere Impf-Auffrischungen für Jugendliche zu empfehlen.[55] Zum einen sei die große Mehrzahl der Keuchhustenfälle in diesem Alter ohnehin mild. Zum anderen hält die Schutzwirkung nach so einer Episode mindestens 15 Jahre an. – Ein großer Vorteil zum unsicheren, schnell nachlassenden Schutz nach der Impfung. Dadurch würde die Immunität der Geimpften immer wieder aufgefrischt (»geboostert«), es würden Kosten gespart und Impfnebenwirkungen vermieden. Und zum Dritten sind Jugendliche und familienfremde Erwachsene nur selten die Ansteckungsquelle für Neugeborene, die die relevante Risikogruppe bilden. Zu etwa 30 Prozent stecken sich die Babys nämlich bei den Müttern an, insgesamt 75 Prozent des Risikos kommen von den Eltern und Geschwistern im Kindesalter.

Sehr erhellend sind auch die Ausführungen des Epidemiologen Matthieu Domenech de Cellès von der Universität von Michigan in Ann Arbor. Er untersuchte die Fallzahlen des US-Bundesstaats Massachusetts und kam mit seinem Team zu einer ganz anderen Erklärung der Situation. Demnach sei nicht die azelluläre Impfung so schlecht, sondern jegliches Impfkonzept habe Nachteile gegenüber der natürlichen Immunität.

Personen, die als Kind Keuchhusten durchmachten, seien in der Folge Jahrzehnte vor weiteren Erkrankungen geschützt. Wenn alle paar Jahre Keuchhustenwellen durchs Land ziehen, bekommen zudem alle Kontaktpersonen einen »Booster« verpasst. Diese Auffrischung mit lebenden Bakterien verlängert und perfektioniert die Immunität. Und diese Erwachsenen stecken dann auch ihre Neugeborenen nicht an, weil sie keine Bakterien weitergeben.

Mit der Einführung der Impfung und dem Wegfall der breiten Keuchhusten-Epidemien wird die Generation der Menschen, die noch über eine natürliche lebenslange Immunität verfügt, immer älter. Während der Übergangsphase, die Cellès in seinem Bericht als »Honeymoon«-Phase bezeichnet, gab es noch genügend Menschen mit natürlichem Schutz. Dies verhinderte bei Einführung der Impfungen, dass es zu neuen Epidemien kam. Dadurch sei auch der große Anfangserfolg der Impfungen erklärbar. »Doch der Anteil der Bevölkerung, der nach der Impfung nur über eine inkomplette und mit der Zeit nachlassende Immunität verfügt, wird immer größer«, erklärt Cellès. »Irgendwann ist dann der Punkt erreicht, in der genügend Menschen sich erneut mit B. pertussis anstecken können. Dann kommt es zu einer Epidemie.«

Schuld sei also nicht die Impfung an sich, sondern das Ende der »Flitterwochen« der natürlichen Immunität. Wie dieser »Honeymoon« verlängert werden kann, weiß der US-Forscher auch nicht. Auch ihm fällt kein Ausweg aus der Situation ein, als eben – erraten – häufiger zu impfen.

Was sagt der Keuchhusten-Titer aus?

Zur Frage, ob Titerkontrollen gemacht werden sollen, um den aktuellen Impfschutz zu prüfen, äußern sich die Gesundheitsbehörden generell sehr skeptisch. Das Robert Koch-Institut schreibt dazu: »Serologische Kontrollen zur Klärung der Notwendigkeit von Nachholimpfungen sind nur in Ausnahmefällen sinnvoll, da die in klinischen Laboratorien verwendeten Testmethoden häufig keine ausreichende Sensitivität und Spezifität aufweisen. Für manche impfpräventablen Krankheiten (z. B. Pertussis) existiert kein sicheres serologisches Korrelat, das als Surrogatmarker für bestehende Immunität geeignet wäre. Ferner lässt die Antikörperkonzentration keinen Rückschluss auf eine möglicherweise bestehende zelluläre Immunität zu. Grundsätzlich gilt, dass routinemäßige Antikörperbestimmungen vor oder nach Standardimpfungen nicht angebracht sind.«

Der labordiagnostische Nachweis von Bordetella pertussis erfordert die Erreger-Isolierung aus Abstrichen bzw. Sekreten des Nasen-Rachen-Raums, Nukleinsäure-Nachweis, IgA-Antikörper-Nachweis oder IgG/IgA-Antikörper-Nachweis (mindestens vierfacher Titeranstieg in zwei Proben).

Historisch wurde auch eine Krankheit, deren klinische Symptome passten und die mindestens zwei Wochen andauerte, als Pertussis eingestuft und gemeldet. Ab den Nullerjahren wurden dann bereits mehr als neunzig Prozent der Erkrankungsfälle im Labor bestätigt. Meist genügte dafür eine hohe Konzentration Pertussis-spezifischer IgA-Antikörper in einer Probe. Kultur wurde kaum noch verwendet (1 %), PCR (ein molekularbiologisches Verfahren) selten (10 %).

2009 wurde die Meldepflicht in Deutschland auf folgender Basis gemacht: mindestens 14 Tage klinisches Bild plus ein serologischer IgG-Antikörper-Nachweis.

Der Nachweis einer akuten Infektion ist insofern schwierig, als Erreger auch bei symptomfreien Menschen nachgewiesen werden können. Etwa, wenn sie krank waren, Kontakt mit erkrankten Personen hatten oder geimpft wurden.

Test	Titerhöhe	Bewertung
IgG-ELISA	< 20 U/ml	Kein Hinweis für eine frische oder alte Infektion Kein ausreichender Impftiter
	20–30 U/ml (schwach positiv)	Frische oder alte Infektion möglich Impftiter möglich Kontrolle empfohlen
	> 30 U/ml (positiv)	Infektion anzunehmen (frisch oder alt) Impftiter möglich Immunität anzunehmen (wenn frische Infektion ausgeschlossen)
IgM-ELISA	< 9 U/ml	Kein Hinweis für eine frische Infektion
	9–14 U/ml (schwach positiv)	Frische Infektion möglich Impftiter möglich Kontrolle empfohlen
	> 14 U/ml (positiv)	Frische kürzliche Infektion anzunehmen Impftiter möglich
IgA-ELISA	< 15 U/ml	Kein Hinweis für eine frische Infektion
	15–20 U/ml (schwach positiv)	Frische Infektion möglich Kontrolle empfohlen
	> 20 U/ml (positiv)	Frische kürzliche Infektion anzunehmen

IgG-Antikörper sind mengenmäßig die häufigsten im Blut. Sie sind der Marker für ein immunologisches Gedächtnis. **IgM-Antikörper** werden sofort nach einer Infektion gebildet und auch nach der Impfung. **IgA-Antikörper** werden nur beim natürlichen Infekt und nicht nach der Impfung gebildet.

Für eine ausreichende Diagnostik ist zudem noch ein **Western-Blot-Test** nötig. Nur dadurch kann bestimmt werden, ob überhaupt *eine Bordetella-Infektion vorliegt und um welche Art es sich handelt. Die ELISA-Resultate ermöglichen die Einschätzung des Alters einer Infektion.*

Keuchhusten – Zusammenfassung

	sehr gering bis null	gering	mittel	hoch	sehr hoch
Gefährlichkeit der Krankheit			X		
Wahrscheinlichkeit des Kontakts mit den Erregern				X	
Wahrscheinlichkeit des Ausbruchs der Krankheit (ungeimpft)			X		
Schutzwirkung der Impfung		X			
Sicherheit der Impfung		X			
Sinnhaftigkeit der Impfung für die Normalbevölkerung		X			
Sinnhaftigkeit der Impfung für Risikogruppen			X		
Bedeutung der Impfung für den Herdenschutz der Bevölkerung		X			

Polio (Kinderlähmung)

Polio – mit vollem Namen Poliomyelitis (Polio-Rückenmarksentzündung) – ist eine akute virale Infektion des Nervensystems, die zu bleibenden Lähmungen führen kann. Die Epidemie brach so plötzlich aus und wütete so verheerend unter Babys und Kleinkindern, dass sie in den Wirtschaftswunderjahren nach dem Zweiten Weltkrieg für Angst und Schrecken sorgte. Doch woher kam die Krankheit?

Vereinzelt wurden immer wieder Fälle von akuten Lähmungen von der Antike bis ins 19. Jahrhundert berichtet. Die Krankheit trat damals jedoch nur sporadisch auf und zeigte keine sonderliche Ansteckungsgefahr. Außerdem ist es im Rückblick schwer zu belegen, ob es sich überhaupt um Polio gehandelt hat, zumal es mehrere andere mögliche Keime gibt, die ebenfalls Lähmungen auslösen können.

Der erste tatsächlich verbürgte Ausbruch von Polio geschah 1894 in den USA mit 132 Fällen. In Europa machten Norwegen und Schweden mit einigen Dutzend Fällen den Anfang. Doch anfangs blieb die Epidemie vorwiegend auf die USA beschränkt.

1916 gab es in den USA eine derartige Häufung von Fällen, dass die Bevölkerung regelrecht geschockt war. Die Epidemie nahm ihren Ausgang im New Yorker Stadtteil Brooklyn, wo Tausende Kinder erkrankten. Da in Brooklyn zahlreiche Einwanderer wohnten, kam der Verdacht auf, dass Polio eingeschleppt worden war. Die Behörden reagierten mit extremer Strenge, es gab Quarantäne und Internierungslager für die Erkrankten. Kinder unter 16 Jahren durften zeitweilig die Stadt nicht verlassen. Dennoch breitete sich die Seuche auf 26 Bundesstaaten aus. Es kam zu mehr als 27.000 Fällen von Polio, von denen 7130 tödlich endeten.

Mit diesem ersten Ausbruch blieb die Polio in den USA für ein halbes Jahrhundert schmerzlich präsent. Jedes Jahr traten einige hundert bis einige tausend Krankheitsfälle auf. Einen Höhepunkt an Dramatik erreichte die Epidemie in den Nachkriegsjahren. 1952 erkrankten mehr als 58.000 Personen an Polio, die meisten Patienten waren Kinder im Alter unter fünf Jahren.

Die Auslöser der Krankheit

Auch Erwachsene waren vereinzelt betroffen. Eines der prominentesten Polio-Opfer war US-Präsident Franklin D. Roosevelt, der 1921 im Alter von 39 Jahren erkrankte, von der Hüfte abwärts weitgehend gelähmt und auf den Rollstuhl angewiesen war. Mit diesem Krankheitsfall bekam Polio schließlich mehr Gewicht. – Es konnte also jeden treffen, wenn sogar der Präsident gelähmt war.

Auch wenn heute vieles dafürspricht, dass Roosevelt gar keine Poliomyelitis hatte,[56] sondern eine Autoimmunerkrankung namens Guillain-Barré-Syndrom, nützte der prominente Patient doch seinen Einfluss für eine groß angelegte Hilfskampagne. Polio wurde extrem »populär«, es entstand eine nationale Bewegung. Viele Millionen Dollar wurden im Rahmen der »March of Dimes«-Aktion für die Forschung gesammelt. Zwei Drittel der US-Bevölkerung waren beteiligt und spendeten im Rahmen dieser »Pfennigparade« Dimes (10 Cent), Quarters (25 Cent) oder ganze Dollarstücke.

In Deutschland trat Polio erstmals 1909 auf. Ab 1920 kamen die Ausbrüche regelmäßig alle paar Jahre wieder, jedoch noch mit überschaubaren Fallzahlen. Mediziner vermuteten Bakterien als Auslöser der höchst beunruhigenden Symptome. Wahrscheinlich, so die damalige These, wurden sie über Staub oder Insekten übertragen.

Für die Suche nach der Ursache der Polio fehlten Anfang des 20. Jahrhunderts noch die geeigneten Instrumente. Die Wiener Mediziner Karl Landsteiner und Erwin Popper suchten nach dem Erreger. Sie bewiesen, dass Polio eine Infektionskrankheit ist, indem sie mit der Rückenmarksflüssigkeit eines an Polio verstorbenen Kindes Affen infizierten. Doch Viren waren damals noch unsichtbar. 1908 konnten Landsteiner und Popper mithilfe eines Porzellan-Filters immerhin nachweisen, dass es sich um etwas handeln muss, das deutlich kleiner als ein Bakterium ist.

Nach und nach wurde schließlich das Geheimnis gelüftet, vorwiegend von Wissenschaftlern aus den USA, die über die »March of Dimes«-Spenden reichlich Forschungsgelder erhalten hatten.

Zuerst entdeckte man, dass im Stuhl der Poliopatienten massenhaft Viren vorkamen. Als nächstes, dass die wichtigste Aufnahmeroute über den Mund und nicht über die Nase führte. Die Viren werden fäkal-oral übertragen. Das heißt, die Keime werden über den Stuhl ausgeschieden und infizieren dann über verschiedene Wege – z. B. kontaminiertes Trinkwasser, Keimkontakt beim Windelwechseln etc. – andere Personen.

Die öffentlich verlautbarten Verhaltensmaßnahmen wiesen schon in die richtige Richtung: Die Eltern sollten es ihren Kindern nicht erlauben, Süßigkeiten auszutauschen, die sie bereits im Mund gehabt hatten. Sie sollten auch keine schmutzigen Finger oder Gegenstände in den Mund nehmen. Fliegen und andere Insekten sollten von Lebensmitteln ferngehalten werden.

Bald entdecken die Wissenschaftler auch, dass sich Polio von anderen Infektionskrankheiten wie etwa Pocken oder Masern in einem Punkt deutlich unterschied: In 90 bis 95 Prozent der Fälle wird eine Polio-Infektion nämlich überhaupt nicht bemerkt. Bei vier bis acht Prozent treten kleinere Anzeichen wie Durchfall oder leichte Halsschmerzen auf, die mit anderen Infekten zu verwechseln sind. In 0,5 bis 1 Prozent der Fälle erleiden die Patienten eine Meningitis, die meist ohne Dauerfolgen rasch wieder ausheilt.

Nur etwa jeder tausendste Kontakt mit den Wildviren führt zu einer akuten Lähmung, bei der die Viren das Nervensystem befallen und dort Bewegungsneuronen dauerhaft schädigen. Die gefürchteten Symptome der »Kinderlähmung« treten demnach nur bei einem Bruchteil der Infizierten auf. In besonders schweren Fällen kommt es auch zur Lähmung der Atemfunktion, was ohne medizinische Hilfe den Tod bedeutet.

Die Behandlung der Polio

1920 erfand der US-amerikanische Ingenieur Philip Drinker die »Eiserne Lunge«. Es war das erste Gerät, das eine mechanische Beatmung von Menschen ermöglichte. Die Patienten liegen dabei in einer Kammer, aus der nur der Kopf herausragt. Das Gerät schließt am Hals luftdicht ab und erzeugt einen Unterdruck in der Kammer, sodass über Mund und Nase Luft in den Körper gesaugt wird. Entsprechend geschieht das Ausatmen durch Aufbau eines Überdrucks.

Die Atemlähmung war aber selbst zur Hochphase der Poliomyelitis selten. Der Großteil der Infektionen verlief unauffällig als »stille Feiung«: Das Immunsystem reagiert im Stillen, ohne Krankheitssymptome und bildet eine meist lebenslang anhaltende Immunität. Das war ein Glück für die Betroffenen. Das hieß jedoch auch, dass die Infektion vollständig im Stillen verlief – und sich jeglicher Kontrolle entzog. Es war nicht möglich, die Patienten zu erkennen und die Krankheit durch Quarantäne oder Ähnliches einzudämmen, wie dies erfolgreich bei der Pocken-Epidemie angewandt worden war.

Therapiemaßnahmen gegen Polio gab es kaum. Die Ärzte versuchten, die Schmerzen und das Fieber mit herkömmlichen Methoden zu lindern. Meistens riet man vor allem zur Ruhe. Angeblich um Deformationen zu verhindern, wurden die Kinder häufig über Monate fixiert, eingegipst und ruhiggestellt. Der Effekt war allerdings kontraproduktiv, weil es bei den Patienten zu einem Muskelabbau kam, was wiederum ihre Beweglichkeit sehr verschlechterte.

Für eine möglichst frühe Mobilisierung der Patienten trat hingegen die australische Krankenschwester Elizabeth Kenny ein.[57] Zusätzlich behandelte sie Polio mit heißen Kompressen. Ihre Therapie wurde erstaunlich populär und erregte große Aufmerksamkeit. Sie verbrachte zwei Jahre in England und reiste schließlich in die USA, wo es zum Crash mit den dortigen Ärztegesellschaften kam. Diese vertraten einen vollständig gegensätzlichen Standpunkt, indem Kinder mithilfe von Gipsbetten und Schienen an Bewegung gehindert wurden.

Im Nachhinein gesehen war der therapeutische Ansatz von Kenny sicher nicht schlechter als jener des medizinischen Mainstreams. Doch da die Krankenschwester keinerlei Kritik akzeptierte und behauptete, sie könne Poliopatienten ausnahmslos heilen, disqualifizierte sie sich selbst und geriet in Vergessenheit.

Die inaktivierte Impfung gegen Polio (IPV)

Unterstützt von den gesammelten Geldern der »March of Dimes«-Bewegung arbeiteten mehrere Forschergruppen in der USA an einer möglichen Impfung. Grundsätzlich gab es zwei Konzepte: Die Impfung könnte eine inaktivierte Polio-Vakzine (IPV) mit abgetöteten Viren sein, oder sie könnte abgeschwächte lebende Viren enthalten, die als Schluckimpfung in Form einer oralen Polio-Vakzine (OPV) verabreicht würde.

In beiden Fällen war damit klar, dass es Informationen über die Art der Viren braucht, und die Untersuchungen wurden intensiviert. Im Blut fanden sich drei unterschiedliche Antikörper gegen Polioviren und schließlich fanden die Wissenschaftler, dass es drei unterschiedliche Stämme der Viren gab: das Polio-Virus Typ I (»Brunhilde«) war häufig und verursachte schwere Symptome. Viren vom Typ II (»Lansing«) zeigten eine eher milde Symptomatik. Typ III (»Leon«) war recht selten, dafür aber besonders problematisch. Mit dieser Entdeckung war klar, dass ein möglicher Impfstoff trivalent (dreiwertig) sein muss – und es Vertreter dieser drei Serotypen braucht.

Die Frage war nun: Wie vermehrt man Viren am besten, um daraus Impfstoff herzustellen? Zunächst experimentierten die Forscher mit Nervengewebe von menschlichen Embryos. Dies galt jedoch als zu riskant für Impfungen. Ein Team der Universität Boston erhielt schließlich den Nobelpreis für die Entdeckung, wie sich die Viren auf tierischen Zellkulturen – z. B. Hühnereiern oder Affennieren – vermehren lassen, ohne dass es dafür menschliche Nervenzellen braucht.

Die Forschergruppe, die an der inaktivierten Impfung arbeitete, lag deutlich voran. Auch den Behörden in den USA erschien dieser Ansatz als der beste. Insofern wurden hier die meisten Forschungsgelder investiert. 1953 präsentierte der Virologe Jonas Salk nach zahlreichen Experimenten einen vielversprechenden Impfstoff, für den er die drei Poliotypen mit Formalin abtötete. In einem Vorversuch an 15.000 Kindern konnte er zeigen, dass der Impfstoff die Polio-Antikörper-Titer um das 4- bis 16-Fache ansteigen ließ.

Schließlich begann im Frühjahr 1954 das größte medizinische Experiment in der Menschheitsgeschichte. Daran nahmen 1,83 Millionen Kinder aus 44 US-Bundesstaaten sowie Kinder aus Kanada und Finnland teil. Die Studie war so riesig, dass es 300.000 freiwillige Helfer brauchte, sie zu organisieren.

In einer Untergruppe von 750.000 Kindern wurde auch eine Placebogruppe eingerichtet und die Hälfte der Kinder erhielt eine Scheinimpfung.

Die Aktion war extrem populär, die Zeitungen voll mit Details. Ständig hielten Radioberichte die Menschen auf dem Laufenden. Eine Umfrage belegt, dass damals mehr Menschen Details zu dieser Studie wussten als den vollen Namen des amtierenden US-Präsidenten (Dwight David »Ike« Eisenhower).

Entsprechend feierlich wurde die Verkündigung der Studienergebnisse zelebriert. Am 12. April 1955 wurde eine Pressekonferenz – exakt am zehnten Todestag von Präsident Roosevelt, dem großen politischen Schutzheiligen der Polio-Initiative – angesetzt. Zahlreiche Ärzte versammelten sich in ausgewählten Kinos, wo die Veranstaltung live übertragen und gemeinsam angesehen wurde.

Studienleiter Thomas Francis trat schließlich vor das Mikrofon und verkündete, dass der Impfstoff sicher sei und vor Polio schütze. Kinder, die die »Salk-Impfung« bekamen, hatten ein knapp 20 Prozent geringeres Risiko, an Polio zu erkranken, als Kinder aus der Placebogruppe. Die Wirksamkeit der Impfung wurde mit 72 Prozent errechnet.

Millionen Amerikaner lauschten im Radio mit Spannung diesen Erklärungen. Auf die Frage, wer das Patent für den Impfstoff besaß, gab Jonas Salk die berühmte Antwort: »Ich würde sagen, die Leute. Es gibt kein Patent. Man kann ja auch die Sonne nicht patentieren.« Binnen kürzester Zeit wurden Lizenzen zur Produktion des IPV-Impfstoffs vergeben und mehrere Pharma-Unternehmen begannen mit der Herstellung. Sobald die Impfungen verfügbar waren, ging es los.

Im Nachhinein erscheint die enorme Begeisterung über die Impfung schwer nachvollziehbar, zumal die Reduktion der Polio um nicht einmal 20 Prozent eher bescheiden klingt. Zu verstehen ist die Aufregung nur im Licht der Zeit mit der konkreten Bedrohung der gesamten Bevölkerung durch die neue Seuche. Die Bilder von gelähmten Kindern, die in Eisernen Lungen um ihr Leben kämpften, waren an Dramatik nicht zu überbieten. Die Angst vor der Kinderlähmung war omnipräsent.

Leider war der Auftakt der Impfkampagne gleich zu Beginn von einigen Pannen überschattet. Zwei der Herstellerfirmen hatten die Viren ungenügend abgetötet und es traten mehr als 250 Fälle von atypischer Polio inklusive einiger Todesfälle auf. Die Komplikationen waren eindeutig von der Impfung ausgelöst, da sich die Lähmung meist vom geimpften Arm ausbreitete. Das öffentliche Vertrauen in die Impfung war schwer beschädigt und viele Eltern weigerten sich in der Folge, ihre Kinder impfen zu lassen.

Dazu kam ein weiterer Nachteil: »Allerdings kann ein Impfling trotz seiner Immunisierung mit Totimpfstoff die Erkrankung noch weiterverbreiten«, erklärt die Berliner Gesundheitswissenschaftlerin Silvia Klein in ihrer zum Thema verfassten Dissertation.[58] »Eine Infektion war also möglich.«

Die Impfung reduzierte nur die Wahrscheinlichkeit, dass schwere Symptome wie die bleibenden Lähmungen auftraten. Allerdings wusste man nicht genau, wie lang. Die Angaben zur Dauer des Impfschutzes schwankten stark – die Bandbreite reichte von einer gerade mal sechs Monate bestehenden Immunität bis zu einem Schutz, der sieben Jahren währt.

Es musste jedenfalls öfter geimpft werden, als zunächst gedacht. Empfohlen war eine Grundimmunisierung mit drei Dosen und späterer Auffrischung. Dies war eine der entscheidenden Schwächen der IPV, zumal sich damit kaum Impfaktionen in Entwicklungsländern organisieren ließen. Der Begeisterung folgte in der Praxis also rasch eine heftige Ernüchterung. Und es gab unter den Wissenschaftlern auch einige Kritiker, die die Wirksamkeit des Salk-Impfstoffs grundsätzlich in Zweifel zogen.

In der BRD wurde der Impfstoff 1954 sofort nach Lizenzvergabe von den Behringwerken produziert. Er unterschied sich vom US-Original nur dadurch, dass in Deutschland Aluminiumhydroxid als Hilfsstoff zugesetzt wurde. Die deutschen Experten versprachen sich davon eine Steigerung der Wirkung. Mehrere 10.000 Personen wurden geimpft, meist in Kinderkrankenhäusern, ohne dass es ein spezielles Impfprogramm oder eine geordnete wissenschaftliche Begleitung gegeben hätte.

Bereits Ende 1955 wurde der Impfstoff wieder vom Markt genommen, weil es zu Polio-Infektionen gekommen war. Der Impfstoff hatte im Experiment bei geimpften Affen Lähmungen verursacht. Die Behringwerke hatten zunächst versucht, diese Vorfälle zu vertuschen, was zu einem schweren Vertrauensverlust bei den Behörden führte.

Ein Gutachten, das 1956 vom Robert Koch-Institut erstellt wurde, besagte unter anderem, dass
- die Wirkung des Impfstoffs nicht bestätigt ist.
- es in den USA zu Impfpolio-Myelitiden (Entzündungen des Rücken- oder Knochenmarks) gekommen war.
- die Gefahr besteht, dass der Impfstoff lebende Viren enthalten kann, wodurch die Gefahr der Ansteckung besteht.

Die Impfung solle nicht gänzlich verboten werden, doch wer sich impfen ließe, müsse bestimmte Auflagen erfüllen. Das Gutachten empfahl, geimpfte Kinder eine Zeit lang vom Schulbesuch auszuschließen. RKI-Präsident Georg Henneberg bezeichnete die Polio-Impfung als »gefährlich«, weil man »den Vorgang der stillen Feiung unterbrechen oder stören könne«. Zielführender erschien Henneberg eine »natürliche Durchseuchung«, die von den amerikanischen Impfungen verhindert werde.[59] Die Polio, so Henneberg, werde in den USA von selbst verschwinden. Und in Deutschland brauche man keine Impfung, weil doch etwa achtzig Prozent der Kinder durch natürliche Durchseuchung immun seien.

Damit standen Henneberg und das RKI deutlich in Opposition zu den Ansichten der US-amerikanischen Wissenschaft. Der nach Deutschland gereiste Studienleiter der riesigen Salk-Impfstoff-Studie, Thomas Francis, zeigte sich von den Ansichten Hennebergs entsetzt. Und natürlich stand die Haltung der Behörde auch in Widerspruch zu den Intentionen der Behringwerke, die öffentlich gegen das Robert Koch-Institut mobilmachten. Es folgten heftige Auseinandersetzungen und regelrechte Pressekampagnen, wobei die sofortige Durchführung von Massenimpfungen nach dem Vorbild der USA gefordert wurde. Dies wurde auch dadurch befeuert, dass es gerade in dieser Zeit zu schweren Ausbrüchen der Polio in Deutschland kam. Letztendlich wurde 1957 sogar der Import von Impfstoff aus den USA organisiert.

Die Behörden gaben dem Druck nach: 1958 empfahl ein erneutes Gutachten des Bundesgesundheitsamts die Impfung mit den inaktivierten Impfstoffen nach Salk. Es gab jedoch weiterhin keine organisierte Impfkampagne, die meisten Länder erhoben für die Impfung sogar eine Gebühr, auch die Deutsche Vereinigung zur Bekämpfung der Kinderlähmung agierte zurückhaltend.

Bis 1960 waren nur rund fünf Prozent der deutschen Bevölkerung mit IPV geimpft, die am besten durchgeimpften Jahrgänge kamen gerade mal auf 25 Prozent.

Die Polio-Schluckimpfung mit Lebendviren (OPV)

Erst 1961 lief die Impfkampagne mit IPV richtig an, doch da gab es bereits starke Konkurrenz. Denn 1960 war eine zweite Impfung auf den Markt gekommen, die der in Russland geborene und als Kind mit seinen Eltern in die USA emigrierte Albert Saperstein, besser bekannt unter seinem neuen Namen Albert Sabin, entwickelt hatte. Der Mediziner und Virologe präsentierte eine Schluckimpfung, die OPV-Impfung (orale Polio-Vakzine), die lebende abgeschwächte Polioviren enthielt.

Die Abschwächung gelang Sabin, indem er die Viren in ungeeigneter Umgebung vermehrte. Das konnten Nährmedien sein, meist aber handelte es sich um Tiere, speziell um Affen. Die Viren mutierten, um sich anzupassen und verloren dadurch gleichzeitig ihre krank machende Wirkung auf das menschliche Nervensystem.

Diese Varianten wurden gezielt immer weiter vermehrt. Spätere Analysen zeigten, dass die Mutationen tatsächlich in jenem Bereich des viralen Genoms aufgetreten waren, die eine Vermehrung in den Nervenzellen unmöglich machte. Die Vermehrung im Darm der Geimpften war hingegen nicht beeinträchtigt.

Um festzustellen, ob die Viren auch tatsächlich harmlos waren, musste jahrzehntelang jede Charge des Impfstoffs an Rhesusaffen getestet werden, bevor sie auf den Markt kam. Erst im Jahr 2000 wurde ein anderes Prüfverfahren entwickelt, das ohne Affen auskam.

Die OPV-Impfung konnte in den USA nicht getestet werden, weil sich hier die Behörden sowie auch die Sponsoren des »March of Dimes« auf die Salk-Impfung festgelegt hatten. Albert Sabin war gezwungen, sich anderweitig umzusehen. Er suchte nach Kooperationen in Übersee und konnte schließlich – auch dank seiner Muttersprache – Kontakte in die Sowjetunion knüpfen.

Ab 1957 führte er Impfexperimente durch und konnte 1959 auf einer großen Polio-Konferenz in Washington von höchst erfolgreichen Impfstoff-Anwendungen bei vier Millionen Menschen berichten. Die Vorträge von Sabin und den sowjetischen Wissenschaftlern beeindruckten die Konferenzteilnehmer in hohem Maß – und damit begann ein erstes Umdenken.

Am Höhepunkt des Kalten Kriegs (1947–1989) wurde jedoch rasch das politische Argument schlagend, man könne sich doch nicht von »sowjetischer Technologie« abhängig machen. Tatsächlich wurde der Sabin-Impfstoff zuerst flächendeckend im »Ostblock« eingesetzt.

Nach Russland führten auch die DDR, Ungarn, Polen und die Tschechoslowakei bereits 1960 Massenimpfungen mit OPV durch. Auch die Verwendung des Impfstoffs während einer Polio-Epidemie in Singapur wurde ein großer Erfolg: Die Schutzrate unter den Geimpften war hervorragend, es kam auch zu keinen nennenswerten Nebenwirkungen.

Alle Vorteile lagen also auf der Hand. Die Schluckimpfung zeigte eine bessere Wirkung und war außerdem sehr einfach zu verabreichen, es brauchte keine mehrfachen Injektionen, so wie bei Salks Impfung mit abgetöteten Viren.

Sabins Schluckimpfung war insofern genial, als sie eine »stille Feiung« vermittelte, eine »Darmimmunität«, bei der es zwar zu einer Darminfektion, aber zu keinen Krankheitssymptomen kam. Dasselbe passiert ja in der Mehrzahl der Fälle auch bei der natürlichen Infektion mit Polio-Wildviren. Nun, mit den abgeschwächten Impfviren, traten solche Symptome fast gar nicht mehr auf. Dazu hält der Schutz sehr lange an, im günstigen Fall ein Leben lang.

Schließlich gaben auch die westlichen Länder ihren Widerstand auf. Die Schluckimpfung löste rasch die Injektionsimpfung ab und trat einen Siegeszug um die Welt an. Auch in Westdeutschland waren die skeptischen Behörden rund um RKI-Präsident Henneberg nunmehr klar pro Impfung eingestellt.

Wie lückenlos der Übergang verlief, zeigt der Absturz der Salk-Impfung in der BRD. Während im Jahr 1961 noch 2,3 Millionen Dosen verimpft wurden, waren es 1963 gerade noch 5152 Dosen. Bereits 1962 stiegen fast alle westlichen deutschen Bundesländer auf die Schluckimpfung um.

Allerdings gab es auch hier Rückschläge und schwere Nebenwirkungen. Westberlin hatte es beispielsweise nicht erwarten können, bis genügend Dosen des Sabin-Impfstoffs verfügbar waren, und so ging man im Mai 1960 auf das Angebot des US-Herstellers Lederle ein, eine andere Version der Schluckimpfung, den sogenannten Cox-Impfstoff, zu liefern. Die Impfviren waren hier weniger abgeschwächt und noch deutlich näher an den Wildviren. Und das zeigte sich auch. Zwar war der Rückgang der Poliofälle dramatisch. Mit nur 0,3 Neuerkrankungen pro 100.000 Einwohner kam die Epidemie bereits 1961 praktisch zum Erliegen. Doch andererseits traten 48 Fälle von Impfpolio auf, woran drei Kinder starben. Daraufhin wurde das Impfprogramm wieder gestoppt.

Letztlich setzte sich die Schluckimpfung aber rasch durch. Auch dank der begleitenden Werbekampagne mit dem Slogan »Schluckimpfung ist süß, Kinderlähmung ist grausam«. Bis Ende 1962 wurden in der BRD insgesamt 24 Millionen Menschen geimpft, das entspricht 42 Prozent der Gesamtbevölkerung und 72 Prozent der Kinder unter 15 Jahren.

In der DDR war die IPV-Impfung nie weit verbreitet. Bis 1961 hatte in Groß-Impfaktionen auch fast die gesamte ostdeutsche Bevölkerung die Schluckimpfung erhalten.

Sabins Schluckimpfung ist schließlich ausschlaggebend für die dramatische Reduktion der weltweiten Polio-Erkrankungen. Zahlreiche Länder und noch mehr große private Spender wie der Rotary Club oder die Melinda & Bill Gates Foundation finanzierten Hunderte Millionen von Impfungen. Im Jahr 1980 waren weltweit 22 Prozent der Einjährigen geimpft, 2015 lag der Anteil schon bei 86 Prozent.

Das Nutzen-Risiko-Verhältnis der Polio-Impfungen

Ob die zuerst eingeführte IPV-Impfung nach Salk überhaupt einen Effekt auf das Krankheitsgeschehen hatte, wird im Rückblick von vielen Wissenschaftlern skeptisch gesehen. Zumindest in Deutschland ist – laut der am RKI veröffentlichten Dissertation von Silvia Klein – die Impfung »weder in der Inzidenzkurve noch in der Mortalitätskurve der BRD als senkender Effekt sichtbar«. Dasselbe, so Klein, gelte für die DDR, wo sich bis 1959 Inzidenz und Mortalität auf relativ gleichem Niveau halten.

Der eigentliche Rückgang der Kinderlähmung ist eindeutig auf die OPV-Impfung nach Sabin zurückzuführen. Während im Westen die Poliozahlen bis 1961 wellenmäßig auf ähnlichem Niveau verlaufen, kommt es im Jahr 1962, als die OPV-Kampagne greift, zu einem historischen Tief der Inzidenz. Dasselbe gilt für die Mortalität. In der DDR, wo die Schluckimpfung bereits 1960 verfügbar war, erfolgt derselbe dramatische Rückgang exakt zwei Jahre früher. Zwar kam es in den Folgejahren in Europa immer wieder zu regionalen Ausbrüchen, doch den großen Schrecken hatte die Kinderlähmung verloren. Dank der Schluckimpfung.

Die letzte Wildvirus-Infektion wurde in Deutschland 1986 erfasst. Einige Jahre später gab es einen lokal begrenzten Polio-Ausbruch in einer impffeindlichen Glaubensgemeinschaft im holländischen »Bibelgürtel«. In Österreich reicht der letzte Fall bis auf das Jahr 1980 zurück, in der Schweiz trat 1982 die letzte Wildvirus-Infektion auf.

Leider hat die Schluckimpfung ein gewisses – geringes – Risiko, dass die darin enthaltenen lebenden Viren spontan mutieren und ihre Gefährlichkeit zurückgewinnen. Behörden schätzen, dass etwa ein Fall einer von der Impfung ausgelösten Kinderlähmung (Impfpolio) pro eine Million Impfungen auftritt. Bei diesen spontanen Mutationen ist das Risiko der Weiterverbreitung gering.

Es ist jedoch auch möglich, dass sich solche mutierten Impfviren in einer Umgebung, wo wenig geimpft wird, über Monate und Jahre vermehren und etablieren, bis sie überhaupt entdeckt werden. Die Viren mutieren munter weiter, und wenn dann die Ausbrüche sichtbar werden, so können diese recht massiv sein. Seit dem Jahr 2000 sind insgesamt 24 solche Epidemien aufgetreten. Dabei traten 760 Fälle von Impfpolio auf. Mit massiven Impfprogrammen im Umkreis dieser Ausbrüche gelang es jedoch bisher immer, diese Epidemien einzugrenzen und zum Stillstand zu bringen.

Dennoch war es in den westlichen Industrieländern auf die Dauer nicht erträglich, dass in Abwesenheit der echten Polio die einzigen Krankheitsfälle durch die Polio-Impfung auftraten. Viele Ärzte weigerten sich, die Schluckimpfung weiterhin zu verabreichen.

1998 setzte die WHO die Empfehlung für die Industrieländer aus, und die meisten Länder Europas setzten das rasch in ihren Impfplänen um. Stattdessen sollte wieder die IPV-Impfung gegeben werden. Sie war seit dem Original von Salk mehrfach überarbeitet worden. Es kam nun nicht mehr vor, dass die Viren unvollständig abgetötet waren. Zudem wurden Kombinationen angeboten. Die Vierfach-Impfung etablierte sich, bald schon die Fünffach- und schließlich die bis heute übliche Sechsfach-Impfung.

1999 wurde stolz bekannt gegeben, dass die »Lansing«-Viren vom Typ II weltweit ausgestorben sind. Dies war einerseits ein großer Erfolg. Andererseits drohte nun die größte Gefahr von der Schluckimpfung selbst. Denn bei neunzig Prozent der über die Impfung verbreiteten Polio-Ausbrüche waren es gerade Impfviren dieses ausgestorbenen Typs, welche die Lähmungen verursachten.

Seit 2016 wird eine Schluckimpfung verwendet, die nur noch die Typen I (»Brunhilde«) und III (»Leon«) enthält. Seither wurde über keine größeren Ausbrüche von Impfpolio berichtet.

Nun beabsichtigen die WHO und deren private Helfer wie die Gates Foundation den generellen Abschied von der Schluckimpfung und den Umstieg auf die verbesserte Variante der Salk-Impfung. Das ist sicherlich ein gutes Geschäft für die Hersteller dieser Impfungen. Ob damit der große Durchbruch mit der Ausrottung der Polio gelingt, halte ich dennoch für unwahrscheinlich. Denn bei der Einschätzung der Bedeutung der Impfung besteht ein großes, bisher von den meisten Menschen – und dazu zähle ich auch Bill Gates und seine Berater – nicht wahrgenommenes Missverständnis.

Warum die Polio verschwindet

Gefährliche Krankheiten, so wie die Pocken, auszurotten, ist ein alter Traum der Menschheit. Als Inbegriff einer Seuche galt in früheren Zeiten die Pest, die durch das Bakterium Yersinia pestis (Pestbakterium) verursacht wird. Im 14. Jahrhundert hat der »Schwarze Tod« allein in Europa 25 Millionen Menschen das Leben gekostet. Die Pest hat inzwischen durch hygienische Maßnahmen und die Behandlung mit Antibiotika ihren großen Schrecken verloren. Trotzdem konnte sie bis heute nicht völlig ausgerottet werden, sodass immer wieder kleinere Seuchenherde aufflackern.

Die Cholera hat noch an der Grenze zum 20. Jahrhundert verheerend in Deutschland gewütet. Sie wurde gänzlich ohne Medikamente oder Impfkampagnen über moderne Hygiene, Wasseraufbereitung und Kanalisation vertrieben. Im Gefolge von Elend und Krieg kommt es weltweit aber noch immer zu lokalen Ausbrüchen.

Polioviren, die Auslöser der Kinderlähmung, werden ganz ähnlich übertragen wie die Cholera: über Wasser, das mit Fäkalien kontaminiert wurde. Heute wissen wir, dass sich auch die Polio – ähnlich der Cholera – auf dem Rückzug aus den Industrieländern befunden hat. Mit der besseren Hygiene, der Aufbereitung des Trinkwassers und dem sich auch in entlegeneren Regionen ausbreitenden Netz von Wasserleitungen war es weniger wahrscheinlich geworden, dass Fäkalkeime breit gestreut in Umlauf kamen.

Zwar kam es immer noch lokal vereinzelt zu Ausbrüchen – wenn etwa Kinder im Sommer gemeinsam in einem Poliovirus-verseuchten Teich badeten –, doch die selbstverständliche Infektion des Großteils der Bevölkerung, so wie das in früheren Zeiten üblich war, wurde schrittweise unterbrochen. Immer mehr Menschen hatten überhaupt keinen Kontakt mit Polioviren. Frauen bekamen Kinder, ohne ihnen den Nestschutz gegen Polio mitzugeben.

In den höheren Sozialstandards und der besseren Hygiene liegt also der Grund, warum die Kinderlähmung zuerst in den reicheren Ländern auftrat. Warum sie in den USA Jahrzehnte vor Europa sichtbar wurde – und sich in Europa zu Beginn vor allem in den skandinavischen Ländern zeigte. Im kriegsverwüsteten Mitteleuropa dauerte es bis in die 1950er-Jahre, bis auch hier die Krankheit zum deutlich sichtbaren Problem wurde.

Solange nämlich die Polioviren noch allgegenwärtig waren, machten weitgehend alle eine Infektion im Babyalter durch. Die Mütter gaben Antikörper an ihren Nachwuchs weiter, wodurch die Krankheit meist mild und unauffällig verlief. Erst durch die Abnahme der Polio-Durchseuchung traten immer häufiger Lücken in der Immunität auf. Immer mehr Babys bekamen von ihren Müttern keine Antikörper mehr mit oder hatten ihre mütterlichen Antikörper beim Kontakt mit den Viren bereits abgebaut. »Späte Infektionen wurden deshalb nicht mehr abgeschwächt und führten in der Folge zu einem wesentlich schwereren Krankheitsverlauf«, erklärte mir der Schweizer Immunologe und Nobelpreisträger für Medizin Rolf Zinkernagel in einem Interview.

Die Polio mit ihren gefürchteten bleibenden Lähmungen ist also das seltene Beispiel einer Krankheit, die erst dann auffiel, als sie bereits am Aussterben war.

Die über Jahrzehnte gebräuchliche Schluckimpfung mit den abgeschwächten lebenden Polioviren war in diesem Sinn somit eine Wiederherstellung der ursprünglichen Verhältnisse der Durchseuchung der ganzen Bevölkerung. Damit wurden alle Geimpften wieder im Babyalter mit den Viren infiziert – und somit wurde vermieden, dass ein zufälliger späterer Wildviren-Kontakt auf ein Immunsystem trifft, das mit Polio keinerlei Erfahrung hat. Genau genommen war die Schluckimpfung deshalb auch nicht das hauptsächliche Werkzeug zur Ausrottung der Polio, sondern vielmehr eine flankierende Schutzmaßnahme der Bevölkerung, die den selbstständigen Rückzug der Polio begleitet hat.

Die Hauptursache für den weltweiten Rückgang der Polio liegt also in einer besseren Trinkwasser-Aufbereitung und in modernen Hygiene-Verhältnissen, die einen Kontakt mit Poliokeimen unwahrscheinlich machen. In den wenigen Ländern, wo noch Wildviren zirkulieren, wäre es demnach sinnvoll, die Übertragungswege der Viren zu unterbinden und in bessere sanitäre Bedingungen, wie Trinkwasserbrunnen, Kanalisation und ähnliche Infrastruktur, zu investieren. Ohne derartige Maßnahmen ist die Eliminierung der Wildviren schwierig. Zumal die Schutzimpfung die Übertragung dieser Viren nicht verhindert. Speziell nicht über den heute – auch in Entwicklungsländern beabsichtigten – Umstieg auf die inaktivierte Impfung.

Hier liegt wohl auch der Grund, warum es der WHO nicht und nicht gelingt, die Kinderlähmung auszurotten. Trotz Milliardeninvestitionen und intensivster internationaler Impfkampagnen hielten weder das ursprüngliche Ziel zum Jahr 2000 noch der Nachfolgetermin 2005. Und auch das bislang letzte Ziel, die Ausrottung zum Jahr 2013 ist ohne Erfolgsmeldung verstrichen.

In Indien, Nigeria und Indonesien kam es nach zeitweiligen Erfolgen wieder zu großen Polio-Ausbrüchen. Das wurde zunächst mit irrationalen Widerständen gegen die Impfungen erklärt. So hätten fundamentalistische Moslems das Gerücht gestreut, die Polio-Impfung mache unfruchtbar oder verursache Aids. Das mag lokal eine Rolle gespielt haben. Doch es scheint zunehmend wahrscheinlicher, dass einfach die Infrastruktur in vielen Regionen nicht dazu taugt, den Kontakt mit den Wildviren zu unterbinden.

Manche Experten sprechen deshalb heute eher von einer Tilgung der Polio, womit die Vermeidung der Krankheit bei weiterlaufenden Impfkampagnen gemeint ist. »Die Ausrottung des Erregers ist unter den heutigen Gegebenheiten jedoch nicht möglich«, erklärte Anton Mayr, der an der tierärztlichen Fakultät der Universität München den Lehrstuhl für Mikrobiologie und Seuchenlehre innehatte, 2007 im Deutschen Ärzteblatt.

Gleich in einer der nächsten Ausgaben kam eine heftige Kritik an dieser »demotivierenden und irreführenden Aussage«. Polio trete nur noch in vier Ländern (Afghanistan, Pakistan, Indien und Nigeria) endemisch auf, erklärte der Braunschweiger Mikrobiologe Wilfried Bautsch und setzte Mayrs Ausführungen ein heftiges »Polio ist ausrottbar!« entgegen. Er gab dafür auch gleich ein Datum an: »Eine vollständige Unterbrechung der Übertragungskette wird noch in diesem Jahrzehnt erwartet.«

Wilfried Bautsch ist Mitglied eines Rotary Clubs und Rotary International ist der Haupt-Initiator des Polio-Ausrottungsprojekts. »Noch bis Ende 2008«, so Bautsch, »werden mehr als 2,7 Milliarden US-Dollar in dieses Ziel investiert.«

Das Jahrzehnt ging vorüber, der optimistische Wunsch erfüllte sich nicht. Es wurde noch viel mehr Geld investiert. Seit 2012 ist auch in Indien kein Wildvirus-Fall mehr aufgetreten. In Pakistan, Afghanistan und Nigeria könnte es bald so weit sein. 2016 wurden zusammen genommen 35 Fälle gemeldet, 2017 waren es nur noch 22 Fälle. Geht es also dem Ende der Polio zu?

Möglicherweise sind unter dem Schutzmantel der internationalen Impfkampagnen auch nur die Ausbrüche – das Sichtbarwerden der

Symptome – vermieden worden. Doch solange sich die grundlegende hygienische Situation nicht ändert und die Viren weiter zirkulieren, ist eine generelle Ausrottung tatsächlich unwahrscheinlich.

Dass die Ausrottungskampagnen wesentlich schwerer fallen als bei Pocken, hat mehrere Gründe: Bei Pocken gab es zwar – ebenso wie bei Polio – kein Tierreservoir, wo sich die Erreger zurückziehen konnten. Der große Unterschied sind jedoch die Symptome.

Bei den Pocken erfolgte die Übertragung unmittelbar von Mensch zu Mensch, es gab keine langen Infektionszeiten und keinerlei Probleme, die Erkrankten zu erkennen. Dadurch konnten Pockenkranke rechtzeitig isoliert werden.

Eine Polio-Infektion wird hingegen im Normalfall gar nicht bemerkt. Die Ansteckung passiert meist über Fäkalien-verseuchtes Wasser, wo die Viren wochenlang überleben können. »Zusätzlich«, so Polio-Experte Mayr, »können auch Kot essende Fliegen und Schaben die Polio indirekt übertragen.«

In den wenigen entlegenen Gebieten, wo die Polioviren noch endemisch sind und Trinkwasser nach wie vor in Kontakt mit Fäkalkeimen kommt, wird also auch in den kommenden Jahren die Impfung nötig sein. Wer in diesen Regionen für eine NGO arbeitet oder eine Abenteuerreise plant, sollte also darauf achten, dass eine aufrechte Immunität gegen Polio besteht.

Im Großteil der zivilisierten Welt ist eine Kontamination mit Polio-Wildviren heute jedoch ähnlich wahrscheinlich wie ein Kontakt mit Außerirdischen. Das hat nichts damit zu tun, ob geimpft wird oder nicht. Der so heftig kritisierte ehemalige-RKI Präsident Georg Henneberg hatte schon recht gehabt mit seiner Ansicht, »dass die Polio auch ohne Impfung ausstirbt«. Und die Schluckimpfung war – im Gegensatz zur inaktivierten Impfung – der ideale Begleitschutz beim Rückzug der gefährlichen Erreger. Die Polio ist in den Industrieländern nicht wegen der Impfung ausgestorben, sondern wegen der Unterbrechung des Lebenszyklus der Viren.

Es ist deshalb auch vollständig unlogisch, dass ein Aussetzen der Impfung wieder zu einem Comeback der Polio führen würde. Wie sollte das gehen? Dafür bräuchte es Krieg und Elend, katastrophale

Begleitumstände, die unsere sanitäre Infrastruktur zerstören. Und dann kämen nicht nur Polio, sondern auch viele andere Seuchen wieder zurück. Solange aus Wien, Zürich oder Berlin keine Ruhr- oder Choleraausbrüche gemeldet werden, brauchen wir uns auch um Polio keine Sorgen zu machen.

Polio – Zusammenfassung

	sehr gering bis null	gering	mittel	hoch	sehr hoch
Gefährlichkeit der Krankheit					X
Wahrscheinlichkeit des Kontakts mit den Erregern	X				
Wahrscheinlichkeit des Ausbruchs der Krankheit (ungeimpft)	X				
Schutzwirkung der Lebend-Impfung (Schluckimpfung)					X
Schutzwirkung der Tot-Impfung			X		
Sicherheit der Lebend-Impfung (Schluckimpfung)				X	
Sicherheit der Tot-Impfung		X			
Sinnhaftigkeit der Impfung für die Normalbevölkerung	X				
Sinnhaftigkeit der Impfung für Risikogruppen[60]				X	
Bedeutung der Impfung für den Herdenschutz … in Europa		X			
… in gefährdeten Regionen					X

Haemophilus influenzae Typ b (Hib)

Haemophilus-influenzae-Bakterien, die schwere Infektionen hervorrufen können, wurden 1892 durch den Bakteriologen Richard Pfeiffer, einen Assistenten von Robert Koch, entdeckt. Pfeiffer hielt die Bakterien für die Erreger der Influenza, weil sie häufig bei Grippekranken gefunden wurden. 1933 wurde dieser Irrtum aufgeklärt, die Influenza-Viren wurden als wahre Verursacher der Grippe identifiziert. Bis dahin nannte man die Haemophilus-Bakterien aber allgemein »Influenzabazillen« – und die Zusatzbezeichnung »influenzae« erinnert heute noch an diesen historischen Irrtum.

In der Zwischenzeit wurde viel Arbeit investiert, um die Bakterien zu untersuchen und ihre Eigenheiten zu erforschen. 1995 war das Bakterium Haemophilus influenzae überhaupt das erste Lebewesen, das im Rahmen der Genomforschung im Labor des Genetikers Craig Venter in den USA vollständig sequenziert wurde.

Der Name Haemophilus bedeutet »Blutfreund« und stammt daher, dass die Bakterien besonders leicht auf einem Nährboden kultiviert werden können, der Blut enthält. Sie haben die Form von Stäbchen und können sich nicht selbstständig bewegen. Sauerstoff tolerieren sie, seine Anwesenheit ist für die Bakterien aber nicht lebensnotwendig.

Die Gattung Haemophilus influenzae kommt nur beim Menschen vor und bildet ein breites Spektrum an Varianten. Diese werden in acht Biotypen unterteilt. Manche haben eine Umkapselung mit einer Polysaccharid-Zuckerverbindung. Dies verleiht ihnen einen gewissen Schutz vor Fresszellen der Immunabwehr. Die Mehrzahl ist aber unbekapselt.

Die Bakterien können an Krankheiten wie Sinusitis (Nasennebenhöhlenentzündung), Mittelohr-, Bindehautentzündung oder Entzündungen des Kehldeckels (Epiglottitis) beteiligt sein. In seltenen Fällen dringen sie invasiv in andere Organe wie die Lunge oder in die Gehirnregion ein, wo sie massive Entzündungen auslösen, wie Lungenentzündung oder eine eitrige Hirnhautentzündung

(Meningitis). Bei schweren Fällen braucht es intensivmedizinische Hilfe. Zur Therapie werden unter anderem Antibiotika gegeben. In den 1980er-Jahren war die Hib-Meningitis die häufigste Ursache erworbener Hirnschäden.

Studien zeigten, dass die schweren gesundheitlichen Probleme in der Regel von bekapselten Bakterien ausgehen. Hier gibt es wiederum sechs unterschiedliche Kapseltypen, die mit a bis f bezeichnet werden. Die Wissenschaftler beobachteten in den 1970er-Jahren, als der Großteil dieser Untersuchungen gemacht wurde, dass die mit Abstand häufigste Variante den Kapseltyp b hat. Insofern erschien es den Forschern sinnvoll, gegen diese speziell problematischen Haemophilus-influenzae-Bakterien vom Typ b eine Impfung zu entwickeln.

Warum werden normale Bakterien plötzlich aggressiv?

H.-influenzae-Bakterien sind Teil der normalen Bakterienflora. Etwa 60 bis 80 Prozent gesunder kleiner Kinder haben sie im Nasen- und Rachenbereich.[61] Bei älteren Kindern und Erwachsenen ist dieser Anteil geringer.

Warum sie sich manchmal aggressiv vermehren, das Gewebe angreifen und auch invasiv in andere Organe wie die Lunge oder in die Gehirnregion eindringen und dort schwere Entzündungen auslösen, ist ein bislang ungeklärtes Rätsel der Medizin. Dieses Phänomen betrifft nicht nur Haemophilus influenzae, sondern viele andere Bakterien – wie Pneumokokken oder Meningokokken – sowie auch zahlreiche Viren. Warum leben die Keime unauffällig und werden plötzlich gefährlich?

Eine gewisse Rolle spielt sicherlich die individuelle Konstitution. Manche Menschen sind anfälliger für Infekte und haben angeborene Schwächen in der Funktion der Organe oder im Stoffwechsel. Möglicherweise zeigen Infektionen diese Schwächen an und die darauffolgende Entzündung im Krankheitsprozess ist ein Versuch, diese biologischen Schwachpunkte zu reparieren.

Tatsächlich findet ja im Rahmen einer Entzündung ein großflächiger Umbau im Gewebe statt, bei dem zahlreiche Reparaturmechanismen ablaufen. Aus evolutionärer Sicht ergibt so etwas eventuell einen Sinn – auch wenn die von der Krankheit betroffenen Individuen dabei in Lebensgefahr geraten.

Eine weitere Gefahrenquelle bildet die Infektion selbst. Wenn Kinder Kontakt mit infizierten Personen haben, so ist die Dosis, die sie bei der Ansteckung abbekommen, ein wichtiges Kriterium für die Schwere der folgenden Krankheit. Auch dies gilt nicht speziell für Haemophilus, sondern generell für viele Infekte.

Wenn ein Kind nachts neben einem kranken Geschwisterkind liegt und stundenlang angehustet und angeniest wird, so kann die dabei übertragene Dosis so hoch sein, dass die Krankheit lebensbedrohlich verläuft. Dies ist ein häufig beobachtetes Phänomen: Das höchste Risiko haben nicht jene Kinder, die sich im Kindergarten anstecken und die Krankheit ins Haus bringen, sondern deren Geschwister.

Die Impfung gegen Hib

Bereits 1977 wurde die erste Hib-Impfung entwickelt. Sie enthielt den wichtigsten Inhaltsstoff der Polysaccharid-Kapsel und erzeugte auch tatsächlich Antikörper. Doch der Effekt verpuffte rascher als erwartet. Binnen weniger Jahre erwies sich die Impfung als untaugliches Mittel, um die Hib-Infektionen wirksam einzudämmen. Doch man hatte dazugelernt.

Die nächste Impfung kam 1987 in den USA auf den Markt. Sie kombinierte die Kapsel-Substanz mit einem Trägerprotein und damit wurde eine deutlich bessere Immunantwort erzielt.

Die Hib-Impfung wurde in den Medien heftig beworben. Sie zählte zu den ersten Vertretern der modernen Generation, die eine neue Impf-Ära einläuteten. Nachdem 1986 das »National Vaccine Injury Compensation Program« (VICP) eingeführt worden war, gab es eine Entschädigung für die Opfer von Nebenwirkungen, die über einen Preisaufschlag auf Impfungen finanziert wurde. Im Gegenzug war es nicht mehr möglich, die Hersteller individuell zu klagen.

Während der 1990er-Jahre wurde die Hib-Impfung in den meisten Ländern der EU in die Impfpläne aufgenommen. Die Solo-Impfungen, die angeboten werden, kommen ohne Zusatz von Wirkverstärkern aus, sind also frei von Aluminium. Die meisten Kinder erhalten die Hib-Komponente heute jedoch als Teil der Sechsfachimpfung. Für Kinder über fünf Jahren und für Erwachsene wird keine Impfung mehr empfohlen.

In den Jahren vor der Einführung der Impfung gegen Hib war in Deutschland von jährlich rund 1600 invasiven Haemophilus-influenzae-Infektionen die Rede. Nach der breiten Einführung der Impfung ab dem Jahr 1990 kam es zu einem deutlichen Rückgang von invasiven Erkrankungen durch Hib. Das wurde als großer Erfolg der Impfung gefeiert.

Es wäre aber auch wichtig gewesen zu prüfen, ob die Hib-Infektionen nicht möglicherweise durch andere Haemophilus-Stämme oder sonstige Keime ersetzt worden sind. Denn was nützt es, wenn die schweren Fälle von Sepsis, Gehirnhaut- oder Lungenentzündung gleich bleiben, aber von anderen Keimen ausgelöst werden?

Eine begleitende Studie, die dieser Frage nachging, wurde damals nicht für nötig befunden. Das Phänomen des »Replacement«, wobei Erreger durch die Einführung einer Impfung verdrängt und durch andere Keime ersetzt werden, wurde in der Euphorie der Anfangsjahre nicht überprüft.

Konkrete Erfahrungen mit der Hib-Impfung

Interessant sind deshalb andere Erfahrungen, bei denen der Effekt von Impfkampagnen vor Ort – und möglichst auf hohem Niveau – gemessen wird. Dies geschah in Indonesien, wo das Gesundheitsministerium wissen wollte, ob die teure Hib-Impfung einen relevanten Beitrag zur Reduktion der Krankheitslast und der hohen Kindersterblichkeit liefern kann. Denn schließlich fehlt das Geld, das in eine Maßnahme investiert wird, an anderer Stelle.

Die Studie[62] wurde auf einer der Hauptinseln Indonesiens durchgeführt. Das Gesundheitsministerium legte besonderen Wert auf die Erfassung der Lungenentzündungen, da diese Krankheit häufig war und viele Kinder daran starben.

Rund 28.000 Kinder erhielten die Diphtherie-Tetanus-Pertussis-Impfung mit Hib-Komponente, rund 27.000 nur die DTP-Impfung ohne Hib. Es war eine doppelblinde Studie (niemand wusste, wer welche Impfung bekommt), die über zwei Jahre geführt wurde.

Schließlich lagen die Resultate vor. Bei der Hirnhautentzündung, der schwersten Nebenwirkung einer Hib-Infektion, bewirkte die Impfung tatsächlich eine eindrucksvolle Reduktion. Bei mindestens einer Hib-Impfung reduzierte sich das Auftreten einer bewiesenen Hib-Meningitis von 19 Fällen pro Million Einwohner auf 2,6 Fälle. Dies war ein schöner Erfolg. Doch Meningitis ist auch in Indonesien sehr selten. Wie stand es um die anderen Krankheiten?

Hier wurden die Erwartungen nicht erfüllt. Es zeigte sich, dass die Hib-Impfung bei der Vermeidung von Lungenentzündung und anderen Krankheiten des Atemtrakts keine Rolle spielt. In der Studie heißt es: »Der Anteil der durch die Impfung verhinderten Lungenentzündungen lag im Bereich rund um null.« Dies war eine große Überraschung und sowohl die Studienautoren als auch die Kommentatoren des Journals »Lancet«, wo die Studie 2006 veröffentlicht wurde, zeigten sich schwer enttäuscht: »Diese Resultate unterstützen die These nicht, dass die Hib-Impfung in der Prävention von Pneumonien eine bedeutsame Rolle spielt.«

Die Bilanz der Impfung klingt nicht berauschend:
- In der Gruppe ohne Hib-Impfung lag die Kindersterblichkeit im Studienzeitraum bei 1,95 Prozent.
- In der Gruppe mit Hib-Impfung lag die Kindersterblichkeit im Studienzeitraum bei 1,86 Prozent.

Es bedürfe einer näheren Diskussion, ob die Hib-Komponente eingeführt werden soll oder nicht, sagen die Studienautoren. Sie schlagen am Ende ihres Berichts vor, die Gesundheitsproblematik nicht allein auf die Frage des Hib-Impfens zu reduzieren. »Stattdessen sollte das Augenmerk auf andere Maßnahmen gelegt werden – dazu gehören beispielsweise Impfungen gegen bedeutende Krankheitserreger (Anm.: Damit meinen die Autoren konkret das RS-Virus, das bei jeder vierten Lungenentzündung gefunden wurde. Dagegen gibt es derzeit aber keinen Impfstoff) – und vor allem auf breitere Gesundheitsmaßnahmen wie eine Verbesserung der medizinischen Infrastruktur, eine Verbesserung der Ernährungslage, der Ausbildung der Mütter und des gesamten sozialen und wirtschaftlichen Umfelds.«

Auch aus Indien kommt harsche Kritik am Wert der Hib-Impfung. »Sie hat in Asien schon mehrfach gezeigt, dass sie die Ansprüche an eine sinnvolle Impfung nicht erfüllt«, klagt Jacob M. Puliyel, Mediziner aus Delhi und Mitglied der staatlichen indischen Impfkommission.[63] »Mehrere Studien haben gezeigt, dass es weder bei Meningitis noch bei Lungenentzündung eine Reduktion gab. Für uns ist klar, dass die Impfung keine Leben rettet, sie verschlingt bloß Ressourcen, die wir anderswo für tatsächlich lebensrettende Maßnahmen dringend brauchen würden, beispielsweise für die Versorgung mit sauberem Trinkwasser«, betont Puliyel.

Zu einer ziemlich brutalen Einschätzung des Werts der Hib-Impfung kam 2006 auch ein Team russischer Wissenschaftler, das prüfen sollte, wie sich die Einführung der Hib-Impfung finanziell auf die Gesundheitsbudgets auswirkt.[64]

Die Russen unternahmen dafür jedoch keine große Studie wie in Indonesien, sondern rechneten aus, wie hoch die Behandlungskosten für Hib-Meningitis bei Kindern unter fünf Jahren sind und welches Einsparpotenzial die Impfung – durch die Verhinderung der davon ausgelösten Krankheiten – liefert. Die positiven Effekte der Impfung wurden mit den Kosten der Impfung gegengerechnet. Dafür wurde ein ohnehin schon sehr niedrig kalkulierter Einkaufspreis von fünf US-Dollar pro Impfdosis angenommen.

Resultat dieser ökonomischen Abschätzung war, dass die Impfung damit viel zu teuer wäre und keine Ersparnis bringt. Um kosteneffektiv zu sein, dürfte die Impfung nämlich gerade einmal fünf Cent kosten.

Anstieg der Infektionen

Während der 1990er-Jahre wurde die Hib-Impfung in den meisten Ländern Europas in die Impfpläne aufgenommen, in Deutschland 1990, in Frankreich 1993, in Italien 1999. Ob es mit der Impfung zu tun hat, ist unbekannt, jedenfalls hat sich bei den Haemophilus-Infektionen in Europa eine eigenartige Tendenz ergeben.

Die Daten der Europäischen Gesundheitsbehörde ECDC reichen zurück bis ins Jahr 1996. Damals meldeten die europäischen Länder zusammen 632 invasive Fälle von Haemophilus-influenzae-Infektionen. Eine Größenordnung, die heute allein von Deutschland gemeldet wird. Die Verlaufskurve über die folgenden zwanzig Jahre zeigt stetig nach oben. In den letzten zehn Jahren hat sich die Inzidenz von 0,33 Fällen auf 0,66 Fälle pro 100.000 Einwohner verdoppelt.

Haemophilus-influenzae-Fälle pro 100.000 Einwohner

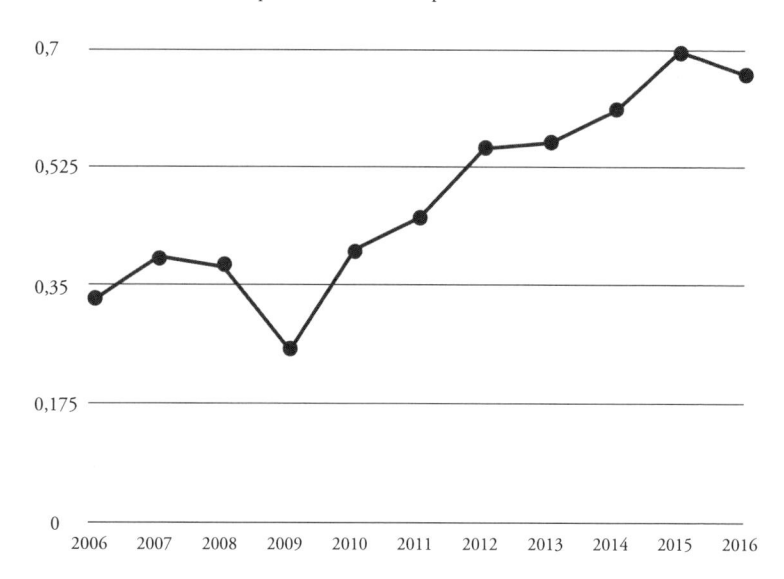

Hier die konkreten Zahlen zu obiger Grafik:

2006	0,33	2012	0,55
2007	0,39	2013	0,56
2008	0,38	2014	0,61
2009	0,26	2015	0,69
2010	0,40	2016	0,66
2011	0,45		

In Deutschland wurden im Jahr 2016 insgesamt 622 Fälle von invasiven Infektionen mit dem Bakterium Haemophilus influenzae gemeldet. Die typischen Symptome sind Fieber (67 % der Betroffenen), Lungenentzündung (59 %) und Sepsis (29 %). Am häufigsten betreffen solche Infektionen Kinder unter fünf Jahren und Erwachsene über 59 Jahren: 40 Fälle sind bei Kindern unter fünf Jahren aufgetreten, 73 Prozent der Fälle traten bei Menschen im Alter über 59 Jahren auf, wobei die Häufigkeit mit steigendem Alter stark zunahm. Bei Kindern unter fünf Jahren war die Zunahme ebenfalls gegeben, aber weniger stark ausgeprägt.

Während die Hi-bedingten Krankheiten insgesamt ansteigen, zeigt sich ein deutlicher Abfall der Infektionen, die durch Haemophilus influenzae Typ b ausgelöst werden. Vor der Einführung der Impfung hatten Bakterien dieses Typs das Krankheitsgeschehen noch dominiert. Dies hat sich dramatisch verändert. Durch die Impfung ist Hib offenbar weitgehend verdrängt worden. Die Frage ist, ob dies ein Vorteil ist. Denn nun wird der Großteil der Krankheitsfälle von unbekapselten Hi-Bakterien oder von anderen Kapseltypen ausgelöst.

Eine neu aufgetauchte Risikogruppe sind Neugeborene. In einer britischen Studie[65] wurden 118 erkrankte Neugeborene mit Haemophilus-Infektion näher untersucht. Dabei wurde gerade ein einziger Fall gefunden, bei dem der Hi-Typ b der Auslöser war. In 97 Prozent der Fälle handelte es sich hingegen um unbekapselte Bakterientypen, von denen man früher angenommen hatte, dass sie eher milde Krankheiten auslösen. Davon war nun nichts mehr zu bemerken – die Sterberate der Neugeborenen lag bei 19 Prozent.

»Ein klassisches Replacement-Phänomen«, sagt dazu der Münchner Kinderarzt Steffen Rabe. Und das ist beunruhigend. Denn, so Rabe, »es spricht nichts dafür, dass diese neuen Hi-Typen harmloser wären als der weggeimpfte Typ b«.

Anstatt dieses Problem genau zu untersuchen, um die Auswirkungen der Verdrängung im Detail zu verstehen, liegt für viele Experten die Lösung bereits auf der Hand: Wir brauchen eine neue Impfung gegen diese neuen Haemophilus-Typen.

In den Medizinjournalen erscheint Artikel um Artikel, in denen mögliche Ansätze für neue Impfstoffe diskutiert werden. Die unbekapselten Bakterien gelten ja auch als Auslöser der Mittelohrentzündung. Und da dies eine der häufigsten Krankheiten im Kindesalter ist, hätte eine Impfung jedenfalls ein enormes Marktpotenzial. Eine Forschergruppe aus Rochester, New York, arbeitet bereits an drei möglichen Impfstoff-Kandidaten. »Wir erwarten«, schreiben sie, »dass die Entwicklung eines wirksamen Impfstoffs gegen nichttypisierbare Haemophilus-influenzae-Infektionen in der nahen Zukunft erreichbar ist.«[66]

Schutz, Risikofaktoren und Nebenwirkungen

Mediziner der Uniklinik Örebro in Schweden untersuchten, wie sich Stillen auf das Risiko von invasiven Hib-Erkrankungen auswirkt. Sie fanden einen schützenden Effekt, der nach Ende des Stillens bis ins Schulalter anhielt. Kinder, die länger gestillt wurden, hatten statistisch signifikant höhere Antikörper-Titer gegen Hib.[67]

Internationale Untersuchungen zeigten Risikofaktoren, die quer durch alle Nationen recht ähnlich gelagert waren. Dazu zählt ein früher Eintritt in eine Kinderbetreuungseinrichtung, ein »überfülltes« Schlafzimmer mit vielen Kindern, rauchende Eltern, ein geringes Einkommen der Eltern sowie eine allgemeine Neigung zu häufigen Infekten. Besonders riskant ist es, wenn ein Kleinkind unter zwei Jahren im selben Zimmer schläft wie ein erkranktes älteres Geschwisterkind. Hier ist das Risiko einer Ansteckung mit schwerem Verlauf besonders hoch.

Die Schutzwirkung der Impfung gegen Bakterien des spezifischen Typs b ist zweifellos hoch. Ob die Hib-Impfung heute noch einen relevanten Beitrag zum Schutz der Kinder liefert, ist hingegen schwer zu sagen.

Zum einen werden Hib-Typen immer seltener und sind offenbar von der Impfung ziemlich verdrängt worden. An deren Stelle sind nun andere Bakterientypen getreten, und es ist nicht klar, ob der Einfluss der Impfung die Gesamtsituation deutlich verbessert hat.

Das Risiko einer schweren Erkrankung durch den Hib-Typ ist schon gering gewesen, bevor es die Impfung gab – und scheint nun kaum noch vorhanden. Wie es aussieht, geht allein vom Stillen ein Schutz aus, der deutlich realitätsnaher und bedeutsamer ist als es die Impfung sein könnte. Und wenn die beschriebenen Risikofaktoren beachtet werden, so ist dies eine weitere sinnvolle Vorsichtsmaßnahme.

Die Hib-Komponente wird meist als Teil der Sechsfachimpfung verabreicht. Eine Übersicht zu möglichen Nebenwirkungen findet sich im Kapitel »Tetanus«.

Die Hib-Soloimpfung ist laut Fachinformation etwas verträglicher. Es gibt jedoch eine Reihe von Berichten über mögliche seltene, aber ernsthafte Nebenwirkungen. Sie könnten etwas damit zu tun haben, dass das Immunsystem gegen Zuckermoleküle der Bakterienkapsel scharfgemacht wird und sich auch im Organismus – etwa in den zuckerhaltigen Nervenscheiden – ähnliche Verbindungen finden. Damit erhöht sich das Risiko von Autoimmunerkrankungen.

Da in Zulassungsstudien von Impfstoffen so gut wie nie biologisch neutrale Placebo-Impfungen in der Kontrollgruppe eingesetzt werden, kann das konkrete Risiko nicht exakt bemessen werden. Seit der massenhaften Anwendung des Impfstoffs wurden die Nebenwirkungen auch nicht mehr systematisch untersucht.

Hib – Zusammenfassung

	sehr gering bis null	gering	mittel	hoch	sehr hoch
Gefährlichkeit der Krankheit				X	
Wahrscheinlichkeit des Kontakts mit den Erregern				X	
Wahrscheinlichkeit des Ausbruchs der Krankheit (ungeimpft)	X				
Schutzwirkung der Impfung				X	
Sicherheit der Impfung		X			
Sinnhaftigkeit der Impfung für die Normalbevölkerung		X			
Sinnhaftigkeit der Impfung für Risikogruppen			X		
Bedeutung der Impfung für den Herdenschutz der Bevölkerung	X				

Hepatitis B

Hepatitis B ist eine weltweit vorkommende, durch Hepatitis-B-Viren ausgelöste Infektionskrankheit. Die Infektion kann viele Jahre völlig ohne Symptome bleiben und bei einem Drittel der Infizierten zeigen sich auch nie welche.

Beim klassischen Verlauf einer Hepatitis (Leberentzündung) leiden die Patienten an Appetitlosigkeit, Übelkeit, Erbrechen und Bauchschmerzen. Meist heilt die Krankheit spontan wieder vollständig aus. In seltenen Fällen kann die Krankheit einen fulminanten Verlauf nehmen, der in ein Organversagen mündet. Die chronische, langjährige Infektion erhöht das Risiko von Leberzirrhose und Leberkrebs.

Speziell in Entwicklungsländern besteht das Risiko, dass sich Neugeborene bei ihren Hepatitis-positiven Müttern infizieren. Hier bleiben zwar neunzig Prozent der Infektionen symptomlos. Doch haben diese Kinder ein höheres Risiko, eine chronische Infektion zu entwickeln.

In vielen Weltregionen besteht eine natürliche Durchseuchung mit Hepatitis-B-Viren. Mit 6,2 Prozent am höchsten ist sie in der WHO-Region »West Pazifik«, zu der Länder wie China, Taiwan und die Philippinen gehören. Dann folgen Afrika (6,1 %), die östliche Mittelmeerregion mit Ägypten, Iran, Irak und Afghanistan (3,3 %), Südostasien (2,0 %) und Europa inklusive Russland, Kasachstan und der Türkei (1,6 %).

Am geringsten ist die Durchseuchung mit Hepatitis-B-Viren in Nord- und Südamerika mit durchschnittlich 0,7 Prozent. Weltweit, so die WHO, sind 257 Millionen Menschen von einer chronischen Infektion betroffen, rund 900.000 Personen sterben jährlich an Komplikationen wie Leberzirrhose und Krebs.

In Mitteleuropa, so das Robert Koch-Institut, erfolgt die Übertragung »überwiegend über Risikoverhalten wie Sexualverkehr und intravenösen Drogengebrauch«. Eine weitere Risikogruppe sind Bedienstete in Gesundheitsberufen, die mit Blut und anderen infektiösen Substanzen in Kontakt kommen. Mögliche Infektionsquellen sind zudem unhygienisch durchgeführte medizinische Eingriffe oder Tattoo-Techniken.

An sich sollte man deshalb annehmen, dass ein Schutz frühestens mit der Pubertät relevant wird. Fälle von Hepatitis bei Babys sind selten und verlaufen meist unkompliziert. In Deutschland sind von der Jahrtausendwende bis zum Jahr 2016 gerade einmal 47 Fälle von Hepatitis B bei Kindern unter einem Jahr gemeldet worden.

Die Hepatitis-B-Impfung

Ein erster Impfstoff wurde bereits Ende der 1960er-Jahre in den USA entwickelt und bestand aus hitzebehandelten toten Hepatitis-B-Viren. Er war mäßig wirksam.

Der heute verbreitete Impfstoff ist der Erste, der mit Methoden der neu entwickelten Gentechnologie im Jahr 1986 hergestellt wurde. Ein Oberflächenprotein der Viren, HBsAg, wird von gentechnisch modifizierten Hefezellen erzeugt. Diese Produktionsweise garantiert, dass der Impfstoff keine lebenden Hepatitis-B-Viren mehr enthält, die bei der Hitzebehandlung eventuell übersehen wurden.

Heute ist die Hepatitis-B-Impfung Teil der Sechsfachimpfung, die im Baby-Impfprogramm vieler Länder Europas verwendet wird. Die Impfung wird auch in Kombination mit dem Hepatitis-A-Impfstoff angeboten.

Zusätzlich wird eine passive Immunisierung angeboten, wenn man potenziell virenverseuchten Substanzen ausgesetzt ist (z. B. Verletzung mit einer möglicherweise verseuchten Injektionsnadel).

Wer soll die Hepatitis-B-Impfung bekommen und wann?

Während im Bereich des Impfens in der wissenschaftlichen Community nach außen hin meist Ruhe und Einigkeit herrschen und selten ein Streitthema an die Öffentlichkeit dringt, macht die Hepatitis-B-Impfung hier eine Ausnahme.

Zum einen geht es um den Zeitpunkt der Impfung. Da es sich um eine Krankheit handelt, die vor allem in erwachsenen Risikogruppen verbreitet ist, erscheint es vielen Medizinern seltsam, dass Babys geimpft werden.

Als die Impfung eingeführt wurde, hatten die Befürworter der frühen Impfung vereinzelt noch damit argumentiert, dass man die Risikogruppe später ja nicht mehr erwischen würde, »weil Drogensüchtige und Prostituierte nicht zum Impfarzt gehen«. Dieses Argument schien der Mehrzahl der Eltern aber wohl nicht drängend genug, um deswegen mit ihren potenziell drogensüchtigen Babys zum Impfarzt zu laufen.

Später wurde vor allem damit argumentiert, dass Mütter, die selbst infiziert sind, die Viren bei der Geburt an ihre Babys weitergeben könnten. Und das sei der Grund für die frühe Impfung. Denn niemals könne man zweifelsfrei alle Virusträgerinnen identifizieren. Also hat es Sinn, gleich alle zu impfen.

Die WHO empfiehlt deshalb in Ländern mit einem hohen Anteil von Müttern mit HBsAg(Hepatitis-B-Oberflächen-Antigen)-positivem Befund die Impfung binnen 24 Stunden nach der Geburt. China, Taiwan, Indonesien und viele andere Länder Asiens versuchen diese Vorgabe einzuhalten. Dies macht logistisch ziemliche Probleme, denn es ist nicht leicht, in entlegenen Regionen immer genügend Hepatitis-Impfstoffe vorrätig zu haben und dabei die Kühlkette einzuhalten. Impfstoffe wurden entwickelt, die länger haltbar sind und auch außerhalb des Kühlschranks nicht verderben. Weil Hepatitis-B-Viren rund um den Globus verbreitet sind, entsprechen rund 70 Prozent der Weltbevölkerung dieser Definition der WHO – und sollten deshalb am ersten Tag geimpft werden.

Indien geht einen pragmatischen Mittelweg. Babys, die in Geburtenstationen zur Welt kommen, werden meist am ersten Tag geimpft. Jenen, die zu Hause oder in entlegenen Regionen geboren werden, empfehlen die Behörden die Impfung ab einem Alter von fünf Wochen.

Erst kürzlich wurde wieder eine Studie[68] durchgeführt, um diese Praxis zu überprüfen. Es handelte sich um eine große Fall-Kontroll-Studie mit 2671 Kindern, die zu etwa einem Drittel bei der Geburt geimpft wurden, zu einem Drittel erst im Säuglingsalter und zu einem Drittel gar nicht. Dabei stellte sich heraus, dass es für das Risiko der Kinder, selbst Hepatitis-positiv zu werden, keinen Vorteil bringt, gleich am Tag der Geburt geimpft zu werden. Ihr Risiko auf eine chronische Infektion war gleich.

Überrascht waren die Autoren von den hohen Antikörper-Titern der Ungeimpften. Sie lagen zu vierzig Prozent über dem HBsAg-Grenzwert von 10 IU/L. Sie vermuten, dass ungeimpfte Mütter ihren Babys einen hohen Nestschutz mitgeben. Zwar hatten Geimpfte im ersten Lebensjahr vergleichsweise einen höheren Prozentsatz an solchen schützenden Antikörper-Titern (82 %), diese sanken jedoch rasch ab. Im Alter von vier Jahren gab es keine signifikanten Unterschiede mehr zu den Ungeimpften.

Abgesehen von diesen überraschenden Resultaten erwies sich auch eine der Grundannahmen bei Hepatitis als falsch. Untersuchungen ergaben, dass 2,4 Prozent der städtischen indischen Bevölkerung und 15,9 Prozent der Landbevölkerung chronisch infiziert sind. Nach den international gültigen Hochrechnungen würde das bedeuten, dass Indien eine Hepatitis-B-bedingte Rate an Leberkrebs von 250.000 Fällen pro Jahr zu beklagen hätte. »Das indische Krebsregister verzeichnet jedoch nur 5000 derartige Fälle«, erklären die Autoren der oben genannten Studie. »Das entspricht einem Anteil an der Gesamtsterblichkeit von 0,02 Prozent und ist viel geringer als erwartet.«

Man sieht also, dass bei Hepatitis B die allgemein gültige Wahrheit nicht eben stabile Monumente darstellt. Dennoch haben sich die USA einer strengstmöglichen Impfdisziplin verschrieben: Alle

Neugeborenen sind am Tag der Geburt zu impfen. Zwar liegt laut US-Behörde CDC der Anteil der HBsAg-positiven Mütter nur bei rund einem Prozent. Doch wo ein Risiko, da muss es weg.

Kritiker – auch innerhalb der USA – wenden ein, dass es wohl übertrieben sei, hundert Prozent der Kinder zu impfen, wenn gerade mal ein Prozent ein entsprechendes Risiko hat. Es sei doch deutlich sinnvoller, nur diese Risikogruppe zu impfen, zumal sowieso alle Mütter während der Schwangerschaft einen entsprechenden Test auf HBsAg machen müssen.

Auch in Europa kommen die einzelnen Staaten zu verschiedenen Schlüssen. In Finnland wurde die Frage, ob eine allgemeine Impfung Sinn hat, intensiv wissenschaftlich untersucht. Das Risiko einer Person, an chronischer Hepatitis B zu erkranken, wurde mit 0,01 Prozent errechnet. »Unsere Untersuchung ergab, dass in Finnland jährlich sieben neue chronische Infektionen an Hepatitis B auftreten«, erklärt Tanja Karvonen, die mit ihrem Team vom Nationalen Gesundheitsinstitut in Helsinki die aktuelle Situation überprüfte.[69] »Das macht 1,2 Prozent aller chronischen Infektionen aus. Eventuell könnten wir drei dieser Infektionen durch eine allgemeine Impfung der Babys vermeiden.«

Die Behörden in Finnland setzten – statt auf die Massenimpfung – deshalb lieber auf zielgerichtete Impfungen für die Risikogruppen sowie auf ein Hilfsprogramm für Drogensüchtige, wobei gebrauchte Nadeln gratis ausgetauscht werden. Damit konnte der Anteil der Drogensüchtigen, die an Hepatitis B erkranken, dramatisch gesenkt werden.

Keine allgemeine Hepatitis-B-Impfung für Babys empfehlen auch die Behörden in Dänemark, der Schweiz und Liechtenstein. In Frankreich, Kroatien, Lettland, Tschechien und einigen anderen Ländern herrscht hingegen Impfpflicht.

Originell ist die Lage in Italien: Dort wurde die verpflichtende Hepatitis-B-Impfung schon sehr früh eingeführt, nämlich bereits im Jahr 1991 von Gesundheitsminister Francesco De Lorenzo. Wenig später stellte sich heraus, dass er für diese Initiative vom Herstellerkonzern GlaxoSmithKline mit 600 Millionen Lire (rund

300.000 Euro) geschmiert worden war. Er wurde gerichtlich verurteilt und musste 1993 als Minister zurücktreten. Die Hepatitis-Impfpflicht ist jedoch geblieben.

Am ersten Lebenstag – so wie in den USA – impft in der EU hingegen niemand. Man sieht also, dass in der »Wissenschaft der Impfologie« nichts in Stein gemeißelt ist, sondern von einem Land zum anderen die Notwendigkeiten anders interpretiert werden.

Die MS-Krise in Frankreich

Neben dem Zeitpunkt der Impfung und der Frage, ob alle Babys oder nur die Risikogruppe der Hepatitis-positiven Mütter geimpft werden soll, gibt es noch ein drittes Streitthema, das in der Wissenschafts-Community heftig debattiert wird: nämlich die Sicherheit der Impfung.

Die Debatte nahm von Frankreich ihren Ausgang. Dort verschärften die Behörden mit Beginn der 1990er-Jahre schrittweise der Druck:
- 1991: Hepatitis B wird Pflichtimpfung für alle Mitarbeiter im Gesundheitssystem
- 1992: WHO-Empfehlung der allgemeinen Impfung von Kindern
- 1994: Nationale Impfkampagne für die Impfung aller 12-Jährigen
- 1995: Nationales Impfprogramm zur Impfung aller Babys
- 1994–1998: Gesundheitsbehörden und Impfstoffhersteller betreiben enormes Lobbying für die Massenimpfung aller Franzosen mit dem Ziel, die Hepatitis-B-Viren zu eliminieren.

Während dieser Kampagne ließen sich 24 Millionen Franzosen impfen, das entspricht vierzig Prozent der Bevölkerung, darunter waren 1,8 Millionen Babys und 8,9 Millionen Kinder unter 15 Jahren. 1995 wurde die Rekordzahl von 23 Millionen Dosen des Hepatitis-B-Impfstoffs verkauft. Insgesamt waren es während der bis 1999 laufenden Kampagne 83 Millionen Dosen.

Bereits 1994 meldeten sich französische Neurologen mit der Beobachtung, dass unter den Geimpften vermehrt Fälle von Multipler Sklerose (MS) auftreten. MS ist eine schwere Erkrankung, bei der die Markscheiden der Nervenfasern vom eigenen Immunsystem angegriffen werden. In der Folge entstehen in der weißen Substanz des Gehirns und im Rückenmark zahlreiche entzündliche Herde.

Die Krankheit verläuft meist in Schüben und hinterlässt bleibende, fortschreitende Schäden. Je nach beschädigter Region können bei MS alle möglichen neurologischen Symptome wie Sehstörungen, Schluckstörungen, Sprechstörungen, unkontrolliertes Zittern, Schwindel, Taubheitsgefühle, Schmerzen, fortschreitende Lähmungen und viele andere Probleme auftreten.

Die französischen Behörden versprachen, die Vorfälle zu untersuchen, doch es erfolgte keine befriedigende Aufarbeitung. So bildet sich 1997 ein Bürger-Netzwerk von Impf-Geschädigten und geht an die Öffentlichkeit. Die MS-Meldungen, die im Rahmen der französischen Arzneimittel-Überwachung (ANSM) erfasst werden, steigen parallel zur Anzahl der Hepatitis-Impfungen dramatisch an (siehe Grafik[70]).

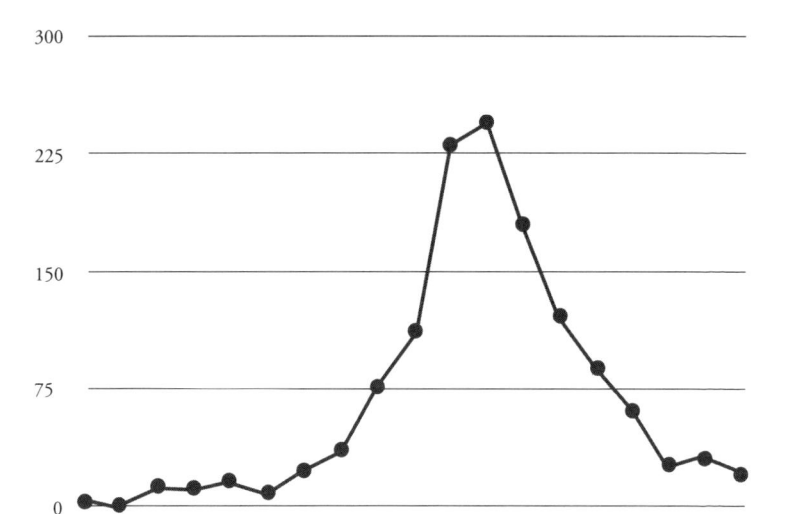

Gemeldete Fälle von Multipler Sklerose in Frankreich

Hier die konkreten Zahlen zu obiger Grafik:

1985	5	1995	229
1986	2	1996	246
1987	12	1997	180
1988	11	1998	121
1989	16	1999	87
1990	8	2000	61
1991	22	2001	27
1992	36	2002	30
1993	76	2003	21
1994	110		

Die Medien bringen zahlreiche Berichte. Im Oktober 1998 stoppt der französische Gesundheitsminister schließlich die Routineimpfung von Zwölfjährigen in den Schulen. Dies führt zu neuen Medienberichten, das Vertrauen in die Sicherheit der Impfung und auch deren Verkaufszahlen fallen steil ab.

Und dies ist nun der Anlass für eine wissenschaftliche Aufarbeitung der Vorfälle: Hat die Impfung etwas mit dem dramatischen Anstieg der MS-Fälle zu tun?

Einige Studien erschienen, die sich mit den möglichen biologischen Ursachen für die Nebenwirkungen befassten. Eine Arbeit[71] fand beispielsweise Verunreinigungen im Impfstoff, die von ihrer Struktur einem Protein der Nervenscheiden ähneln. Damit könnte das Immunsystem mancher Geimpfter gegen die eigenen Nerven scharfgemacht worden sein. Diese These einer Fehlsteuerung bzw. Verwechslung auf molekularer Ebene wird auch durch einige andere Arbeiten gestützt.

Sechs große epidemiologische Studien verglichen Geimpfte und Ungeimpfte auf ihr MS-Risiko und fanden keinen Beleg für einen Zusammenhang. Definitive Entwarnung gaben die US-Behörde CDC und das »National Institute of Health« (NIH). Merkwürdigerweise ließen sich diese staatlichen Institutionen die Kosten ihrer Studien von den Herstellern der Impfstoffe, den Konzernen Merck[72] und GSK[73], fördern.

Drei epidemiologische Studien unterstützten hingegen den Verdacht eines Zusammenhangs, keine davon bekam Industriegelder. Am heftigsten wurde eine Studie[74] debattiert, die von Miguel A. Hernán, einem Epidemiologen der Harvard School of Public Health in Boston, geleitet und im angesehenen Journal »Neurology« publiziert wurde. Hernán und sein Team analysierten die Daten von mehr als drei Millionen Briten, identifizierten die MS-Patienten und prüften, ob im Zeitraum von drei Jahren vor dieser Diagnose eine Hepatitis-B-Impfung gegeben worden war.

Tatsächlich war das Erkrankungsrisiko nach dieser Impfung um das mehr als Dreifache erhöht. Als Schlussfolgerung ihrer Studie schreiben die Autoren: »Unsere Resultate bestätigen die Hypothese, dass die Immunisierung mit der rekombinanten Hepatitis-B-Impfung mit einem höheren Risiko von MS assoziiert ist, und ziehen damit die Ansicht in Zweifel, dass das Verhältnis zwischen der Hepatitis-B-Impfung und dem Risiko von MS gut verstanden wird.« – So seltsam drücken sich Wissenschaftler aus.

Die Ansage genügte jedenfalls, um einen heftigen weltweiten Schlagabtausch auszulösen, welche Studie nun seriöser war als die andere und welche Resultate besser in den Müll gekippt werden sollten.

Binnen weniger Jahre einigten sich die internationalen Gesundheitsbehörden auf die Ansicht, dass sie es waren, die schon immer recht gehabt haben. Sie plädierten weiter für die Impfung der Babys und business as usual.

Die Gegenseite ließ sich damit jedoch nicht restlos überzeugen. Zweifel an der Sicherheit der Impfung waren gesät. Es war auch schwer möglich, die irritierenden Resultate aus Frankreich als bloßes Hirngespinst abzutun. Die Meldezahlen waren eindeutig. Und dass alles nur eine Folge der breiten Diskussion in den Medien war – und deshalb eine Meldeflut einsetzte –, ist insofern unwahrscheinlich, als es sich bei den MS-Fällen um ärztlich bestätigte Diagnosen handelte, die im Rahmen der staatlichen Arzneimittelüberwachung offiziell erhoben wurden.

Bis heute werden zudem Arbeiten veröffentlicht, die an der behördlichen Darstellung der Situation in den USA berechtigte Zweifel aufkommen lassen. So erschien im März 2018 eine Analyse der Meldezahlen von VAERS (Vaccine Adverse Event Reporting System), der offiziellen Nebenwirkungs-Datenbank in den USA.

Autoren dieser Publikation[75] waren Julie Mouchet und Bernard Bégaud, zwei Wissenschaftler am Forschungszentrum für Volksgesundheit der Universität Bordeaux. Sie beschränkten sich auf den Zeitraum von 120 Tagen nach einer Impfung und verglichen die Wahrscheinlichkeit verschiedener Impfungen auf die nachfolgende Meldung einer Erkrankung an Multipler Sklerose. Das Resultat ihrer Auswertung: »Nach einer Hepatitis-B-Impfung war die Wahrscheinlichkeit, dass Fälle von Multipler Sklerose gemeldet wurden, um das bis zu Fünffache höher als nach jeder anderen Impfung.«

Die Wissenschaftler warnen davor, diese Angaben als definitiven Beweis zu betrachten, ihre Arbeit sei derzeit bloß eine fachlich gut begründete Hypothese. Doch sie rufen dazu auf, den Zusammenhang dringend einer weiteren seriösen Aufarbeitung zu unterziehen, denn die wissenschaftliche Debatte sei, entgegen den Ansichten der Behörden, alles andere als geklärt und beendet. Im Gegenteil, schreiben die französischen Wissenschaftler, wenn man die veröffentlichten Methoden der Europäischen Arzneimittelbehörde anwendet, »so haben wir ein potenzielles Warnsignal«.

Eingriff in die Entwicklung des Gehirns

Zhibin Yao absolvierte seine Medizin-Ausbildung an den Universitäten Hongkong und Pittsburgh. Heute ist er Professor für Anatomie und Neurobiologie an der Sun Yat-sen Universität im Süden Chinas. Yao veröffentlichte mehrere Studien, in denen er bei neugeborenen Tieren prüfte, ob Hepatitis-B-Impfungen einen Einfluss auf deren Hirnentwicklung haben.

Man sollte meinen, dass solche Studien eigentlich vor der Zulassung von Impfungen durchgeführt werden, zumal ja in vielen Ländern Neugeborene geimpft werden, oft sogar an ihrem ersten Lebenstag.

Doch hier sind wir wieder beim alten Problem: Die Behörden verlangen bloß den Nachweis, dass Impfungen einen Antikörper-Titer erzeugen, von dem angenommen wird, dass er gegen die betreffende Krankheit schützt. Mögliche Nebenwirkungen werden in den von den Herstellern finanzierten Zulassungsstudien gesucht. Die Gefahr, dass auch welche gefunden werden, ist nicht sehr groß. Zumal die Nachbeobachtungszeit für Nebenwirkungen bei den in den USA durchgeführten Hepatitis-B-Studien gerade mal die Zeitspanne von fünf Tagen nach der Impfung umfasste und keine Kontrollgruppen vorgesehen waren.[76]

So etwas Subtiles wie die Beeinflussung der Hirnentwicklung kann in diesen Studien natürlich nicht gemessen werden. Und die Hersteller würden wohl auch kaum auf die Idee kommen, ihre Impfungen selbstständig auf solche seltsamen Nebenwirkungen zu testen. Das käme marketingtechnisch einem Schuss ins eigene Knie gleich. Denn was könnte der Konzern gewinnen, wenn etwas gefunden würde: nichts. Was könnte er verlieren: das ganze Projekt inklusive aller Investitionen. Deshalb vermeiden Pharmafirmen normalerweise die mutwillige Sabotage ihrer eigenen Produkte. Und das fällt nicht unter Fälschung oder Betrug, sondern unter ökonomische Vernunft.

Zhibin Yao erhielt für seine Studien Geld aus dem nationalen chinesischen Budget zur Förderung naturwissenschaftlicher Forschung. Denn öffentliche Stellen sollten, wenn sie ihre Aufgabe ernst nehmen, ein Interesse daran haben, die Gesundheit ihrer eigenen Bevölkerung zu schützen. Und sie brauchen auch keine Rücksicht auf die Interessen der Marketingabteilung zu nehmen. Sie müssen nur belegen, dass eine Forschungsfrage relevant ist. Und was könnte relevanter sein als die Sicherheit einer Babyimpfung. In China werden solche Forschungsanträge tatsächlich bewilligt.

Den Ausgangspunkt für sein Forschungsinteresse fasst Yao folgendermaßen zusammen: »Die Hepatitis-B-Impfung wird für Neugeborene empfohlen. Sie fällt in die kritische Phase der Entwicklung des Gehirns. Eine außergewöhnliche Aktivierung des Immunsystems während dieser Periode kann das biologische Programm zur Entfaltung der Gehirnfunktionen beeinflussen, was in einem lang anhaltenden Einfluss auf Gehirnentwicklung und Verhalten resultiert.« Yao zählt Studien anderer Wissenschaftler auf, die bereits im Tierversuch solche konkreten negativen Folgen der Immunaktivierung beschrieben haben, wie Gedächtnisverlust, chronische Ängstlichkeit, Verhaltensstörungen. »Insofern kann die Hepatitis-B-Impfung, die eine starke Aktivierung der Immunfunktionen auslöst, ein Risikofaktor sein für Störungen in der neuropsychologischen Entwicklung.«

Yao fasst die Ausgangsfrage seiner Studien in einem Satz zusammen: »Ob die Impfung der Neugeborenen deren Hirnentwicklung beeinflusst, ist unbekannt.« Und dieses Wissens-Vakuum möchte er beseitigen.

Wenn man liest, was bei Yaos Studien herausgekommen ist, fällt man fast vom Stuhl. Wörtlich übersetzt liest sich das so: »Unsere Arbeit liefert den erstmaligen Beleg dafür, dass die frühe Hepatitis-B-Impfung Schäden in der Bildung von Nervenzellen im Hippocampus und im Verhalten auslöst. Wir haben in unserer Arbeit bahnbrechende Daten gesammelt, welche den lang gehegten Verdacht einer möglichen Verbindung zwischen der Hepatitis-Impfung und dem Auftreten bestimmter neuropsychiatrischer Störungen wie Autismus und Multiple Sklerose unterstützen.«

Die Studie[77], in der diese Sätze stehen, ist bereits im Jahr 2016 erschienen. Hat jemand davon aus den Medien gehört? Gaben sich die Behörden besorgt? Diskutierten die Impfexperten über mögliche Änderungen der Impfpläne? Oder wurde Zhibin Yao eventuell als Pfuscher und Betrüger entlarvt? Darüber ist nichts bekannt. Professor Yao gilt nach wie vor als seriöser Wissenschaftler, dessen Arbeiten in angesehenen Journalen erscheinen.

So wie seine Arbeit, die zur Jahresmitte 2018 im Fachjournal »Cytokine« publiziert wurde.[78] Dabei versuchte Yao mit seinem Team auf den Resultaten der letzten Studien aufzubauen und die biochemischen Hintergründe zu entschlüsseln, auf welche Weise die Impfung konkret die Schäden im Maushirn anrichtet.

Ein normal entwickelter Organismus ist in der Lage, sein Immunsystem im Gleichgewicht zu halten. Es soll weder zu passiv sein, noch soll es bei jeder Kleinigkeit attackieren und Entzündungen auslösen. Deshalb gibt es eine Reihe von Botenstoffen, sogenannte Zytokine, die Entzündungen fördern, und solche, die sie dämpfen. Diese Zytokine haben eine enorm wichtige Bedeutung in der Entwicklung des Nervensystems.

Und eine der wichtigsten Substanzen aus dieser Gruppe von Botenstoffen des Immunsystems ist das Interleukin-4 (IL-4). Es hat eine Unzahl an Funktionen, die zu kompliziert sind, um sie hier im Detail zu beschreiben.

Die Mäuse erhielten die Hepatitis-Impfungen in einer Dosis, die ihrem Körpergewicht entsprach. Es waren dieselben Produkte, wie sie auch bei menschlichen Neugeborenen verwendet werden.

Es gab verschiedene Kontrollgruppen und die Tiere wurden Verhaltens- und Gedächtnistests sowie mehreren anderen Prüfungen unterzogen. Die Durchlässigkeit ihrer Blut-Hirn-Schranke wurde ebenso gemessen wie ihre Immunwerte, speziell die Konzentrationen von IL-4 in den verschiedenen Körperregionen.

Die Wissenschaftler um Prof. Yao beobachteten nach der Impfung einen starken Anstieg der IL-4-Konzentration und eine dadurch ausgelöste entzündungshemmende Wirkung sowohl im Serum als auch im Gehirn. Diese Phase hielt vier bis fünf Wochen an. Danach jedoch kam es überraschend zur Trendumkehr und die Mäuse machten eine über drei Wochen dauernde starke Entzündungsphase des Nervengewebes im Hippocampus durch.

Mit einer zeitlichen Verzögerung, die nie durch eine oberflächliche Zulassungsstudie erfasst werden kann, zeigte sich im Tierversuch also eine Änderung der Immunantwort, ein geradezu dramatischer Wechsel zwischen Tag 35 und 42 nach der Impfung.

Um zu sehen, ob die biologischen und psychologischen Folgen tatsächlich vom IL-4-Anstieg ausgehen, wurde ein spezielles Experiment gemacht, wo der IL-4 Wert der Mäuse – ohne Impfung – angehoben wurde. Tatsächlich zeigten sich dieselben negativen Auswirkungen. »Unsere Resultate legen nahe«, schließen die Autoren ihre Arbeit, »dass Vorgänge, die bei Neugeborenen das IL-4 in die Höhe treiben – und dazu zählt die Hepatitis-B-Impfung der Babys – neurologische Verhaltensstörungen auslösen kann.«

Neben allen anderen Implikationen sind diese Resultate auch noch ein eindeutiger Beleg dafür, dass Kurzzeitstudien unbrauchbar sind, um solche neurologischen Schäden aufzuspüren.

Alle impfen – oder nur die Risikogruppe?

Zur Gefährlichkeit von Hepatitis B gibt es unterschiedliche Angaben, sowohl was den Verlauf der Infektion als auch die Gefahr der Ansteckung betrifft. Und während in Deutschland und Österreich manche Impfexperten Angst machen, dass die Viren auf den Türklinken kleben oder bereits ein Schmatz im Kindergarten genügt, um die Viren von einem Kind auf das andere zu übertragen, sehen die Schweizer Behörden die Sache deutlich entspannter.

Sie empfehlen die Impfung nicht für Babys, sondern für Jugendliche zwischen dem 11. und 15. Lebensjahr. Außerdem für Risikogruppen, zum Beispiel Beschäftigte in Gesundheitsberufen sowie Drogenkonsumenten. Auch mit dieser defensiven Taktik ist die Krankheit heute in der Schweiz auf einem ewigen Tiefstand. Pro Jahr erkranken etwa 30 bis 40 Personen.

In Großbritannien und Irland wird die Hepatitis-B-Impfung routinemäßig Homosexuellen beim Gesundheits-Check-up empfohlen.

In Deutschland sind die Fallzahlen zuletzt etwas angestiegen, vor allem bedingt durch die Flüchtlingskrise. Bei Kindern unter 14 Jahren traten 2017 insgesamt 30 Fälle auf. Auch bei Erwachsenen sind Asylsuchende und generell Menschen mit Geburtsort außerhalb Deutschlands um ein Vielfaches häufiger betroffen.

Ein höheres Ansteckungsrisiko besteht jedoch – außerhalb der genannten Risikogruppen – nicht. Weder im Kindergarten noch sonst wo.

Vor diesem Hintergrund entschied beispielsweise auch Dänemark, entgegen der WHO-Empfehlung, keine generelle Impfung zu empfehlen. Wie die Situation konkret aussieht, zeigte eine der hervorragenden epidemiologischen Studien[79], für die Skandinavien berühmt ist. Die deutschsprachigen Länder sind hier vergleichsweise ein wissenschaftliches Entwicklungsland.

In Dänemark wurden über einen Zeitraum von zwei Jahren alle schwangeren Frauen auf HBsAg, also den Nachweis einer Virusinfektion, getestet. Dort, wo der Test positiv ausfiel, wurden die Babys geimpft. Die Gesundheitsbehörden erreichten damit eine

Impfrate von 96 Prozent in der Risikogruppe. Es ist also recht einfach, die Risikogruppe nahezu vollständig zu erreichen.

Auch in Deutschland und Österreich gehört ein Test auf HBsAg zum Standard, er wird in der zweiten Schwangerschaftshälfte routinemäßig durchgeführt.

Warum also impft man nicht nur diese Risikogruppe? Wegen des hohen Ansteckungsrisikos, sagen die Befürworter der Impfung. – Dann sehen wir mal, wie es um dieses Argument steht und wie hoch das Ansteckungsrisiko tatsächlich ist:

Von 140.376 schwangeren Frauen, die im Lauf der zwei Jahre in Dänemark getestet wurden, war der HBsAg-Nachweis bei 371 Frauen positiv. Zum Großteil handelte es sich dabei um Frauen aus Einwandererfamilien, welche die Infektion wahrscheinlich in ihren Herkunftsländern erworben hatten. Schwangere, die im Ausland geboren worden waren, hatten eine Infektionsrate von 2,74 Prozent. Am höchsten war der Prozentsatz Infizierter bei Frauen aus Südostasien (14,5 Prozent).

Bei den in Dänemark geborenen Frauen war der HBsAg-Test gerade einmal in 17 Fällen positiv. In Dänemark geborene Frauen, egal welcher Nationalität, haben also ein Infektionsrisiko von 0,01 Prozent. Das zeigt, dass das Ansteckungsrisiko in Dänemark extrem niedrig ist.

Zudem ist nicht bekannt, wie viele der 17 HBsAg-positiven Frauen aus den bekannten Hepatitis-B-Risikogruppen (z. B. Drogensüchtige, Prostituierte) stammen. Die Wahrscheinlichkeit ist groß, dass es einige sind – und damit zeigt sich, dass das Risiko für Personen außerhalb der Risikogruppen kaum existent ist.

Gehen wir also nun zum Effekt der Impfung in dieser identifizierten Risikogruppe. Das Risiko einer Übertragung von Hepatitis-B-Viren von der Mutter auf das Kind wird in der Literatur mit fünf bis zwölf Prozent angegeben. Von den 17 Frauen hätten also – ohne Impfprogramm – eine bis zwei Mütter die Viren auf ihre Babys übertragen. Das ist weniger als eine Infektion pro Jahr.

Bei den in Dänemark geborenen Schwangeren vermag die Impfung der Risikogruppen also eine Infektion pro Jahr zu vermeiden.

Und das bei einer Durchimpfungsrate von 96 Prozent, also einer nahezu vollständigen Erfassung der Risikogruppe. Wie sehr dieser Effekt durch die Impfung der Gesamtbevölkerung noch gesteigert werden sollte, bleibt ein vollständiges Rätsel.

Fassen wir also noch einmal die dänischen Erfahrungen zusammen:
- Das Risiko einer Infektion für im Inland geborene Frauen ist extrem niedrig (erst recht, wenn sie keiner der bekannten Risikogruppen angehören).
- Die Impfung auf Risikogruppen zu beschränken, würde den positiven Effekt der Impfung maximieren – bei gleichzeitiger Vermeidung von Nebenwirkungen bei Babys, die keiner Risikogruppe angehören.
- Die gesamte einheimische Bevölkerung zu impfen und mit diesem Riesenaufwand – am Beispiel Dänemarks – eine einzige (!) Infektionsübertragung von der Mutter auf das Kind zu verhindern, das ließe sich mit einer Erfassung und Impfung der Risikogruppen genauso erreichen.

Definition von Hepatitis B über Virennachweis und Antikörper

Hepatitis B hat hauptsächlich zwei Verlaufsformen: die akute Erkrankung, die nach spätestens einem halben Jahr in den meisten Fällen völlig ausgeheilt ist, und die chronische Erkrankung. Die chronische Hepatitis entsteht aus einer nicht ausgeheilten akuten Erkrankung und kann jahrzehntelang dauern.

Die Diagnose erfolgt über drei Kriterien, die im Blutbefund ermittelt werden:
- Sind Viren oder deren Proteine (HBsAg, HBcAg, HBeAg) nachweisbar, so ist die Infektion nach wie vor im Gange. Wenn diese Personen keine Krankheitssymptome haben, so gelten sie als HB-Träger, die in unterschiedlichem Ausmaß ansteckend sind.

- Antikörper gegen HBs sind Zeichen einer Ausheilung. Sie werden als Anti-HBs bezeichnet und zeigen auch eine erfolgreiche Immunantwort nach Impfung an. Werden IgM-Antikörper gegen HBc gefunden, so zeigt dies eine akute Hepatitis an. IgG-Antikörper findet man sowohl im späten akuten Stadium wie auch nach Abheilung. Anti-HBe treten speziell in der Heilungsphase einer akuten Hepatitis auf. Diese Antikörper sind auch bei einem chronischen Verlauf ein gutes Zeichen für eine Verbesserung und ein vermindertes Ansteckungsrisiko.
- Der Nachweis von Virus-DNA, der Erbsubstanz der Viren, dient der Beobachtung einer chronischen Hepatitis. Wenig Virus-DNA im Blut spricht für eine ruhende Infektion, viel DNA für eine aktive chronische Hepatitis.

Im Normalfall sieht ein Test auf Hepatitis B bei gesunden Menschen so aus:

	Test	Norm
Antikörper-Nachweis	Anti-HBc	negativ
	Anti-HBc IgM	negativ
	Anti-HBe	negativ
	Anti-HBs	Ungeimpft: 0–10 IU/L Geimpft: > 10 IU/L
Antigen-Nachweis	HBsAg	negativ
	HBeAg	negativ
	HB-Virus PCR	negativ

Es wäre nicht Hepatitis B, gäbe es nicht auch bei der Interpretation des Impferfolgs verschiedene Ansichten. Es geht um die Frage, ob ein ausreichender Schutztiter ab einem Anti-HBs-Wert von 10 IU/L (International Units/Internationale Einheiten pro Liter) angenommen wird oder erst ab einem Titer von 100 IU/L.

Während der Schutz in zahlreichen internationalen Studien ab 10 IU/L sehr gut belegt ist, sprechen manche Experten – z. B. die STIKO am Robert Koch-Institut – von »Low Responders« und empfehlen die nochmalige Impfung.

Impfexperten wie der Münchner Kinderarzt Steffen Rabe greifen hier die STIKO heftig an und fordern, den deutschen »Impf-Maximalismus« sofort zu beenden und sich dem international üblichen Vorgehen anzupassen. Zumal diese Vorgabe der STIKO weitreichende Konsequenzen in der Praxis hat, weil die vorgegebenen Schutztiter von Arbeitgebern übernommen werden und diese sie wiederum von ihren Mitarbeitern verlangen.

Viele Menschen, speziell auch die Beschäftigten im Gesundheitsbereich, würden »völlig unnötig kontrolliert und nachgeimpft und kontrolliert«, bis sie endlich den STIKO-Wunschwert von 100 IU/L erreichen. Viele schaffen das trotz mehrfach wiederholter Impfungen nicht.

Hepatitis B – Zusammenfassung

	sehr gering bis null	gering	mittel	hoch	sehr hoch
Gefährlichkeit der Krankheit			X		
Wahrscheinlichkeit des Kontakts mit den Erregern			X		
Wahrscheinlichkeit des Ausbruchs der Krankheit (ungeimpft)	X				
Schutzwirkung der Impfung			X		
Sicherheit der Impfung		X			
Sinnhaftigkeit der Impfung für die Normalbevölkerung	X				
Sinnhaftigkeit der Impfung für Risikogruppen			X		
Bedeutung der Impfung für den Herdenschutz der Bevölkerung	X				

Pneumokokken

Pneumokokken (Streptococcus pneumoniae) gehören zur Familie der Streptokokken und zur Ordnung der Milchsäurebakterien. Bei etwa jedem zweiten Kind und vielen Erwachsenen finden sich Pneumokokken als Teil der natürlichen Bakterienflora im Nasen- und Rachenbereich.

Diese Bakterien können aber auch problematische Erkrankungen verursachen oder an ihnen beteiligt sein. Relativ häufig sind sie Auslöser von Entzündungen des Mittelohrs, der Nasennebenhöhlen oder der Bindehaut. Ihren Namen haben Pneumokokken, weil sie Pneumonie (Lungenentzündung) auslösen können.

In sehr seltenen Fällen treten invasive Pneumokokken-Erkrankungen auf. Zu ihnen zählen:
- Sepsis (Blutvergiftung), wo Pneumokokken im Blut nachgewiesen werden. Dies wird auch als Bakteriämie bezeichnet.
- Meningitis (Hirnhautentzündung): Pneumokokken-Infektion der Hirnhäute.
- Lungenentzündung mit Sepsis: durch Pneumokokken ausgelöste Lungenentzündung in Verbindung mit dem Nachweis von Pneumokokken im Blut.

Nachgewiesen werden solche invasiven Erkrankungen, wenn Bakterien in ansonsten sterilen Körperflüssigkeiten wie Blut oder Liquor (farblose Flüssigkeit im Gehirn und Rückenmark, auch als »Hirnwasser« oder »Nervenwasser« bezeichnet) gefunden werden.

Von Streptococcus pneumoniae sind mehr als 90 verschiedene Serotypen bekannt, die sich anhand bestimmter Merkmale der Bakterienkapsel (bestehend aus Polysacchariden, Vielfachzucker) unterscheiden lassen. Im Krankheitsfall reagieren Pneumokokken meist gut auf eine Antibiotika-Therapie.

Dies ist jedoch auch Anlass zur Sorge, weil Ärzte bei vielen unkomplizierten Infekten Antibiotika verschreiben, sobald sie den Verdacht haben, dass Bakterien beteiligt sind. Dies wird heute als notwendiger Eingriff gesehen, anstatt das Immunsystem die Aufgabe selbst erledigen zu lassen.

Dadurch spitzt sich nicht nur die Resistenz-Problematik zu, es steigen auch die von Antibiotika ausgehenden Nebenwirkungen. Penicillin & Co. wirken ja nicht nur spezifisch auf die gerade aktiven Krankheitserreger, sondern lösen auch unter unzähligen anderen Bakterienarten ein Massensterben aus. Dieser Kahlschlag stört das empfindliche Gleichgewicht der Besiedlung, speziell im Darm.

Aktuelle Forschungen der letzten Jahre haben gezeigt, dass das humane Mikrobiom – die Gemeinschaft der Bakterien, Viren und sonstigen Lebewesen, die das »Ökosystem Mensch« besiedeln – von seiner Bedeutung einem Organ gleichkommt. Ein Mensch bleibt gesund, wenn das Zusammenspiel von Immunsystem, Nervensystem und Mikrobiom symbiotisch abläuft. Eingriffe von außen stören das Gleichgewicht und gefährden das System.

Deshalb sollten alle nicht unbedingt notwendigen Therapien unterlassen werden, sobald sie diese drei Säulen der Gesundheit schädigen, stören oder manipulieren. Denn im Vergleich zu den hochkomplexen, über Millionen Jahre eingespielten Abläufen der Selbstheilung stellen Eingriffe so etwas dar wie einen Schlag mit einem steinzeitlichen Faustkeil. – Eingriffe wie die Gabe von Fiebersenkern, Schmerzmitteln oder Antibiotika in Bezug auf die Sensibilität ihres Effekts und ihrer Zielgenauigkeit.

Eine in Finnland durchgeführte Studie[80] mit ungeimpften Kindern, die von der Geburt bis zum Alter von 13 Jahren regelmäßig untersucht wurden, zeigt, dass die hauptsächliche Auseinandersetzung des Immunsystems mit den Pneumokokken im Alter von drei bis fünf Jahren stattfindet.

Es bilden sich zahlreiche Antikörper und auch eine zelluläre Immunität. Dies führt jedoch meist nicht dazu, dass deshalb das Immunsystem gegen die Bakterien aggressiv vorgeht. Offenbar entwickelt das Immunsystem eine Toleranz, solange sich die Bakterien nicht ungewöhnlich vermehren oder invasiv in Bereiche eindringen, wo sie nichts verloren haben.

Studien zeigen auch den Wert des Stillens. Gestillte Kinder und Babys aus Nichtraucher-Haushalten haben deutlich weniger problematische Infekte. Eher gefährdet sind hingegen frühgeborene Kinder oder solche mit speziellen Vorschädigungen, speziell wenn sie früh die Kinderkrippe besuchen. Auch die medikamentöse Fiebersenkung begünstigt Pneumokokken-Infekte.

Die Pneumokokken-Impfungen

Den ersten Impfstoff gegen Pneumokokken brachte 1977 der US-Konzern Merck auf den Markt. Er richtete sich gegen die Polysaccharid-Kapseln der Bakterien und deckte 14 Serotypen ab. 1983 wurden die Serotypen auf 23 aufgestockt. Diese Impfung gibt es unter dem Handelsnamen »Pneumovax« bis heute.

Im Jahr 2000 erfolgte die Zulassung für »Prevenar«, den ersten Pneumokokken-Konjugat-Impfstoff. Konjugat bezeichnet die Verbindung der Bakterienkapsel mit einem Protein und übergeht so das Problem, dass das Immunsystem – speziell kleiner Kinder – sich schwertut, gegen Polysaccharide überhaupt Antikörper zu entwickeln. »Prevenar« wurde vom US-Konzern Wyeth entwickelt und enthielt sieben Serotypen.

2009 erhielt »Prevenar« Konkurrenz durch »Synflorix«, ein Produkt von GSK (GlaxoSmithKline), das Schutz gegen drei zusätzliche Serotypen bot. Im Jahr darauf schlug Wyeth zurück und hatte mit »Prevenar-13«, das gegen 13 Serotypen schützen soll, wieder die Nase vorn.

Übersicht zu den Pneumokokken-Impfstoffen:

Impfstoff	Enthaltene Serotypen
PCV7 (»Prevenar«)	4, 6B, 9V, 14, 18C, 19F, 23F
PCV13 (»Prevenar-13«)	1, 3, 4, 5, 6A, 6B, 7F, 9V, 14, 18C, 19A, 19F, 23F
PCV10 (»Synflorix«)	1, 4, 5, 6B, 7F, 9V, 14, 18C, 19A*, 19F, 23F
PPV23 (»Pneumovax«)	1, 2, 3, 4, 5, 6B, 7F, 8, 9N, 9V, 10A, 11A, 12F, 14, 15B, 17F, 18C, 19A, 19F, 20, 22F, 23F, 33F

PCV10 bietet laut Fachinformation zusätzlichen Schutz gegenüber dem kreuzreaktiven Serotypen 19A.

An sich wäre also die alte »Pneumovax«-Polysaccharid-Impfung mit ihrem Schutz-Portfolio gegen 23 Serotypen nach wie vor die reichhaltigste. Sie hat aber einige Schwachpunkte und wirkt bei Kindern unter zwei Jahren schwach bis gar nicht. Deshalb ist sie in dieser Altersgruppe nicht zugelassen. Speziell empfohlen wird sie für ältere Menschen.

Ob »Pneumovax« bei Erwachsenen wirkt, ist jedoch auch ungewiss. Einige Übersichtsarbeiten bemängelten, dass »Pneumovax« nicht dafür taugt, Lungenentzündung zu vermeiden, und auch keinen Überlebensvorteil bietet. Im Gegenzug wird der Impfung jedoch eine enorme Reduktion invasiver Erkrankungen um mehr als siebzig Prozent bestätigt.

2009 legte schließlich der angesehene Epidemiologe Matthias Egger vom Institut für Sozial- und Präventivmedizin an der Universität Bern mit vier Kollegen eine neue Übersichtsarbeit[81] vor. Dafür unterzog er jede einzelne der in die bisherigen Metaanalysen eingeschlossenen Impfstoff-Studien einer strengen Prüfung, zwei schloss er wegen schwerer methodischer Mängel aus. Die eine stammte aus dem Jahr 1947 und wurde in New York, die andere 1977 auf Papua-Neuguinea durchgeführt.

Der Ausschluss dieser beiden qualitativ unbrauchbaren Studien genügte, um nun auch den letzten positiven Effekt der Impfung – den Schutz vor invasiven Erkrankungen – zu beseitigen. Und es ergab sich: kein Schutz – keine Wirkung – kein längeres Überleben.

Die Schweizer Behörden zogen 2014 die Konsequenzen und strichen die Empfehlung der 23-valenten Polysaccharid-Impfung aus dem Impfkalender. Die Behörden in Deutschland und Österreich sahen seltsamerweise bis heute keinen Anlass, dem Schweizer Beispiel zu folgen und ihre Empfehlung zu ändern. Deutschland empfiehlt »Pneumovax« für Senioren ab 60 Jahren, Österreich sogar ab 50 Jahren.

»Prevenar«, der Weltbestseller

»Prevenar-13« stand 2009 kurz vor der Zulassung, als der weltgrößte Pharmakonzern Pfizer den »Prevenar«-Produzenten Wyeth zum Preis von 68 Milliarden US-Dollar schluckte. Dessen aggressives Marketing des Pneumokokken-Impfstoffs hatte international neue Maßstäbe gesetzt und den Impfstoff-Markt endgültig von seinem Schmuddel-Image aus dem vorigen Jahrtausend befreit. Denn nun ließen sich mit Impfstoffen Gewinne machen, und zwar ordentliche.

Wyeth hatte bereits im Jahr 2000 beim Launch des Vorgängerprodukts »Prevenar-7« eine riskante Taktik verfolgt: Der Konzern bot den Impfstoff zu einem bis dato nicht üblichen Preis von mehr als 100 Euro pro Dosis an. Vier Dosen waren ursprünglich für die Grundimmunisierung vorgesehen (später wurde das auf drei Dosen reduziert). Die Pneumokokken-Impfung kostete damit doppelt so viel wie alle anderen empfohlenen Impfungen zusammen.

Die für die Übernahme der Kosten zuständigen Gesundheitspolitiker und die Vertreter der Krankenkassen wurden angesichts dieser als unverschämt angesehenen Preisgestaltung blass. Doch eine Clique von bestens mit der Industrie vernetzten Impfexperten machte kräftig Stimmung für die neue Impfung.

Ich selbst habe damals mit dem im österreichischen Gesundheitsministerium zuständigen leitenden Beamten gesprochen. Er habe noch nie so aggressive Verhandler erlebt, erzählte er mir. »Am schlimmsten waren dabei gar nicht die Vertreter des US-Herstellerkonzerns, sondern die angeblich unabhängigen österreichischen Impfexperten. Sie drohten sogar damit, die Ministerin öffentlich des fahrlässigen Kindsmordes anzuklagen, wenn keine Kostenübernahme der Impfung erfolgt.«

Das Ministerium lehnte entrüstet ab und führte stattdessen eine verpflichtende persönliche Deklaration der finanziellen Verbindungen zu den Impfstoff-Konzernen ein. Damit war einige Jahre Ruhe um die »Gratis-Impfung« auf Kosten der Steuerzahler. (Die Pneumokokken-Impfung wurde in Österreich erst ab 2012 gratis ins Impfprogramm für Säuglinge aufgenommen. Allerdings kaufte das Ministerium nicht »Prevnar-13« dafür ein, sondern das Konkurrenzprodukt »Synflorix«.)

In Deutschland lief es für die Vertreter des US-Konzerns Wyeth deutlich besser. Dies lag vor allem an den guten Verbindungen zum damaligen STIKO-Vorsitzenden Heinz-Joseph Schmitt, der auch selbst Pneumokokken-Studien geleitet hat. Der Mainzer Impfexperte durfte deshalb nicht persönlich an den Abstimmungen teilnehmen.

Schmitt erzählte mir in einem Interview, dass er sich mehrere Jahre »den Mund fusslig geredet hat«, um seine Kollegen vom Wert der Pneumokokken-Impfung zu überzeugen. Schließlich hat Schmitt es aber doch geschafft, in der STIKO eine Mehrheit zu finden. Ab 2006 bot Deutschland die Gratis-Impfung an. Die meisten Industrieländer folgten.

Wyeth durchbrach mit seinem Vorzeige-Bestseller beim Umsatz rasch die Milliardenmarke. Pharmagigant Pfizer konnte da nicht widerstehen, schluckte Wyeth im Jahr 2009 und erhöhte den Preis für »Prevnar-13« noch weiter. In den USA kostet eine Dosis mittlerweile rund 180 US-Dollar. In Europa, wo die Impfung von den Krankenkassen in großen Mengen eingekauft wird, sank der Apotheken-Abgabepreis pro Dosis von 118 Euro auf nunmehr rund 80 Euro.

»Prevenar-13« verschaffte Pfizer zuletzt einen jährlichen Umsatz von sechs Milliarden US-Dollar. Weil immer mehr Behörden »Prevenar-13« auch für Senioren empfehlen, wird ein weiteres Wachstum erwartet. Pharma-Analysten prognostizieren für 2020 den Vorstoß auf Rang 5 in der Liste der weltweit meistverkauften Arzneimittel.

Bei der Entwicklung von »Prevenar« standen die Wissenschaftler vor dem von »Pneumovax-23« bekannten Problem, dass das Material der Bakterienkapsel allein nicht ausreicht, um das Immunsystem der Babys zur Produktion von ausreichend Antikörpern anzustacheln. Deshalb mussten die Zuckermoleküle mit irgendetwas gekoppelt werden, das dem Immunsystem ordentlich Eindruck machte. Die Forscher fanden gleich zwei geeignete Substanzen.

Zum einen verwendeten sie eine in den 1970er-Jahren entwickelte Chemikalie namens CRM197. Die Abkürzung CRM steht für »cross-reacting material«. Dieses kreuzreaktive Material entstand beim Versuch, einen besseren Diphtherie-Impfstoff zu produzieren. Tatsächlich ist CRM197 identisch mit dem Gift der Diphtherie-Bakterien – mit einer Ausnahme: an Gen-Position 52 des Toxins findet sich eine Mutation. Und diese Mutation sorgt dafür, dass das Diphtherie-Toxin zwar immunologisch einen großen Eindruck macht, ansonsten aber weitgehend harmlos ist.

Die zweite Substanz ist eine Aluminiumverbindung, die als Adjuvans bzw. als Wirkverstärker zugesetzt wird. Die Entwickler entschieden sich für Aluminiumphosphat, das deutlich toxischer ist als das normalerweise verwendete Aluminiumhydroxid.

Die Verbindung von Träger-Protein CRM197 mit dem Kapselmaterial der verschiedenen Bakterientypen, aufgepeppt mit Aluminium, erwies sich als bestens dafür geeignet, das Immunsystem zur Bildung ausreichender Antikörper-Titer zu motivieren.

»Prevenar-13« wurde bei Kindern nur in relativ kleinen Studien gegen das Vorgängerprodukt »Prevenar« getestet und zeigte einen ähnlichen Titer-Anstieg.

Das inzwischen vom Markt genommene »Prevenar« war seinerzeit in Studien mit rund 38.000 Säuglingen getestet worden, wovon die Hälfte eine andere Impfung erhielt. Während des Beobachtungszeitraums litten drei Kinder an einer invasiven Pneumokokken-Erkrankung, die durch die sieben in »Prevenar« enthaltenen Serotypen ausgelöst wurde. In der Kontrollgruppe waren es 49 Kinder.

Ein Impfprogramm, das zwei Basis-Dosen und eine spätere Booster-Dosis enthielt, erwies sich in Bezug auf die Titer als nahezu gleich effektiv wie ein 3+1-Schema.

In einer Studie mit »Prevenar-13«, an der rund 85.000 Personen im Alter über 65 Jahren teilnahmen, zeigte sich, dass der Impfstoff das Risiko einer Lungenentzündung durch Pneumokokken von 0,2 Prozent in der Kontrollgruppe auf 0,1 Prozent in der »Prevenar-13«-Gruppe beinahe halbierte.

GSK zieht mit »Synflorix« nach

GSK (GlaxoSmithKline), einer der Giganten am Impfstoffmarkt, der sich mit Merck, Sanofi Pasteur und Pfizer den Großteil der weltweiten Umsätze teilt, brauchte einige Jahre, um sein Konkurrenzprodukt zu »Prevenar« fertigzustellen. »Synflorix« enthält die Kapsel-Polysaccharide von zehn Pneumokokken-Serotypen und ist ebenfalls an Proteine konjugiert.

GSK verzichtete bei der Komposition seines Impfstoffs auf die Verwendung von CRM197 als Trägerprotein. Warum, ist nicht öffentlich bekannt. Vielleicht aus Kostengründen oder weil das Konkurrenzprodukt »Prevenar« dies als Verstoß gegen seine Patentrechte bezeichnet und eingeklagt hätte.

Die GSK-Pharmakologen fanden jedoch eine recht ähnliche Substanz. Anstelle des gentechnisch veränderten Diphtherie-Toxins nahmen die GSK-Forscher Diphtherie-Toxoid, also das abgeschwächte Toxin, so wie es auch im Diphtherie-Impfstoff verwendet wird. Außerdem gleich noch das Tetanus-Toxoid sowie das Protein eines nicht bekapselten Haemophilus-Bakteriums. Dazu noch Aluminiumphosphat, so wie bei »Prevenar«, bloß in vierfach höherer Dosierung (0,5 mg).

»Synflorix« enthält also drei Proteine. Laut GSK handelt es sich um einen der komplexesten Impfstoffe, die der Konzern je hergestellt hat. Und damit wird auch der hohe Apotheken-Abgabepreis von rund 80 Euro pro Dosis begründet, der jenem von »Prevenar« entspricht.

In der Fachinformation steht, dass »Synflorix« die Impfung gegen Tetanus und Diphtherie nicht ersetzt. Dies wohl deshalb, weil die Menge der verwendeten Toxoide nur einen Bruchteil der Menge darstellt, die in Tetanus- oder Diphtherie-Impfstoffen enthalten sind. Bei gleichzeitiger Verabreichung von »Synflorix« mit Diphtherie- oder Tetanus-haltigen Impfstoffen wird laut Fachinformation jedoch der entsprechende Antikörpertiter gegen Tetanus und Diphtherie etwas erhöht.

Vom Zusatz des Haemophilus-Stamms erhofft sich der Hersteller GSK zusätzlichen Schutz vor Erkrankungen durch nicht typisierbare Stämme von H. influenzae. Diese unbekapselten Stämme gehören zu den häufigsten Verursachern von Mittelohrentzündungen bei Kleinkindern. Bestätigt wurde dieser Zusatzeffekt bisher aber nicht.

»Synflorix« wurde in großen Studien, die insgesamt rund 30.000 Babys umfassten, auf seine Schutzwirkung gegen verschiedene Krankheiten untersucht. In der Vergleichsgruppe wurde eine andere Impfung gegeben, die nicht gegen Pneumokokken gerichtet ist.

Bei 20.000 mit zwei bzw. drei Dosen »Synflorix« plus einer Boosterdosis geimpften Babys trat im Verlauf von zwei Jahren insgesamt eine Pneumokokken-Hirnhautentzündung auf, in der Kontrollgruppe waren es zwölf. Eine bakterielle Lungenentzündung wurde bei 2,4 Prozent in der »Synflorix«-Gruppe und bei drei Prozent der Teilnehmer in der Kontrollgruppe diagnostiziert.

Bei Mittelohrentzündung wird laut Bericht der Europäischen Arzneimittelbehörde (EMA) eine Reduktion um bis zu fünfzig

Prozent vermutet. Vermutet deshalb, weil »Synflorix« nicht direkt darauf getestet worden ist. Sehr wohl jedoch ein anderer Impfstoff, der dieselben Antigene enthielt.

Bei den Antikörper-Titern war »Synflorix« dem Konkurrenzprodukt »Prevenar« leicht unterlegen, erfüllte jedoch die behördlichen Ansprüche.

Der Pneumokokken-Verdrängungseffekt

Die Anwendung von »Prevenar-7« führte in den meisten Ländern zu einem sofortigen Rückgang der durch diese Pneumokokken-Typen verursachten Krankheiten, so wie dies auch in den Zulassungsstudien gezeigt worden ist. Ob die Pneumokokken-Impfstoffe jedoch das gesamte Erkrankungsrisiko günstig beeinflusst haben und die Menschen nun generell weniger krank sind, ist unklar.

Denn die Massenimpfung hatte auch unerwartete Auswirkungen auf die Bakterienwelt. Die in der Impfung enthaltenen Serotypen wurden zurückgedrängt. Diese Positionen nahmen andere Pneumokokken-Typen ein, die teils sogar ein größeres Risiko bedeuteten. Allen voran der Pneumokokken-Typ 19A, der eine enorme Neigung zur Antibiotika-Resistenz zeigte.

Die moderne Generation der Pneumokokken-Impfstoffe »Prevenar-13« und »Synflorix« wirkt unter anderem auch gegen diese Problemtypen. Anfangs gab es wieder eine Reduktion der Krankheitszahlen.

In den meisten Ländern wird Serum genau untersucht, wenn Meningitis oder Lungenentzündung auftreten. Und wenn Pneumokokken gefunden werden, ergeht die Probe an speziell ausgestattete Referenzzentren zur Typisierung. So ergibt sich ein guter Überblick zur aktuellen Lage. Aber dieser ist nicht günstig. Denn erneut treten vermehrt Pneumo-Typen auf, die nicht in der Impfung abgedeckt sind.

Nun sind es die Typen 8, 10A, 12F, 15A und 24F, die Sorgen machen. Als speziell problematisch erweist sich 15A, von dem multiresistente Isolate aus so entfernten Regionen wie Ostasien, Nordamerika, Norwegen, Italien und Australien gemeldet wurden. Auch in Großbritannien wurden seit 2011 jedes Jahr multiresistente Proben von 15A gefunden.[82]

Eine Arbeitsgruppe des Instituts für öffentliche Gesundheit in Navarra, Nordspanien, verglich das Auftreten invasiver Pneumokokken-Erkrankungen in einer Kohorte von mehr als 120.000 Kindern ab dem Jahr 2001.[83] Dabei zeigte sich, dass die Häufigkeit invasiver Erkrankungen durch Pneumokokken bei den geimpften Kindern um 76 Prozent und bei den ungeimpften Kindern sogar um 78 Prozent zurückgegangen ist. Bei geimpften Kindern, die doch erkrankten, nahmen Serotypen, die nicht in der Impfung enthalten waren, seit Beginn der Studie beinahe um das Dreifache zu.

Lange Zeit wurde ein positiver Effekt der Kinderimpfungen auf die ältere Generation vermutet. Man nahm an, dass die Verdrängung der Bakterien aus den Nasen der Enkel auch die Großeltern schützt, weil die Ansteckungsgefahr sinkt und damit eine Herdenimmunität entsteht.

Ein Team der Universität Philadelphia versuchte diesen Effekt zu messen. Dafür erarbeiteten die Wissenschaftler eine über sechs Jahre laufende Studie[84] mit Daten aus 48 Akut-Krankenhäusern und bestimmten die Bakterientypen, die bei invasiven Pneumokokken-Erkrankungen beteiligt waren. Ein Herdenschutz wurde nicht festgestellt. Es zeigte sich im Gegenteil, dass die Kinderimpfungen auf längere Sicht sogar negative Folgen für Erwachsene haben. Zwar nahmen die in der Impfung enthaltenen Bakterientypen um 29 Prozent pro Jahr ab, doch gleichzeitig nahmen die Nicht-Impfstoff-Typen jährlich um 13 Prozent zu. Weil es von diesen Pneumo-Typen jedoch wesentlich mehr gibt, führte das insgesamt zu einem stetigen Anstieg der Häufigkeit von invasiven Pneumokokken-Erkrankungen bei Erwachsenen. Speziell gefährdet waren ältere Personen mit Begleitkrankheiten wie Diabetes.

Die Impfstoff-Hersteller versuchen, immer mehr der neu aufgetretenen Serotypen abzudecken. Ein Ende des Verdrängungswettbewerbs ist derzeit nicht in Sicht. Zum einen wird der Aufwand für die Impfstoffe immer höher und damit steigt der Preis. Zum anderen ist es auch durchaus möglich, dass andere problematische Bakterienarten oder Viren als Verursacher der invasiven Erkrankungen »einspringen«.

Und schließlich bergen die Pneumokokken-Impfstoffe ein gewaltiges, bisher nicht erkanntes Risiko: Sie treiben das Immunsystem dazu, vorsorglich alle in der Impfung enthaltenen Pneumokokken-Typen anzugreifen. Zu einem Zeitpunkt, wo diese Bakterien überhaupt noch nichts »angestellt« haben, sondern friedlicher Teil der normalen Bakterienflora sind. Damit stört aber das Immunsystem die Kooperation mit dem eigenen Mikrobiom – der Gesamtheit aller Keime, die den Menschen besiedeln. Und davon können Nebenwirkungen ausgehen, an die bisher überhaupt noch niemand gedacht hat.

»Wir wissen, dass ein im Gleichgewicht befindliches Mikrobiom mit einer breiten Variabilität von Bakterien zu unserer Gesundheit beiträgt«, erklärt Charles H. Jones von der Universität Buffalo in New York. Dieser Grundgedanke war für Jones Anlass, mit seinem Team an einem neuartigen Impfkonzept zu arbeiten.[85]

»Traditionelle Impfstoffe verdrängen Bakterien komplett aus dem Körper«, sagt Jones. »Mit unserer Impfung verfolgen wir erstmals den Ansatz, die Bakterien nur dann anzugreifen, wenn sie aus ihrer Kolonie ausbrechen und Regionen besiedeln, wo sie Krankheiten auslösen.« Das sei ein enormer Vorteil, so Jones, »denn wenn wir die harmlosen Bakterientypen an ihrem ursprünglichen Platz in Ruhe lassen, verhindern wir, dass sie durch schädliche Arten ersetzt werden«.

Bislang ist sein Impfstoff mit einer theoretischen Wirksamkeit gegen 70 Serotypen erst im Stadium des Tierversuchs. Charles H. Jones macht mit seinem innovativen Ansatz aber tatsächlich auf ein steigendes Problem aufmerksam. Schon jetzt hat der Großteil der »modernen« Krankheiten, von Allergien und Autoimmunerkrankungen über diverse Entwicklungsstörungen, eine gemeinsame Ursache: ein immer aggressiveres, aus der Bahn geworfenes Immunsystem.

Das Immunsystem mit immer neuen Impfstoffen gegen immer mehr Bakterientypen des eigenen Mikrobioms aufzuhetzen, trägt sicherlich nicht dazu bei, diese Entwicklung abzubremsen.

Erkrankungszahlen in Österreich

Meldepflichtig nach dem Epidemiegesetz sind in Österreich nur invasive Pneumokokken-Erkrankungen. Darunter fallen die Hirnhautentzündung, die bakteriämische Lungenentzündung sowie die Sepsis (Blutvergiftung). Ein nationales Überwachungssystem registriert seit 2005 die aufgetretenen Fälle. Die Häufigkeit invasiver Erkrankungen hat seither um mehr als das Dreifache zugenommen.

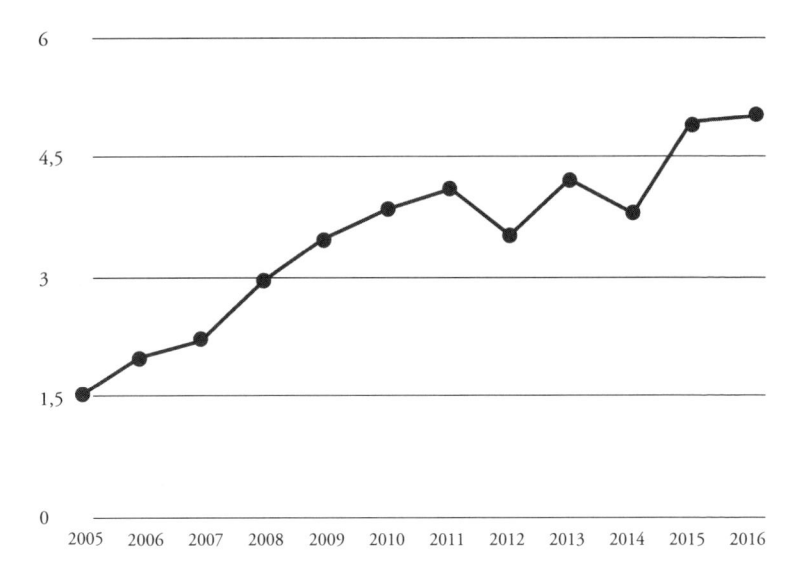

Inzidenz invasiver Pneumokokken-Erkrankung (Fälle pro 100.000 Personen)

Hier die konkreten Zahlen zu obiger Grafik:

2005	1,52	2011	4,12
2006	1,99	2012	3,53
2007	2,23	2013	4,20
2008	2,95	2014	3,80
2009	3,47	2015	4,92
2010	3,84	2016	5,03

2016 wurden 438 Fälle von invasiver Pneumokokken-Erkrankung gemeldet, davon endeten 32 tödlich. Mehr als die Hälfte der Fälle trat im Alter über 65 Jahren auf. Ältere Personen erkrankten vorwiegend an Lungenentzündungen.

Meningitis mit oder ohne Sepsis tritt eher bei Säuglingen im ersten Lebensjahr auf. Davon waren zehn Kinder betroffen. Ab dem ersten Geburtstag dominierte die weniger problematische Lungenentzündung. Insgesamt traten im Alter von ein bis neun Jahren 22 Erkrankungsfälle auf.

Als Auslöser der Krankheiten wurden insgesamt vierzig verschiedene Serotypen von Pneumokokken identifiziert. Am häufigsten wurde der Serotyp 3 gefunden, danach folgen die Serotypen 19A und 22F. An sich wird der Serotyp 3 sowohl vom Impfstoff »Prevenar« als auch von »Pneumovax« erfasst. Den Typ 19A enthalten alle drei Impfstoffe. »Pneumovax« deckt auch noch den Typ 22F ab.

In Österreich wird die Impfung aller Babys sowie die Impfung der Erwachsenen ab 50 Jahren empfohlen.

Insofern wäre es interessant zu wissen, ob die erkrankten Personen geimpft waren. Das ist jedoch nicht bekannt. »Österreichweite Daten zum Impfstatus sind größtenteils nicht verfügbar«, heißt es im Jahresbericht 2016 der Nationalen Referenzzentrale für Pneumokokken. »Bei 87 Prozent der gemeldeten Fälle ist der Impfstatus unbekannt.«

Unklar ist demnach auch, ob die teuren Impfungen einen Effekt haben. Die ständige Zunahme der Fälle von invasiven Erkrankungen spricht nicht eben dafür. Wie unter solchen chaotischen Voraussetzungen überhaupt Impfempfehlungen abgegeben werden können, bleibt ein Geheimnis der Behörden.

Erkrankungszahlen in Deutschland

Auch in Deutschland wird nicht der Versuch unternommen, den Effekt der Impfungen direkt zu messen – also beispielsweise zu vergleichen, welcher Anteil der Geimpften und der Ungeimpften später die Krankheit bekommt. Es gibt auch keine Meldepflicht für invasive Pneumokokken-Erkrankungen. Die Behörde versucht stattdessen, die epidemiologische Situation und den Effekt der Impfungen über Umwege und Hilfskonstruktionen zu bewerten.

Dazu gehört »PneumoWeb«, ein Laborsentinel (Überwachungssystem), das 2007 von Robert Koch-Institut (RKI) und dem Nationalen Referenzzentrum für Streptokokken eingerichtet wurde, um die Krankheitssituation im Land zu beobachten. Anfangs bekamen die Experten von 126 medizinischen Fachlaboren Pneumokokken-Proben zur Typisierung zugeschickt. Im Lauf der Zeit nahm die Zahl der Einsender immer mehr ab. 2017 waren es nur noch 69 Labore, die ihre Proben an die Behörde schickten. »Die rückläufige Zahl meldender Labore bedeutet nicht zwangsläufig, dass Einsendungen aus weniger Kliniken erfasst werden«, erklärt das RKI auf seiner Webseite. Denn, es könnte ja auch sein, dass die Labore fusionierten. Genaueres weiß man aber offensichtlich nicht.

Die Anzahl der gemeldeten Krankheitsfälle bei Kindern nahm tendenziell im Lauf der letzten zehn Jahre etwas ab. Zumindest in der Altersgruppe der Zwei- bis Vierjährigen. Bei den Babys blieben die Meldzahlen im Lauf der Jahre auf ziemlich ähnlichem Niveau, mit jährlichen Fallzahlen im Bereich zwischen 35 und 80 Fällen. Ebenso in der Gruppe der Fünf- bis 15-Jährigen.

Doch was dies konkret bedeuten soll, ist schwer zu sagen. Solange nicht klar ist, welche Grundgesamtheit in der Bevölkerung durch das webbasierte Sentinel »PneumoWeb« abgedeckt wird, können keine verlässlichen Angaben gemacht werden, ob das nun insgesamt eine Reduktion darstellt oder das genaue Gegenteil.

Immerhin lässt sich die Verteilung der Serotypen beurteilen. Und da zeigt sich, dass die Impfungen auch in Deutschland einen enormen Effekt hatten. Während im Jahr 2007, als das Sentinelsystem eingeführt wurde, noch fast neunzig Prozent der Krankheitsfälle von Serotypen ausgelöst wurden, die in »Prevenar-7« enthalten waren, waren es 2017 nur noch knapp über zehn Prozent.

Die Impfung wirkte also sehr gut und richtete das Immunsystem dazu ab, gezielt bestimmte Serotypen anzugreifen und zu verdrängen. Dummerweise werden nun aber neunzig Prozent der Krankheitsfälle von anderen Serotypen ausgelöst, die nicht »weggeimpft« worden sind.

Bundesweit gibt es in Deutschland keine Meldepflicht für invasive Pneumokokken-Erkrankungen. Auf Länderebene hingegen schon, beispielsweise im Bundesland Sachsen. Und hier zeigt sich ein ähnliches Bild wie in Österreich: Im Jahr 2005 wurden 58 Fälle gemeldet, 2010 waren es bereits 120. Im Jahr 2016 waren es 286 Fälle und 2017 schließlich wurden von der sächsischen Behörde 334 Fälle invasiver Pneumokokken-Erkrankungen erfasst – etwa sechsmal so viel wie am Ausgangspunkt.[86]

Erkrankungszahlen in der Schweiz

In der Schweiz stagnierten die invasiven Pneumokokken-Erkrankungen während der letzten zehn Jahre auf hohem Niveau. Das Risiko ist etwa doppelt so hoch wie in Österreich. Die Pneumokokken-Impfung wurde zunächst für Risikogruppen, dann aber 2006 als Gratisleistung für alle Babys eingeführt.

Daraufhin erfolgte ein Abfall der Erkrankungen in der jüngsten Altersgruppe, der jedoch nur wenige Jahre anhielt. 2011 wurde »Prevenar-7« durch das aufgestockte »Prevenar-13« ersetzt und es gab neuerlich einen kleinen Abfall. Mittlerweile ist auch dieser Effekt wieder verpufft. Zur Jahresmitte 2018 meldeten die Schweizer Behörden mit 14,95 Fällen pro 100.000 Einwohner die höchste Pneumokokken-Inzidenz der letzten zehn Jahre.

Für Irritation sorgen zudem Fallberichte von Medizinern. »Wir sahen uns in der pädiatrischen Intensivabteilung in letzter Zeit

extrem schweren invasiven Pneumokokken-Erkrankungen gegenüber«, berichten fünf Ärzte der Uniklinik Lausanne.[87] Sie schildern kurz diese Fälle:
- Ein zweijähriges Mädchen, das eine durch Blutvergiftung komplizierte Lungenentzündung entwickelte und nur knapp überlebte.
- Ein neun Monate alter Säugling mit septischem Schock und Meningitis, bei dem Multiorganversagen auftrat und der an drei Extremitäten amputiert werden musste.
- Ein sieben Monate alter Knabe mit Hirnhautentzündung und therapieresistenten Krämpfen, der einen Dauerschaden in Form einer Lähmung erlitt.

»Diese drei Kinder waren alle gemäß schweizerischem Impfkalender geimpft und hatten mindestens zwei Dosen ›Prevenar-13‹ erhalten«, schreiben die Ärzte. Sie betonen, dass die Kinder vor Ausbruch ihrer Krise vollständig gesund waren und auch unter keinen Immunstörungen litten. Zwei der drei Kinder waren an Pneumokokken-Typen erkrankt, die nicht im Impfstoff enthalten waren. Ein Kind war mit dem Serotyp 3 infiziert, vor dem die Impfung an sich schützen sollte.

»Dieser Misserfolg kann durch eine suboptimale Immunreaktion des Serotyps 3 erklärt werden«, schreiben die Schweizer Intensivmediziner. Er sei offenbar die Schwachstelle der Impfung. Dies stellt ein besonderes Problem dar, weil Typ 3 sehr häufig geworden ist.

Teure Impfstoffe für arme Länder

Der Großteil der Pneumokokken-Todesfälle tritt in Entwicklungsländern auf. Und somit versuchen internationale Organisationen wie die UNICEF oder private Hilfsfonds wie die Gates Foundation, die Impfstoffe auch in ärmere Länder zu bringen. Dort zeigt sich aber, wie auch bei einigen anderen Impfstoffen, eine deutlich reduzierte Wirksamkeit im Vergleich zu den Industrieländern.

Zudem wirkt laut Analyse der Cochrane Collaboration (weltweites Netz von Wissenschaftlern und Ärzten) der Impfstoff vor allem gegen bakteriämische Lungenentzündung.

»Diese seltene Form der Lungenentzündung zu reduzieren, hat für arme Länder, die auf ihre Kosten achten müssen, nur einen minimalen Effekt«, kritisieren die Mediziner Sona Chowdhary und Jacob Puliyel vom staatlichen indischen Impfkomitee. Zudem sei die Impfung – trotz Hilfsprogrammen – nicht gratis. Und sie rechnen vor: »Wenn die Impfung von tausend Kindern die Anzahl der Lungenentzündungen um vier Fälle reduziert, so liegen die Kosten für die Impfung bei 12.750 US-Dollar. Die Behandlung von vier Lungenentzündungen kostet in Indien hingegen gerade mal einen US-Dollar, weil Pneumokokken gut auf billiges Penicillin ansprechen.«

Das sei eine ziemlich eindeutige Rechnung, zumal die Erfahrungen in den USA auch gezeigt haben, dass Antibiotika-Resistenzen durch das Impfprogramm gefördert werden. »Die Impfungen haben das Problem mit den Pneumokokken-Erkrankungen sogar verstärkt«, schreibt Puliyel auf seiner eigenen Homepage. »Und trotzdem versuchen die Hilfsorganisationen, den Export der Impfung nach Afrika und Asien zu pushen. Großteils, um den Profit ihrer eigenen Sponsoren zu fördern. Ethik ist ihnen kein sonderliches Anliegen.«

Selbst wenn man keine bösen Absichten unterstellt, steht die Einlösung des Versprechens, das mit der Einführung der Pneumokokken-Impfungen gegeben wurde, noch aus: gefährliche Bakterien zu reduzieren und damit gleichzeitig vor Krankheiten zu schützen.

Insofern bleibt die doch etwas schiefe Bilanz einer Impfung, die hervorragend wirkt, dabei aber trotzdem nicht ihren Zweck erfüllt. Weil in der Biologie immer alles etwas komplizierter ist, als es davor am Reißbrett der Impfstrategen ausgesehen hat.

Nebenwirkungen der Pneumokokken-Impfungen

»Synflorix« und »Prevenar-13« wurden in der Mehrzahl der Zulassungsstudien gleichzeitig mit den sonstigen im Babyalter empfohlenen Impfstoffen verabreicht. Die Nebenwirkungen der Pneumokokken-Impfstoffe sind demnach schwer auseinanderzuhalten und entsprechen somit weitgehend jenen der Kombinations-Impfstoffe (siehe Kapitel Tetanus).

Studien, in denen »Prevenar-13« gemeinsam mit »Infanrix hexa« gegeben wurde, zeigten im Vergleich zur Gabe von »Prevenar-13« allein ein höheres Risiko für Krampfanfälle und hypotone hyporesponsive Episoden (Kollaps oder schockähnliche Zustände).

In der Datenbank des Paul-Ehrlich-Instituts für Verdachtsfälle von Impfkomplikationen wurden mit Stand von Juli 2018 insgesamt 1574 Meldungen nach Verabreichung von »Prevenar-13« registriert, darunter 33 Todesfälle bei Kindern, die meist als »plötzlicher Kindstod« eingetragen wurden.

Im Zusammenhang mit diesen Todesfällen wurde »Prevenar-13« nur sieben Mal einzeln verabreicht und 26 Mal in Kombination mit anderen Impfstoffen. In den meisten dieser Fälle war es die Sechsfachimpfung. Eine Dreier-Kombination inklusive Rotavirus-Impfung war zehn Mal beteiligt.

Nach dem viel seltener verabreichten »Synflorix« wurden 109 Fälle ernsthafter Nebenwirkungen gemeldet. Vier Todesfälle traten auf, jedes Mal in Kombination mit der Sechsfachimpfung »Infanrix hexa«.

Das Paul-Ehrlich-Institut betont, dass der Eintrag in die Datenbank keinesfalls als Beweis dafür genommen werden könne, dass die Impfungen ursächlich an den Todesfällen beteiligt waren. Dennoch erscheint es sicherer, wenn die Impfstoffe einzeln gegeben werden – und nicht wie dies häufig geschieht, eine Impfung in den linken, die andere in den rechten Oberschenkel.

Bei »Pneumovax-23« wurde eine Sicherheitsstudie mit rund tausend Erwachsenen durchgeführt. In der Fachinformation heißt es: »Die insgesamt häufigsten systemischen Nebenwirkungen waren: Abgeschlagenheit/Müdigkeit, Muskelschmerzen und Kopfschmerzen.«

Zur Beurteilung der Sicherheit von »Pneumovax-23« bei Kindern wurde laut Fachinformation eine Studie mit sage und schreibe 25 Teilnehmern im Alter von 2 bis 17 Jahren durchgeführt. Diese geringe Zahl ist natürlich vollständig unbrauchbar zur Identifikation von selteneren Nebenwirkungen.

»Pneumovax-23« gab in 1686 Fällen Anlass für eine Meldung an die Datenbank des Paul-Ehrlich-Instituts. Hier waren nur in 102 Fällen Kinder und Jugendliche betroffen, der Großteil der Einträge betraf Personen im Alter über sechzig Jahren. Insgesamt wurden 13 Todesfälle gemeldet, zwei davon bei Kindern.

Pneumokokken – Zusammenfassung

	sehr gering bis null	gering	mittel	hoch	sehr hoch
Gefährlichkeit der invasiven Krankheit					X
Gefährlichkeit der nicht invasiven Krankheit		X			
Wahrscheinlichkeit des Kontakts mit den Erregern					X
Wahrscheinlichkeit des Ausbruchs einer invasiven Krankheit (ungeimpft)	X				
Wahrscheinlichkeit des Ausbruchs einer nicht invasiven Krankheit (ungeimpft)				X	
Schutzwirkung von »Pneumovax-23«	X				
Schutzwirkung von »Prevenar-13« und »Synflorix« gegen Infekte mit den in der Impfung enthaltenen Serotypen				X	
Schutzwirkung von »Prevenar-13« und »Synflorix« gegen Pneumokokken-Infektionen allgemein		X			

	sehr gering bis null	gering	mittel	hoch	sehr hoch
Sicherheit der Impfungen		X			
Sinnhaftigkeit der Impfung für die Normalbevölkerung	X				
Sinnhaftigkeit der Impfung für Risikogruppen			X		
Bedeutung der Impfung für den Herdenschutz	X				

Meningokokken

Meningokokken sind Bakterien der Art Neisseria meningitidis. So wie bei den Pneumokokken, wo der Name auf den »Tatort Lunge« hinweist, handelt es sich hier also um Bakterien, die eine Neigung dazu haben, manchmal die Hirnhäute zu infizieren.

Die Bakterien sind von einer schützenden Kapsel umhüllt, die vorwiegend aus Zuckermolekülen (Polysacchariden) besteht. Innerhalb der Art sind 13 verschiedene Serotypen bekannt (A, B, C, D, 29E, H, I, K, L, W-135, X, Y und Z).

In Mitteleuropa sind vor allem die Typen B und C verbreitet. In Afrika und China dominiert der Typ A, in Nord- und Mittelamerika verursacht neben B und C auch der Typ Y einen Teil der Probleme.

Das Spektrum der Erkrankung reicht von leichten Verläufen mit spontaner Abheilung bis zu fulminanten Verläufen, die binnen weniger Stunden mit Koma und Tod enden können. Gelangen die Bakterien in die Blutbahn, kommt es zur Blutvergiftung (Sepsis). Dabei geht die Gefahr weniger von der toxischen Wirkung der Bakterien aus als von einer überschießenden Abwehrreaktion des Immunsystems, die zu Schocks und Organversagen führen kann.

Die Hirnhautentzündung beginnt mit einem starken Krankheitsgefühl und Symptomen wie Abgeschlagenheit, hohem Fieber, Erbrechen, Krämpfen, massiven Hautausschlägen und Bewusstseinsstörungen. In der Folge kann rasch die zweite Phase eintreten, die mit Nackensteifigkeit als typisches Zeichen der Hirnhautentzündung beginnt. Diese bewirkt dann das sogenannte »Kissenbohren«, bei dem die Patienten ein überstrecktes Hohlkreuz bilden und den Kopf ins Kissen drücken.

Als entscheidend wird die möglichst frühe Behandlung angesehen, weil in dieser Phase akute Lebensgefahr besteht. Am höchsten ist das Sterberisiko bei Sepsis bzw. wenn die Meningitis durch eine Sepsis verkompliziert wird. Dann sterben bis zu zwanzig Prozent der Patienten. Bleibt es bei der Meningitis, so liegt das Sterberisiko laut aktuellen Daten aus Deutschland bei rund einem bis zwei Prozent. Das Gesamtsterberisiko für invasive Erkrankungen liegt in Europa bei etwa zehn Prozent.

Auf die Gefahr hin, dann gar keine Erreger mehr nachweisen zu können, werden deshalb bei Meningokokken-Alarm sofort Antibiotika verabreicht. Wenn die Erreger bekannt sind, ist Penicillin das Antibiotikum der Wahl. Wenn keine Zeit für eine Bestimmung der Bakterien ist und auch andere Keime infrage kommen, werden breiter wirksame Präparate gegeben. Auch wenn die Lebensgefahr abgewendet werden kann, bleiben in der Hälfte der Fälle Spätfolgen zurück. Sie reichen von Hörverlust über Lähmungen bis zu Krampfleiden und Sehstörungen.

Risikofaktoren und Verbreitung

So weit also das Katastrophenszenario, das rund um die Meningokokken-Meningitis auftreten kann. Besonders gefährdet sind Länder mit miserablen hygienischen Verhältnissen. Im »Meningitis-Gürtel« Afrikas und Asiens kommt es regelmäßig zu epidemischen Ausbrüchen, vorwiegend mit dem Serotypen A, aber auch C und W. Die Sterberate kann bei einem Drittel und mehr liegen.

In Europa gibt es keine derartigen »Outbreaks«, schwere Verläufe sind generell sehr selten. Die gute Nachricht ist, dass sie auch immer seltener werden.

In Österreich halbierte sich die Anzahl der invasiven Meningkokken-Erkrankungen von 80 Fällen im Jahr 2010 auf 37 im Jahr 2016. So wie in den meisten Ländern Europas sind es hier vor allem Meningokokken der Serogruppe B, die Probleme machen. 74 Prozent der an der Nationalen Referenzzentrale in Graz registrierten Fälle entsprachen diesem Serotyp. Gefolgt von C und W mit jeweils 9,7 Prozent und Serogruppe Y mit 6,5 Prozent. Nur sechs Fälle traten im Alter über 45 Jahren auf.

In Deutschland wurden 2016 insgesamt 338 Fälle gemeldet. Die Ständige Impfkommission (STIKO) empfiehlt seit 2006 eine

Impfung mit einem konjugierten Meningokokken-C-Impfstoff für alle Kinder im zweiten Lebensjahr zum frühesten Zeitpunkt und als Nachholimpfung für Jugendliche bis 18 Jahre. Die Impfquote zum Zeitpunkt der Einschulung der Kinder liegt bei rund neunzig Prozent, und es hat auch tatsächlich eine Reduktion der Erkrankungsfälle stattgefunden: von 0,21 Fällen pro 100.000 Einwohner im Jahr 2001 auf zuletzt 0,06 Fälle. Das bedeutet, dass in einer Menge von zehn Millionen Menschen sechs Personen durch Typ-C-Meningokokken erkranken.

Etwa siebzig Prozent der Infektionen werden auch in Deutschland vom Serotyp B verursacht. Und obwohl es hier erst ab 2013 die erste Impfung gab und diese bis heute von der STIKO nicht allgemein empfohlen ist, gab es auch hier einen starken Rückgang. Seit 2001 sank die Inzidenz der Typ-B-Infektionen von 0,69 Fällen pro 100.000 Einwohner auf 0,26.

Die Lage in der Schweiz zeigt denselben Trend: das sehr geringe Risiko geht weiter zurück. In den letzten zehn Jahren schwankte die jährliche Fallzahl zwischen 38 und 73 invasiven Erkrankungen. Etwas mehr als die Hälfte der Fälle wird von Serotyp B ausgelöst. Geimpft wird in der Schweiz, so wie in den meisten Ländern, aber gegen Typ C. Die Schweizer Behörden hoffen dennoch, dass ihre Impfaktion zumindest ein wenig zu diesem Erfolg beigetragen hat. »Der Rückgang kann durch natürliche Schwankungen oder aber durch die Impfung gegen Meningokokken C bedingt sein«, heißt es dazu im aktuellen Bericht des Bundesamts für Gesundheit.

Meningokokken sind nicht so weitverbreitet wie Pneumokokken, die beim Großteil der Kinder und bei vielen Erwachsenen zumindest zeitweilig den Nasen-Rachen-Raum besiedeln. Sie sind aber dennoch häufig und bei bis zu zwanzig Prozent der europäischen Bevölkerung normale Bestandteile der Bakterienflora, ohne dass die betroffenen Personen etwas davon merken.

Die Krankheit hat zwei besondere Risikospitzen: Kinder unter vier Jahren sowie Jugendliche im Alter von 15 bis 19 Jahren. Sporadisch kommt es auch manchmal zu Ausbrüchen unter Soldaten,

Bewohnern von Studentenheimen oder bei Schülern auf Ferienlager. Risikofaktoren bei Erwachsenen sind: Alter über 65 Jahren, Alkoholismus, Diabetes sowie Abwehrschwäche, etwa bedingt durch eine Organtransplantation oder eine Krebstherapie.

Eine Untersuchung bei 128 frisch eingezogenen koreanischen Studenten,[88] die in einem Internat mit großen Schlafsälen untergebracht waren, zeigte zu Beginn des Semesters eine Meningokokken-Besiedlung von 11,8 Prozent. Nach vier Wochen wurden die Bakterien-Abstriche bei den Studenten wiederholt und es ergab sich keine signifikante Zunahme. Eng befreundete Studenten hatten jedoch eine höhere Wahrscheinlichkeit, Träger derselben Bakterientypen zu sein.

Ob von der Besiedelung des Nasen- und Rachen-Raums ein höheres Krankheitsrisiko für die betroffenen Personen ausgeht, ist nicht bekannt. Möglich ist auch das genaue Gegenteil: dass diese Personen Antikörper entwickeln, ihr Immunsystem die Bakterien kontrolliert und sie deshalb vor einer invasiven Erkrankung geschützt sind.

Für diese These spricht der stark rückläufige Trend bei Erkrankungen vom Typ B. Gegen diesen Bakterientyp gibt es erst seit 2013 eine Impfung. Der Rückgang setzte jedoch bereits viel früher ein. »Die wahrscheinlichste Erklärung«, schreiben die Experten des Robert Koch-Instituts in ihrem jüngsten Meningokokken-Bericht, sei eine »hohe Immunität der Bevölkerung gegen die aktuell zirkulierenden Meningokokken-Stämme«. Dadurch, dass viele Menschen im Nasen- und Rachen-Raum mit den Bakterien Bekanntschaft gemacht haben, ergab sich also der Schutzeffekt von selbst. Die Besiedlung wirkt quasi wie eine natürliche Lebendimpfung.

Die Meningokokken-Impfungen

Die ersten Meningokokken-Impfstoffe wurden in den 1970er-Jahren entwickelt. Ältere Impfstoffe richteten sich gegen den Typ C. Speziell in den vergangenen Jahren kamen einige Neuentwicklungen auf den Markt. Etwa die beiden Typ-B-Impfstoffe »Bexsero« und »Trumenba«. Daneben gibt es Kombi-Impfstoffe gegen die Typen A, C, W und Y.

Insgesamt sind derzeit sieben verschiedene Impfstoffe am Markt. Einige enthalten die spezifischen Bestandteile der Zuckerkapsel der Bakterientypen und sind zusätzlich noch an ein Protein konjugiert. Ähnlich wie bei den Pneumokokken-Impfstoffen wird hier zum Beispiel Tetanustoxoid oder CRM197 verwendet. Andere enthalten rekombinante, mithilfe der Gentechnik hergestellte Bakterien-Proteine. Die meisten – aber nicht alle – Impfstoffe enthalten aluminiumhaltige Wirkverstärker (Adjuvanzien).

Die WHO empfiehlt die Routine-Impfung für Länder mit hohem oder moderatem Krankheitsrisiko oder regelmäßigen Ausbrüchen. In Ländern mit geringer Krankheitslast sollten bestimmte Risikogruppen geimpft werden. In Kanada und den USA wird die Impfung der Teenager empfohlen.

Insofern sind die deutschsprachigen Länder hier besonders ehrgeizig. Deutschland und die Schweiz empfehlen die Impfungen von Babys ab elf Monaten gegen Serotyp C (Produktnamen: »NeisVac C«, »Meningitec«, »Menjugate«).

Im österreichischen Impfplan finden sich auch noch zwei weitere Meningokokken-Impfungen. Von der neuen Impfung gegen Serotyp B sind zwei Produkte zugelassen: »Bexsero« wird ab dem zweiten Lebensmonat empfohlen (3 Dosen Grundimmunisierung + Booster), »Trumenba« wurde kürzlich für Kinder ab zehn Jahren zugelassen. Kostenfrei ist in Österreich nur die ACWY-Impfung ab dem elften Lebensjahr (»Nimenrix«). Die ACWY-Impfung mit »Menveo« ist nicht kostenfrei.

Deutschland und die Schweiz empfehlen die B-Impfung sowie die ACWY-Impfung nur für gesundheitlich gefährdete Personen mit angeborener oder erworbener Immundefizienz bzw. Reisenden in bestimmte Regionen.

Eine Übersicht zu möglichen Nebenwirkungen der Impfungen ist wegen der Menge an verschiedenen Produkten schwierig. Sie werden zudem häufig gemeinsam mit anderen Impfung gegeben – und somit überschneiden sich auch die Symptome. Vor der Verwendung eines bestimmten Impfstoffs empfiehlt es sich deshalb, die Fachinformation des jeweiligen Produkts zu lesen. Diese Dokumente sind über die Internetsuche problemlos zugänglich.

Angesichts der tatsächlichen Bedrohung durch die Krankheit und der vielen Fragezeichen, die rund um ihre Verbreitung bestehen, ist die Impfstrategie der verschiedenen Länder ebenso unterschiedlich wie chaotisch. Es drängt sich der Eindruck auf, dass es sich nicht um objektive Entscheidungen handelt, die auf Basis solider Wissenschaft getroffen werden, sondern um den unterschiedlichen Einfluss verschiedener Lobbys, die Behörden und Gesundheitspolitik umschwirren.

Sehr gut fasst der Münchner Kinderarzt und Impfexperte Steffen Rabe die Lage auf seinem Portal impf-info.de zusammen: »Letztendlich zeigt die genaue Betrachtung der Epidemiologie, dass wir sie bis zum heutigen Tage weder verstanden haben noch erklären können – was uns aber nicht davon abhält, mit Impfprogrammen an einzelnen Schrauben dieses unverstandenen Geflechtes herumzudrehen.« Dem ist nichts hinzuzufügen.

Meningokokken – Zusammenfassung

	sehr gering bis null	gering	mittel	hoch	sehr hoch
Gefährlichkeit der invasiven Krankheit					X
Gefährlichkeit der nicht invasiven Krankheit		X			
Wahrscheinlichkeit des Kontakts mit den Erregern				X	
Wahrscheinlichkeit des Ausbruchs einer invasiven Krankheit (ungeimpft)	X				
Wahrscheinlichkeit des Ausbruchs einer nicht invasiven Krankheit (ungeimpft)			X		
Schutzwirkung der Impfungen		X			
Sicherheit der Impfungen		X			
Sinnhaftigkeit der Impfung für die Normalbevölkerung	X				
Sinnhaftigkeit der Impfung für Risikogruppen			X		
Bedeutung der Impfung für den Herdenschutz	X				

Masern

Masern und Mumps waren in meiner Kindheit in den 1960er-Jahren immer im Hintergrund präsent: als Damoklesschwert, das uns irgendwann trifft. Es sprach sich herum, wenn es eng wurde und die Krankheitswelle näher kam. »Den Nachbarsbuben hat's erwischt, der liegt seit gestern«, hieß es. Und seine große Schwester, die es bereits hinter sich gebracht hatte, berichtete kichernd: »Am ganzen Körper ist er voller Pünktchen, überall.«

Im Kindergarten blieb bald die halbe Gruppe zu Hause. Und dann war ich selbst dran. Meine Mutter war entsetzt, als es anfing. Das hatte sie gerade noch gebraucht. Schließlich war gerade mein kleiner Bruder geboren und sie hatte auch so schon genug um die Ohren.

Ich lag mit Fieber und Kopfschmerzen im abgedunkelten Zimmer. Es war Sommer und draußen hörte ich meine Freunde lachen. Die Tage wurden lang und die Nächte waren endlos, voll mit Albträumen, Aufwachen und Angst vor den Schatten und Geräuschen. Mit ewigem Warten, bis es endlich wieder hell wird. Ich bekam Tee und Schokoladenkekse. Als ich wieder halbwegs denken konnte, übte ich das Einmaleins. Und als ich endlich wieder raus konnte, war ich blass und schwindlig. Ich musste einen Pulli tragen, obwohl es viel zu warm dafür war. Und die Nachbarskinder sagten, ich solle gefälligst Abstand halten. Sie wollen jetzt sicher nicht krank werden, wo endlich die Ferien da sind. Und dann hat es sie doch erwischt. Allesamt.

Die älteren beiden meiner eigenen Kinder hatten Ende der 1980er-Jahre auch noch Masern. Sie waren etwa eine Woche vollständig außer Gefecht. Während es bei den Windpocken schwierig war, sie auch nur einen Tag im Bett zu halten, gab es bei Masern keine Diskussionen. Sie blieben freiwillig liegen. Die Tochter erinnert sich noch gut: »Ich war noch nie so fertig, meine Augen haben ur wehgetan. Ich hatte überhaupt keinen Hunger und hab nur geschlafen.« Nach fünf Tagen war der Spuk vorbei.

Unser Sohn, Jahrgang 1992, ging in die Kindergruppe, er besuchte die Grundschule – und es gab weit und breit keine Masern mehr. Wir haben damals viel diskutiert über die Impfung. Und schließlich haben wir ihn impfen lassen. So wie unsere beiden jüngeren Mädchen.

Ursachen und Verlauf der Krankheit

Wer die Masern hat, fühlt sich richtig krank. Mit Fieber, Husten, starker Müdigkeit und allem, was noch so dazugehört. Die Augen schmerzen und sind verschwollen. Kein Wunder, denn sie bilden oft die Eingangspforte für die Viren in den Körper.

In alten Medizinbüchern wird geraten, die Kinder im Bett zu halten, das Zimmer abzudunkeln, Tee und andere Flüssigkeiten anzubieten und bei Juckreiz lindernde Salben zu geben oder Bäder zu machen. Das sei die gesamte medizinische Behandlung. Und mehr steht auch nicht zur Verfügung, wenn die Krankheit einmal ausgebrochen ist. Daran hat sich bis heute wenig geändert.

Masern zählen zu den ansteckendsten Krankheiten. Es braucht nur einen kurzen Kontakt, um eine Infektion in Gang zu setzen. 95 Prozent der ungeschützten Infizierten zeigen in der Folge auch die klinischen Erscheinungen der Krankheit.

Masernviren werden durch infektiöse Tröpfchen übertragen, die durch Husten, Niesen, aber auch beim Sprechen freigesetzt werden. Die Tröpfchen werden eingeatmet. Zunächst werden die Schleimhäute des Nasen- und Rachen-Raums sowie die Bindehaut der Augen von den Viren befallen. Dann breiten sich die Viren über die regionalen Lymphknoten aus.

Die Inkubationszeit liegt gewöhnlich bei acht bis zehn Tagen. Dann stellen sich die ersten Symptome in Form von Fieber, Husten, Schnupfen sowie eine Bindehautentzündung ein. Typisch für Masern sind in dieser Phase die sogenannten Koplik-Flecken auf der Wangeninnenseite. Ihre Form wird in der Literatur mit Kalkspritzern beschrieben. Es handelt sich um deutlich hervortretende

Rötungen, die im Zentrum weiße bis blau-weiße Flecken zeigen. Die Koplik-Flecken machen keine Probleme, aber sie sind ein typischer Hinweis, dass es sich bei der heranziehenden Krankheit tatsächlich um Masern handelt. Gleich mit Beginn der ersten Symptome sind die Patienten ansteckend.

Die erste Krankheitsphase dauert etwa drei Tage. Nach einer kurzen Besserung steigt dann das Fieber auf bis zu 40 Grad. Und nun zeigt sich auch der Masern-typische Hautausschlag. Er beginnt meist im Gesicht und hinter den Ohren und breitet sich über den ganzen Körper aus. Zunächst sind es hellrote Pünktchen, dann bilden sich Flecken, die immer mehr zusammenfließen. Die Patienten fühlen sich sehr schwach und sind meist stark lichtempfindlich. Deshalb sollte das Krankenzimmer abgedunkelt werden.

Etwa vier Tage nach Auftreten des Hautausschlags endet die Ansteckungsfähigkeit. Und meist auch die Krankheit mit dem Abklingen des Ausschlags und Wegfall des Fiebers. Eine Masernerkrankung hinterlässt eine lebenslange Immunität.

Die Rolle von Fieber bei Masern

Fieber ist eine natürliche Reaktion des Organismus, wodurch bei Infekten die Arbeitsbedingungen des Immunsystems verbessert werden. Bei Masern ist Fieber eines der ersten Symptome der Krankheit. Kurz bevor der Ausschlag auftritt, kann das Fieber abklingen, danach erreicht es mit Temperaturen bis 40 Grad einen zweiten Höhepunkt.

In vielen Ratgebern über Kinderkrankheiten und auch von behandelnden Ärzten wird bei Temperaturen über 39 Grad zur Fiebersenkung geraten. Dies und die Gabe von Antibiotika, wenn Komplikationen auftreten, seien schließlich die einzig zur Verfügung stehenden Medikamente. Außerdem könnte dadurch Fieberkrämpfen vorgebeugt werden.

Naturheilkundlich ausgebildete Ärzte und Homöopathen warnen vor der Fiebersenkung, weil dadurch die Krankheit verlängert werde und das Komplikationsrisiko steige. Auch eine Körpertemperatur von 40 Grad sei kein Grund zur Beunruhigung.

Wissenschaftliche Studien, die diesen heilsamen Effekt des Fiebers konkret belegen, sind rar, weil es bei der Durchführung ethische Probleme gäbe. Doch in der Tat gibt es Hinweise in der Medizinliteratur, dass Menschen, die hohes Fieber entwickeln, meist einen kürzeren Krankheitsverlauf haben.

Angst, dass Fieber immer weiter steigt, ist unbegründet. Die Temperaturerhöhung ist selbstlimitierend. Ein etwaiges Risiko geht immer von der Grundkrankheit aus, nicht vom Fieber.

Dies gilt auch für Fieberkrämpfe. Nach der Impfung – viel mehr aber noch nach der natürlichen Maserninfektion – können Fieberkrämpfe auftreten. Ein Krampfrisiko besteht vor allem dann, wenn das Fieber rasch steigt und die Wärme im Körper ungleich verteilt ist. Fieberkrämpfe sind für alle Eltern, die so etwas mitmachen, ein schockierendes Erlebnis. Ich selbst habe bei einem meiner Kinder so etwas erlebt und wünsche das niemandem. Der Anblick der bewusstlosen, von Krämpfen geschüttelten Lieblinge, die zu ersticken scheinen, ist schrecklich.

»Doch die Eltern brauchen sich nicht zu fürchten«, schreibt der Mediziner Wouter Havinga im British Medical Journal.[89] »Wenn sie zum Telefon greifen, um die Rettung zu rufen, ist in Wahrheit bereits alles überstanden: das Fieber hat sich etabliert und der rasche Anstieg, der zum Krampf geführt hat, ist vorüber.« Viel gefährlicher als Fieber, so Havinga, sei für die Kinder das Risiko, das von einer Überdosis der Medikamente ausgeht, »besonders von Paracetamol«.

Impfungen mit der vorsorglichen Gabe von Fiebersenkern zu begleiten, ist ebenso kontraproduktiv. Auch das Risiko von Fieberkrämpfen wird damit nicht verringert. Nach der Masern-Mumps-Röteln(MMR)-Impfung liegt das Risiko eines Fieberkrampfs bei etwa 1:1000. Nach der Masern-Erkrankung ist es etwa acht- bis zehnmal so hoch.

Ein höheres Krampfrisiko besteht nach der Vierfach-Kombi-Impfung, bei der auch noch die Windpocken(Varizellen)-Komponente dabei ist. Beim Vergleich von 83.107 Impflingen, die eine MMRV-

Impfung erhielten, mit 376.354 Impflingen, die die herkömmliche MMR-Impfung plus eine Einzelimpfung gegen Windpocken erhielten, ergab sich ein doppelt so hohes Krampfrisiko. Die MMRV-Impfung verursacht demnach einen zusätzlichen Fieberkrampf pro 2300 Impfungen.

Komplikationen bei Masern

Die Masernvirus-Infektion löst für einige Wochen eine deutliche Immunschwäche aus. Das fiel bereits dem Wiener Kinderarzt Clemens von Pirquet auf, der 1907 beschrieb, dass Kinder, die gerade Masern hatten, auf den von ihm entwickelten Tuberkulin-Test nicht reagierten. Erst einige Wochen nach der Genesung von Masern zeigten die Kinder auf die in die Haut geritzten abgetöteten Tuberkulose-Bazillen wieder die typischen Pusteln als Zeichen einer aktiven Immunantwort.

Mittlerweile ist eine ganze Reihe solcher immunologischen Besonderheiten bekannt. Offenbar ist das Immunsystem derart mit der Bekämpfung der Viren beschäftigt, dass alles andere heruntergefahren wird. Dadurch steigt vorübergehend das Risiko für parallel auftretende oder nachfolgende bakterielle Infektionen stark an.

Eine 2015 im Journal »Science« veröffentlichte Studie[90] hat sogar behauptet, dass diese Immunschwäche nach der Masernerkrankung über mehrere Jahre anhält. Die Studie wird häufig als Argument eingesetzt, um vor der Krankheit Angst zu machen. Doch einer näheren Prüfung hält diese US-Studie nicht stand. Ein Gutteil der Thesen basiert auf Daten der Arbeitsgruppe von Peter Aaby in Afrika. Professor Aaby war selbst in die Prüfung der Studie einbezogen – und er hat sie heftig kritisiert. Die Berechnung sei fehlerhaft, die Daten missbräuchlich verwendet. »Von einer so langen Schwächung der Abwehrkraft kann keine Rede sein«, sagte Peter mir gegenüber. »Wahr ist das Gegenteil: Wenn die Krankheit überstanden ist und sich die Patienten erholt haben, sind die Abwehrkräfte besser und das Immunsystem kompetenter als davor.«

Aabys Kritik, die er auch gegenüber den Redakteuren der Zeitschrift »Science« wiederholte und ausführlich schriftlich begründete, wurde jedoch nicht berücksichtigt und die Studie erschien unverändert. »Es ist eine biologisch vollständig unlogische Botschaft, die hier vermittelt wird«, ärgert sich Aaby. »Denn dass die Masernviren in der Impfung positive Effekte auf das Immunsystem haben, wird mittlerweile weltweit anerkannt. Warum sollten die Wildviren diese positiven Effekte nicht haben?«

Unwidersprochen bleibt jedoch der kurzfristige Einbruch des Immunsystems während und nach der Masernerkrankung. Und dadurch werden bakterielle Folgeerkrankungen begünstigt. Während zwei Drittel der Masernerkrankungen unkompliziert verlaufen, treten bei zwanzig bis dreißig Prozent der Fälle weitere Infekte auf. Am häufigsten handelt es sich dabei um Durchfall (8 %), Mittelohrentzündung (7 %) und Lungenentzündung (6 %). Das Risiko steigt mit dem Alter.

Gefürchtet ist die Masern-Enzephalitis, von der im Schnitt einer von tausend Patienten betroffen ist. Die Entzündung des Gehirns äußert sich durch starke Kopfschmerzen, Fieber und Bewusstseinsstörungen. Die Komplikationen können bis zum Koma führen. Wirksame medizinische Hilfsmittel gibt es in dieser Phase nicht, die Therapie beschränkt sich auf die Unterstützung der Lebensfunktionen. Bei etwa zehn bis zwanzig Prozent der Betroffenen endet die Enzephalitis tödlich, ein Fünftel behält bleibende Schäden am zentralen Nervensystem zurück.

Noch bedrohlicher ist die subakute sklerosierende Panenzephalitis (SSPE), eine entzündliche Erkrankung des Gehirns. Dabei handelt es sich um eine sehr seltene Spätkomplikation der Masern. Das RKI spricht von vier bis elf Fällen pro 100.000 Masernerkrankungen. Ältere Literaturangaben nennen eine Häufigkeit von einem Fall pro einer Million Einwohner. Erste Symptome zeigen sich mehrere Jahre nach dem Auftreten der Masern in Form von plötzlichen psychischen und intellektuellen Veränderungen. Neurologische Störungen mit epileptischen Anfällen treten auf, die immer schlimmer werden und schließlich im Ausfall lebenswichtiger

Gehirnfunktionen ihren Abschluss finden. Bisher sind alle SSPE-Patienten verstorben.

Was die SSPE konkret auslöst, konnte bisher nicht wirklich geklärt werden. Die Rede ist von mutierten Viren, die sich über Jahre vermehren. Die Krankheit verläuft subakut, also ohne besonders auffällige Symptome zu verursachen. Warum das Immunsystem nicht gegen die Viren vorgeht, ist unbekannt.

Es wird vermutet, dass die SSPE ausschließlich von Wildviren ausgelöst wird. Biologisch plausibel erscheint es jedoch nicht, dass lebende Impfviren konsequent von derartigen Mutationen ausgeschlossen wären. In der Fachinformation mancher Impfstoffe – etwa der Marke »M-M-R«[91] des US-Konzerns Merck – ist SSPE auch als eine der Nebenwirkungen angeführt, die nach Masern-Impfungen auftreten können. »Es gab Berichte von SSPE bei Kindern, die nie die Masern durchgemacht, allerdings die Impfung erhalten haben. Einige dieser Fälle können durch unerkannte Masern im ersten Lebensjahr ausgelöst worden sein, möglicherweise aber auch von der Masern-Impfung.« In der Merck-Fachinformation werden sogar Häufigkeitsschätzungen genannt. Demnach kommt auf eine Million Impfungen ein SSPE-Fall. Aus einer Million Masernerkrankungen resultieren hingegen 6 bis 22 SSPE-Fälle. So wie bei den meisten Komplikationen der Masern ist also das Risiko nach einer Wildviren-Infektion eindeutig höher als nach der Impfung.

Bei Menschen mit geschwächtem oder gestörtem Immunsystem kann die Maserninfektion nach außen hin schwach erscheinen, weil gar kein oder ein atypischer Hautausschlag auftritt. Hier besteht das Risiko, dass parallel dazu schwere Organkomplikationen beginnen. Etwa eine atypische Lungenentzündung (Riesenzellpneumonie) oder die Masern-Einschlusskörper-Enzephalitis (MIBE), die mit einem Sterberisiko von dreißig Prozent verbunden ist. Diese Folgen können auch durch die Lebendviren in der Impfung ausgelöst werden. Menschen mit schweren Immundefekten dürfen deshalb nicht geimpft werden.

Der Siegeszug der Masern-Impfung

Viren leben lang. Der älteste heute noch verwendete Virenstamm wurde im Jahr 1954 aus der Blutprobe von David Edmonston, eines 13-jährigen Masernpatienten aus Boston, isoliert. John Enders, der Leiter des Kinderkrankenhauses, arbeitete an einer Impfung, gab die Viren aber auch für alle Kollegen zu Forschungszwecken frei.

Zunächst wurden die Viren auf menschlichen Nierenzellen kultiviert und durch verschiedene Passagen durch Hühnereier und andere Nährmedien – nach dem Vorbild der Polio-Lebendimpfung – abgeschwächt.

1963 wurden die ersten beiden Impfungen zugelassen. Merck brachte eine Lebendimpfung auf den Markt, Pfizer eine Impfung mit abgetöteten Viren. Beide Impfungen hatten Schwächen.

Die Viren in der Lebendimpfung waren zunächst nicht verlässlich abgeschwächt, sodass häufig Impfmasern ausbrachen, die kaum von den normalen Masern unterscheidbar waren. Es gab einige Neuversionen mit »Schwarz«- oder »Moraten«-Viren oder die Kombination »Edmonston-Zagreb«, die weniger Probleme machten.

Bei der Totimpfung gab es hingegen Zweifel an der Wirksamkeit und sie verschwand binnen einiger Jahre wieder vom Markt.

Damals hatte offenbar niemand besonderes Interesse an der Organisation einer großen Impfaktion. Die Impfungen waren vorhanden und es wurde mehr oder weniger den Ärzten überlassen, diese ihren Klienten zu empfehlen, wenn sie es für sinnvoll hielten.

In Europa ist die Masern-Impfung seit Anfang der 1970er-Jahre verfügbar. Zunächst waren viele Ärzte und auch die Bevölkerung skeptisch. Masern galt als typische Kinderkrankheit, unangenehm schon, aber im Normalfall nach einer Woche Bettruhe überstanden – mit einem lebenslangen Schutz vor Wiederkehr der Krankheit.

In den 1980er-Jahren wurde die Impfwerbung stärker. Die WHO proklamierte bereits 1984 offiziell das Ziel der »Ausrottung« der Masern. Die wissenschaftliche Diskussion beschränkte sich auf die dafür notwendigen »Durchimpfungsraten« und sonstige Details der für die Ausrottung nötigen Maßnahmen. Ob eine Krankheit auch einen biologischen Sinn haben und die Gesundheit auf lange Sicht vielleicht sogar fördern könnte, solche Themen kamen den Strategen gar nicht in den Sinn. Also begann die Ära der weltweiten Masern-Massenimpfung. Und nachdem sich rasch gezeigt hatte, dass die Impfung großartig wirkte, waren alle zufrieden.

Es war ein Experiment, in das sich die Welt mit Feuereifer stürzte. An ein mögliches Ausstiegsszenario dachte niemand. Wozu auch? Nach der Ausrottung der Pocken und der weitgehenden Elimination der Polio sollte der weltweite Sieg über die Masern einen weiteren medizinischen Meilenstein darstellen, der das endgültige Ende der Seuchenzeiten und den großartigen Fortschritt der Medizin markiert.

Der Impfstoff gegen Masern ist ein Lebendimpfstoff. Er wird aus abgeschwächten Masernviren hergestellt, die auf befruchteten Hühnereiern gezüchtet werden. Nach zweimaliger Impfung wird laut Behörden von einer lebenslangen Immunität ausgegangen.

Ein Teil der Geimpften – immerhin rund fünf Prozent – zeigt eine Woche nach der ersten Impfung die sogenannten Impfmasern. Dabei machen die Kinder einen meist leichten Verlauf der Masern durch, mit abgeschwächten Symptomen, niedrigerem Fieber und flüchtigem Ausschlag. Die Impfmasern treten normalerweise eine Woche nach der Impfung auf. Laut RKI sind die Impfmasern nicht ansteckend.

Einzelimpfstoffe werden kaum noch angeboten und müssen importiert werden. Als Impfstoff der Wahl wird die kombinierte Masern-Mumps-Röteln-Impfung (MMR) empfohlen. Manchmal wird auch zur Vierer-Kombination (MMRV) geraten, in der die Windpockenimpfung (Varizellen) eingeschlossen ist.

International wird die Wirksamkeit einer Dosis der Masern-Impfung mit 91 Prozent angegeben. Bei zweimaliger Impfung steigt die Wirksamkeit der Verhinderung einer Erkrankung auf 92 bis 99 Prozent. Die zweite Impfung dient nicht der Auffrischung der ersten, sondern ist speziell für die paar Prozent der Impflinge gedacht, bei denen die erste Impfung nicht gewirkt hat. Sie sollte im Zeitraum von vier Wochen bis einem Jahr nach der Erstimpfung gegeben werden.

Die Masern-Impfung ist laut behördlichem Impfplan ab einem Alter von elf Monaten empfohlen. Der Zeitpunkt kann, wenn dies notwendig ist (z. B. Aufnahme in eine Kindergruppe, Masernwelle o. Ä.) auch um zwei Monate vorverlegt werden.

Erfahrene Kinderärzte wie der Münchner Martin Hirte empfehlen die Impfung etwas später – mit 18 Monaten –, »weil sie zu diesem Zeitpunkt den besten Langzeitschutz bietet«, spätestens jedoch vor dem Eintritt in den Kindergarten.

Eine wirksame Impfung, die beim Großteil der Bevölkerung angewendet wird, hat auch unmittelbare Einflüsse auf die Krankheit selbst. Impfungen wie jene gegen Pneumokokken oder HPV verändern auch die Bakterien- und Virentypen, die in der Bevölkerung kursieren. Jene, die in der Impfung enthalten sind, werden verdrängt, andere hingegen treten vermehrt auf und können die anderen ersetzen (»Replacement«).

Bei Masern geht das nicht, weil es nur einen einzigen Serotyp der Viren gibt – und damit kein Replacement möglich ist. Doch so wie bei Windpocken und Mumps verändert sich das Alter der Erkrankten. Je seltener die Masernwellen durchziehen, desto höher steigt der Altersschnitt jener, die doch erkranken. War Masern früher eine Krankheit der Vorschulzeit, so sind bei den aktuellen Ausbrüchen bereits mehr als die Hälfte der Patienten älter als zehn Jahre.

Bedrohter Nestschutz

Im »idealen« Masernalter von drei bis sechs Jahren sind die Kinder immunologisch optimal ausgestattet für einen Virenkontakt. Komplikationen sind selten. Und es gibt natürliche biologische Schutzmechanismen wie den Nestschutz.

Kinder kommen mit einem angeborenen Immunsystem zur Welt, doch dieses ist noch nicht zur vollen Reife entwickelt. Der zweite Ast des Immunsystems wächst mit den Lernerfahrungen, die nach der Geburt gemacht werden. Damit kann sich das Immunsystem spezifisch auf die Lebensumgebung einstellen und die volle Kompetenz entwickeln.

Alle Infekte, die Kinder durchmachen, hinterlassen immunologische Spuren. Zum einen bildet sich eine zelluläre Immunität, bei der Zellen aktiv gegen Keime vorgehen und diese fressen oder über die Injektion toxischer Substanzen töten. Zusätzlich bilden sich Gedächtniszellen, die bei einem weiteren Kontakt mit denselben Keimen gleich entsprechende Immunantworten einleiten.

Für den Nestschutz wichtig ist die sogenannte humorale Immunantwort. Dabei werden Antikörper gebildet, die spezifisch auf die Abwehr der betreffenden Viren oder Bakterien ausgerichtet sind. Bei Mädchen wird – im Gegensatz zu Jungen – diese Immunreaktion hormonell verstärkt und ein Vorrat angelegt, damit für die späteren Schwangerschaften genügend Nestschutz vorrätig ist.

In keiner Lebensphase sind die Babys verwundbarer als während der ersten Lebenswochen. Sinn des Nestschutzes ist es, die Neugeborenen während dieser Zeit gegen alle relevanten Viren oder Bakterien der Umgebung zu schützen. Und so ist es auch: Während der ersten Lebenswochen wehrt ein aufrechter Nestschutz noch hundert Prozent der Infektionen ab. Wenn die Leih-Antikörper der Mutter schrittweise verschwinden, werden die Krankheiten nicht mehr komplett verhindert, aber immerhin noch abgeschwächt. So macht das Immunsystem der Kinder seine ersten Erfahrungen und gewinnt rasch an Kompetenz.

Das leistungsstarke Zentralorgan des Immunsystems ist die Thymusdrüse. Hier werden Milliarden von T-Zellen gebildet, welche die verschiedensten Aufgaben im Immunsystem erledigen. Der Thymus ist bei Babys bereits zu voller Größe entwickelt. Er bildet sich aber in der späteren Kindheit und Jugend zurück, bis die Drüse schließlich mehr und mehr verfettet und schließlich im mittleren Erwachsenenalter vollständig ihre Funktion einstellt.

Die Natur arbeitet rational: Alle Mikroben der Umgebung sind bis zur Pubertät mit hoher Wahrscheinlichkeit schon einmal durchgezogen, haben bereits eine Immunreaktion hinterlassen. Wenn die

Schwangerschaften kommen, wird die Energie für anderes benötigt. Deshalb braucht es die Thymusdrüse nicht mehr. Und das ist einer der Gründe, warum Erwachsene normalerweise schlechter mit viralen Infekten zurechtkommen als Kinder.

Aber zurück zu den Masern. Der Nestschutz, den Mütter ihren Babys weitergeben, hat sich durch die Impfkampagne stark verändert. Mütter sind heute zunehmend selbst geimpft worden. Eine Impfung mit den abgeschwächten Lebendviren macht leider auch eine abgeschwächte Immunreaktion. Geimpfte Mütter geben daher über die Plazenta weniger Masern-spezifische Antikörper weiter. Und damit können Babys mitunter schon nach wenigen Monaten an Masern erkranken. Dies ist eine unmittelbare Folge der Impfkampagne. Babys, die mit wenigen Monaten an Masern erkranken, haben ein deutlich höheres Komplikationsrisiko.

Nun könnte man natürlich den Impftermin nach vorn verlegen. Doch das ist nicht so simpel, wie es scheint. Denn wenn noch Reste des Nestschutzes vorhanden sind, so attackieren diese Antikörper die Masernviren aus der Impfung, wodurch keine wirkliche Immunreaktion ausgelöst wird und die Impfung verpufft.

Derzeit wird die Impfung ab einem Alter von elf Monaten empfohlen. Bei manchen Babys wäre es wohl möglich, bereits mit sieben oder neun Monaten zu impfen. Weil sich jedes Kind immunologisch unterscheidet, ist es jedoch nicht einfach, hier eine fixe Regel festzulegen.

Masern bei Erwachsenen

Die zweite gefährdete Gruppe sind Erwachsene, bei denen die Masern-Impfung keine ausreichende Wirkung zeigte oder die nie geimpft wurden. Auch bei ihnen steigt das Risiko von Komplikationen. Dies liegt wie beschrieben daran, dass ein kindliches Immunsystem besser für einen Virenkontakt gerüstet ist.

Der Anteil der Erwachsenen unter den Masernopfern steigt laufend an. Beim letzten größeren Ausbruch in der Schweiz in den

Jahren 2007 und 2008 waren nur 18 Prozent der knapp 3000 Masernkranken über zwanzig Jahre alt.

Bei den Ausbrüchen in Deutschland lag dieser Anteil bereits bei 40 Prozent. 23 Prozent waren Jugendliche zwischen 10 und 19 Jahren. Somit waren insgesamt 63 Prozent der Masernkranken Jugendliche und Erwachsene. Und weitere zehn Prozent waren jünger als ein Jahr. Im »idealen« Masernalter der Vor- und Grundschulzeit erkrankt demnach nicht einmal mehr ein Drittel.

Im Masern-Ratgeber des Robert Koch-Instituts[92] ist zu lesen: »Grundsätzlich wird von einer lebenslangen Immunität nach zweimaliger Impfung ausgegangen.« In den Prospekten der vom österreichischen Gesundheitsministerium lancierten Aktion »keinemasern.at« wird – fett und »masernrot« hervorgehoben – behauptet: »Nach der Verabreichung von zwei Impfungen besteht ein lebenslanger Schutz. Es sind keine weiteren Impfungen gegen Masern erforderlich.«

Dies ist insofern sehr optimistisch, als die Impfung bei Weitem keine so starke Immunantwort auslöst wie eine durchgemachte natürliche Erkrankung. Zudem fehlt ein wesentlicher Aspekt, der in der Vorimpfzeit eine offenbar sträflich unterschätzte Rolle spielte: Als die Wildmasern noch kursierten, verpasste jedes masernkranke Kind seiner ganzen Umgebung sozusagen eine »Auffrischungsimpfung«. Seit dies kaum noch passiert, ist es nur noch die Impfung selbst, von der die Immunität abhängt. Und wenn rundum niemand mehr krank wird, gibt es auch keinen Booster, den man so nebenbei mitnehmen könnte.

So ist es offenbar doch eine zu optimistische Annahme gewesen, dass eine zweimalige Impfung ein ganzes Leben vor Masern schützt. Immer mehr Studien belegen diese Tatsache. Eine 2017 veröffentlichte Studie[93] aus Tschechien überprüfte den Maserntiter bei knapp 2000 Erwachsenen im Militärdienst. Über dem Grenzwert – und damit sicher geschützt – waren nur 83,3 Prozent der Getesteten. Bei 14,3 Prozent war der Titer negativ und bei 2,4 Prozent grenzwertig. Die besten Werte hatten die über 50-Jährigen, die noch die normalen Masern durchgemacht hatten. Sie waren zu mehr als 96 Prozent geschützt. Mit 61,5 Prozent bestürzend niedrig war hingegen die Schutzrate in der Altersgruppe der 30- bis 39-Jährigen. Zwar ist bei Masern nicht nur der Titer von Bedeutung, sondern auch die zelluläre Immunität, doch tendenziell zeigen sich hier Immunitätslöcher, mit denen die Initiatoren der Impfkampagne nicht gerechnet haben.

Ein zusätzliches Rätsel geben aktuelle Ausbrüche in Portugal auf.[94] Nachdem seit zwölf Jahren keine Masernfälle mehr gemeldet worden waren, traten von 2017 bis April 2018 gleich fünf Ausbrüche mit insgesamt 112 bestätigten Masernfällen auf. Das Besondere dabei: bis auf ein dreijähriges Kind waren alle Patienten erwachsen.

Die Ausbrüche gingen auf drei initiale Fälle bzw. Personen zurück, die die Masern aus Frankreich, Italien und Afrika mitgebracht hatten. Für die weiteste Verbreitung sorgte ein ungeimpfter Italiener, der im März 2018 die Notfallambulanz eines Krankenhauses in Porto aufsuchte, als bei ihm die ersten Symptome inklusive Ausschlag auftraten. Zehn Tage später meldete der Direktor des Krankenhauses 24 Verdachtsfälle unter seinen Angestellten, die Kontakt zur Notfallambulanz hatten. Bis April 2018 entwickelten schließlich 87 Krankenhausbedienstete eine laborbestätigte Masernerkrankung. Siebzig erkrankte Personen hatten zwei oder sogar drei Masern-Impfungen, zehn Personen hatten je eine Dosis bekommen, sieben waren ungeimpft.

Für die Klärung der Hintergründe war es sicherlich von Vorteil, dass sich der Ausbruch zum Großteil im Krankenhaus ereignet hatte. Das Durchschnittsalter aller 112 Masernfälle lag bei 30 Jahren. Beinahe die Hälfte der Masernfälle entsprach nicht den Kriterien der international gültigen Masern-Definition (Fieber und Ausschlag und entweder Husten, Schnupfen oder Bindehautentzündung). Mal fehlte der Ausschlag, mal das Fieber. Es handelte sich demnach um atypische Masern, die wie die portugiesischen Autoren der Studie schreiben, »gar nicht als Masernfälle erkannt worden wären, wenn sie nicht im Umkreis der Ausbrüche mit untersucht worden wären«. Das ist insofern beunruhigend, als diese Personen unerkannt weitere Menschen anstecken können. Für die Strategen der Masern-Ausrottung bedeutet dies einen weiteren schweren Rückschlag.

Die über Jahrzehnte durchgeführte Massenimpfung hat demnach zu einer vollständigen Veränderung der epidemiologischen Lage geführt. Noch nie hatten wir so viele masernempfängliche Erwachsene wie heute.

Einbahnstraße ohne Umkehrmöglichkeit

Überraschungen wie die eben erwähnten hatte bei der Einführung der Massenimpfung gegen Masern niemand erwartet. Man war davon ausgegangen, dass die Impfung die Krankheit reduzieren und schließlich von der Erde bannen würde, so wie bei Pocken. Das schien simpel. Eine Abkehr oder Umkehr vom eingeschlagenen Weg war nicht vorgesehen, also hatte auch niemand Gedanken an Ausstiegsszenarien verschwendet. Die weltweite Impfaktion wurde mit großem Elan begonnen, kaum jemand erhob kritische Einwände – und wenn, so wurden diese ignoriert.

Doch was würde passieren, wenn neue Studien beispielsweise zeigen, dass die Masern-Impfung schwere, bisher übersehene Nebenwirkungen hätte? – Keine Ahnung!

Was wäre, wenn es in der sensiblen und pannenanfälligen Impfstoffproduktion zu länger andauernden Schwierigkeiten käme? – Um Himmels willen! Und was wäre, wenn die Hersteller der Impfstoffe eigenständig die Produktion einstellten? – Ogottogott!

Die zuletzt genannte Situation ist übrigens gar nicht so weit hergeholt: Zur Mitte der 1980er-Jahre drohten die Pharmakonzerne tatsächlich ernsthaft damit, die Produktion von Impfstoffen einzustellen – wenn sie nicht einen besseren rechtlichen Schutz vor Schadenersatzklagen erhielten. Erst da schwante der Gesundheitspolitik, wie sehr sie erpressbar ist, wenn es keinen Notausgang gibt.

Und deshalb wurden Gesetze erlassen, die es heute in den an sich klagsfreudigen USA unmöglich machen, einen Impfstoffhersteller wegen einer möglichen Nebenwirkung vor Gericht zu bringen. In

Europa gibt es zwar keinen derart konkreten gesetzlichen Freibrief, doch in der Realität sieht es nicht viel anders aus.

Die Entscheidung zur Masern-Impfung erweist sich als eine Einbahnstraße ohne Umkehrmöglichkeit. Von einer weltweiten Elimination der Masern sind wir weit entfernt. Und wenn wir heute zu impfen aufhören, so würden die Masernwellen zweifellos binnen eines Jahrzehnts flächendeckend zurückkehren. Und dann wäre der Teufel los, wenn im ganzen Land die Eltern um das Leben ihrer Babys zittern und zahlreiche 30- bis 40-Jährige schwer krank in der Klinik liegen. Mit dem Impfen aufzuhören, ist unter diesen Umständen schon gar keine Alternative. Impfexperten diskutieren stattdessen, ob im Erwachsenenalter Auffrischungen nötig sind.

Bei meiner persönlichen Entscheidung für die Impfung spielte diese Alternativlosigkeit eine bedeutende Rolle: Niemand liefert den Babys der geimpften Mütter den mangelhaften Nestschutz nach. Wer nicht impft, riskiert es, dass Ausbrüche entstehen und die Babys verzweifelter Eltern angesteckt werden. Wer ungeimpft in Entwicklungsländer reist, riskiert es, die Masern in diese armen Länder, wo die Krankheit ein hohes Sterberisiko bedeutet, einzuschleppen. Und die neuen Ausbrüche unter Erwachsenen zeigen, dass Ungeimpfte auch unter Geimpften Masernwellen auslösen können.

Kritiker der Masernimpfung klagen an, dass die Masern heute viel komplikationsreicher sind als früher in der Vorimpfzeit. Das verklärt jedoch die Vergangenheit und hält einer genaueren Prüfung nicht stand. Damals sind die Masern in Wellen etwa alle zwei Jahre durchs Land gezogen und fast alle Menschen erkrankten. Damals galt die Faustregel, dass auf 10.000 Masernerkrankungen ein Todesfall, auf 1000 Erkrankungen eine Gehirnentzündung und auf 500 Erkrankungen eine Lungenentzündung kommt.

Es stimmt, dieses Verhältnis hat sich im Vergleich zu früher deutlich verschlechtert. Aktuelle Ausbrüche zeigen ein verändertes Muster. Viel mehr Menschen erkranken außerhalb des günstigen Masern-Zeitfensters im Vorschul- und Volksschulalter. Das Risiko für schwere, komplizierte Verläufe ist stark gestiegen.

Doch auch wenn das Risiko einer Masern-Gehirnentzündung von 1:10.000 auf 1:1000 gestiegen sein mag, so erkrankten nach absoluten Zahlen damals abertausendmal mehr Menschen. In der Vorimpfphase war es ein ganzer Jahrgang. Nun sind es, wenn eine Masernwelle rollt, wie zuletzt 2014/15 in Deutschland oder 2017/18 in Rumänien, ein paar Tausend Personen. Und die lebensgefährlich verlaufenden Fälle bewegen sich demnach im einstelligen Bereich.

Das war wohl der Preis, der zu zahlen war.

Es bleibt nur der Weg der weiteren Masern-Elimination. Und so sollten wir diesen Weg konsequent fortsetzen und sehen, dass die Masernviren tatsächlich möglichst wenig zirkulieren, bevor größere Rückschläge kommen.

Die Ausrottung der Masern

Masern sind seit den Eroberungszügen von Christoph Kolumbus und seinen Nachfolgern weltweit verbreitet. Eingeschleppte verheerende Masernwellen trugen ihren Teil dazu bei, dass die großen Reiche Südamerikas von den zahlenmäßig weit unterlegenen europäischen Invasoren binnen weniger Jahrzehnte gestürzt werden konnten.

Das natürliche Reservoir des Masernvirus bilden Menschen. Ausbrüche können nur auftreten, solange es eine ausreichende Zahl an empfänglichen Menschen gibt, die nicht immun sind.

2001, im selben Jahr, als die Meldepflicht für Tetanus in Deutschland abgeschafft wurde, führte das Gesundheitsministerium die Meldepflicht für Masern ein. Die gemeldeten Masernfälle schwanken stark. Zunächst gingen die Zahlen deutlich zurück. Doch etwa seit 2005 treten regelmäßig alle paar Jahre lokale Ausbrüche auf. Laut Robert Koch-Institut »ist ein Trend eines weiteren Sinkens der Anzahl der übermittelten Fälle aktuell nicht zu beobachten«. Trotz hochwirksamer Impfung. Zwar wird bei den Schulkindern die WHO-Vorgabe einer 95-prozentigen Quote mit zwei Impfdosen bereits erreicht, doch bei Jugendlichen und jungen Erwachsenen sieht es deutlich schlechter aus.

Das erklärte Ziel der WHO ist es seit 1984, die Masern weltweit auszurotten. Prinzipiell erscheint dies möglich, weil der Mensch der einzig bekannte Wirt des Masernvirus ist. Außerdem mutieren die Viren kaum, sondern sind genetisch weitgehend stabil.

In Nord- und Südamerika gab es bereits viele Jahre, in denen keine Masernfälle aufgetreten sind. Für Europa wurde die Elimination für das Jahr 2015 angestrebt. Das ist spektakulär gescheitert. Gerade 2015 brachte einen Negativrekord mit knapp 30.000 Masernfällen. Deutschland hatte nach Kirgisistan und etwa gleichauf mit Kasachstan und Bosnien die meisten Fälle.

Wie es derzeit aussieht, ist auch der Plan der weltweiten Elimination bis zum Jahr 2020 vollkommen illusorisch. Dafür wäre es nach den Vorgaben der WHO nötig, dass weniger als ein Fall pro Million Einwohner auftritt. Davon sind die meisten Länder Europas weit entfernt. Auch in Deutschland wurde dieser Zielwert während der letzten 20 Jahre nie erreicht. Zweimal war man knapp dran, doch oft lagen die Fallzahlen um das 20- bis 70-Fache darüber.

Ausbruchspanik und Impfpflicht

Für die Mehrheit der Bevölkerung ist es selbstverständlich, dass eine hochwirksame Impfung zur Verfügung steht – und damit nicht nur der eigene Nachwuchs, sondern auch die Umgebung geschützt werden. Ungeimpfte Kinder gelten als potenzielle »Bioterroristen« und dürfen nicht mehr zu Besuch kommen, wenn die Masern umgehen. An den Kitas kursiert die Gerüchteküche, welche Eltern zu den Impfgegnern zählen könnten.

Die Impfgegner selbst ziehen sich in Internetforen zurück und holen sich Trost und Stärkung von ihren Mitstreitern. Da heißt es dann, dass die Impfung gar nicht wirkt. Dass speziell die Masern-Geimpften die Masern übertragen. Dass es gar keine Belege für die

Existenz der Masernviren gibt, oder dass die Masern »von innen ausbrechen«, dass es dafür gar keine Ansteckung braucht.

Derartiger Irrationalität setzt die Gesundheitspolitik als eine Art Flucht nach vorn Propaganda entgegen. In Österreich gab das Ministerium eine aufwendige Werbekampagne in Auftrag, welche die Bevölkerung über alle Medien mit der Notwendigkeit der Impfung flutete (www.keinemasern.at).

In Deutschland wird nach wie vor die Impfpflicht diskutiert. Besonders seit im Jahr 2015 mit der Flüchtlingswelle auch eine größere Masernwelle von Bosnien und Herzegowina ins Land schwappte und mehr als 2000 Menschen erkrankten. Die Stimmung kochte speziell hoch, als der Berliner Gesundheitssenator Mario Czaja (CDU) im Februar des Jahres 2015 bekannt gab, dass ein an Masern erkranktes Kleinkind gestorben sei. »Das Kind war geimpft, aber nicht gegen Masern«, sagte Czaja, und Spiegel Online fügte hinzu: »Es hatte keine Vorerkrankungen«.

Ob die Angabe zum Impfstatus stimmt, ist ungewiss. Aus dem Umfeld der Kita, die der eineinhalbjährige Junge besuchte, heißt es, er sei sehr wohl gegen Masern geimpft gewesen. Gemäß seinem Alter allerdings erst einmal. Die zweite Impfung wäre, ganz nach Impfplan, in Kürze dran gewesen.

Ganz sicher falsch ist die Annahme, dass der Junge keine Vorerkrankungen hatte. Auf Anfrage des Münchner Kinderarztes Steffen Rabe gab Uwe Dolderer, Pressesprecher der Berliner Charité, bekannt, dass der Obduktionsbericht eine »aus der Anamnese bislang nicht bekannte Vorerkrankung« ergeben habe. Bei dieser Vorerkrankung handelte es sich um einen schweren angeborenen Herzfehler. Dolderer fügt jedoch hinzu: »Ursächlich für den Tod des Kindes war die Masernerkrankung.«

Welche Relevanz dieser tödliche Verlauf der Masern für die Mehrzahl der gesunden Kinder ohne Herzfehler hat, ist zweifelhaft. Ebenso wie der Versuch, diesen Zusammenhang zu verschweigen. Denn das ist schon auffällig: Sobald ein Kind nach einer Impfung stirbt, wird sofort »maximale Diagnostik« gefordert und nachgeprüft, ob eventuell ein bislang nicht bekannter Gen- oder Stoffwechseldefekt die Impfung entlasten könnte. Wenn ein schwer krankes Kind an einem impfpräventablen Infekt stirbt, so war aber immer und ausnahmslos der Infekt schuld.

Während in den deutschsprachigen Ländern die Impfpflicht – trotz aller Forderungen – noch nicht unmittelbar bevorsteht, wird das Infektionsschutzgesetz immer strenger angewandt. Wenn in Schulen oder Kindertagesstätten Fälle von Masern, Mumps, Röteln oder Windpocken auftreten, kann es für ungeimpfte Kinder und deren Familien ungemütlich werden. Die Behörden verhängen Hausarrest, verlangen den Nachweis von Impfungen oder eines ausreichenden Antikörper-Titers. Das kann im Extremfall mehrere Wochen des Arbeitsausfalls bedeuten.

Manche Impfgegner erträumen einen Umschwung in der öffentlichen Meinung und eine Wiederkehr der Zeit vor der Massenimpfung. Das ist jedoch vollkommen unrealistisch. Wenn schon ein einziger Todesfall – so wie jener in Berlin – die Wogen derart hochgehen lässt, ist ein Szenario, bei dem die Kinder der Impfverweigerer zwangsgeimpft werden, wesentlich wahrscheinlicher als eine Abkehr vom Ziel der Masernausrottung. Schon allein deswegen, weil keine Umkehr möglich ist.

Eine großräumige Wiederkehr der Masern hätte heute wahrscheinlich das mediale Echo einer neuen Cholera-Epidemie. Bleibt also nur noch der Weg nach vorn – weiterimpfen, um die Masern so weit wie möglich zu verdrängen und zu kontrollieren. Der Rückweg ist versperrt.

Der Schutz der Schwachen

Ein anderes Argument, das in der Diskussion immer wieder mit besonders aggressivem Ton vorgebracht wird: Wer schützt die Immunschwachen? Die Leukämie-Kinder, die Chemotherapierten? Hier sei es die moralische Pflicht der Gemeinschaft, keine Keime einzuschleppen und über die Impfung den Herdenschutz aufrechtzuerhalten. Ungeimpfte nehmen den Tod ihrer Mitmenschen billigend in Kauf, donnern manche Mediziner. Impfgegner seien Kindesmisshandler und potenzielle Mörder.

Wer denkt, ich übertreibe mit diesen Aussagen, hat noch nicht die Untiefen der entsprechenden Foren im Internet aufgesucht.

Die hinter diesen Forderungen stehende Haltung zielt weit über die Pflicht zur Masern-Impfung hinaus. Sie schließt auch Windpocken, Rotaviren und alle möglichen anderen Impfungen ein. Dazu ein Hochsicherheitsregime, wie es in Truthahnfarmen und anderen Tierfabriken üblich ist: mit Zugangsschleusen wie bei einem Operationssaal, prophylaktischem Antibiotika im Futter und Impfungen gegen alles und jedes.

Niemand wird wohl einen von Chemotherapie geschwächten Patienten mit einem frischen Schnupfen besuchen. Doch die allgemeinen Hygienerichtlinien nach dem allerschwächsten Glied der Kette auszurichten, würde das Tor öffnen zu einer unendlichen Anzahl von Zwangsmaßnahmen, mit elektronischen Impfchecks am Eingang zur U-Bahn, verpflichtenden Atemmasken zur Influenzasaison, Seuchenwächtern an jeder Ecke und ähnlichen Instrumentarien, die dann aber wohl schon das Gesamtbild einer Medizin-Diktatur ergeben.

Auch die gesetzliche Verpflichtung zur Masern-Impfung wäre natürlich ein Weg in diese Richtung. Und jede Zwangsmaßnahme, auch wenn sie noch so gut gemeint sein sollte, ruft eine starke Opposition auf den Plan. Schon jetzt sind die Impfkritiker speziell in der zur Skepsis neigenden höheren Bildungsschicht vertreten. Jene, die sich nichts vorschreiben lassen wollen, wird eine gesetzliche Pflicht wohl noch misstrauischer machen. Wie schwach sind die Argumente der Impfexperten, wenn sie zu Zwangsmaßnahmen greifen müssen? Wie sehr steht die Gesundheitspolitik schon unter der Knute der Pharmalobby?

Neue Argumente für die Masern-Impfung

Die bisher in den Werbekampagnen und öffentlichen Stellungnahmen der Gesundheitspolitik vorgebrachten Argumente für die Masern-Impfung sind eindimensional und schwach. Im Prinzip bedienen sie das alte Muster: Krankheit sei komplett unnötig und gefährlich, müsse also auf alle Fälle vermieden werden. Die Mehrzahl der Impfskeptiker wird das nicht ansprechen. Und zwar nicht, weil diese Leute nicht an die Existenz von Viren glauben – das ist nach wie vor nur eine kleine Gruppe von Sektierern, die solchem Schwachsinn nachläuft.

Es wird deshalb nicht ankommen, weil viele Menschen erahnen, dass Kinderkrankheiten einen Sinn haben können. Dass sie dem Immunsystem der Kinder ein Trainingscamp bieten. Dass eine durchgemachte Krankheit bei den meisten Menschen ein Leben lang schützt – eine durchgemachte Impfung hingegen nur vielleicht.

Die bisher angeführten Impfargumente liefern keine Antwort auf die Sorgen, dass geimpfte Mütter später ihren Babys weniger Nestschutz mitgeben. Keine Antwort auf das Argument, dass eine gleichzeitige Impfung mit lebenden Masern-, Mumps- und Rötelnviren höchst unnatürlich ist, weil diese Krankheiten im Real Life so gut wie nie gemeinsam auftreten. Und keine Antwort auf die Sorge, dass unter die Haut gespritzte Viren schon allein deshalb gefährlich sein könnten, weil das nicht dem natürlichen Infektionsweg entspricht.

Das sind die Bedenken, denen eine intelligente Gesundheitspolitik begegnen müsste. Hier wäre der wissenschaftliche Sachverstand der Impfexperten gefragt – statt Polemik, Verhetzung und das Ausschlachten tragischer Einzelfälle tödlicher SSPE-Verläufe, denn damit wird nur versucht, die Eltern mittels Horrorshow auf Facebook & Co. in die Impfpraxen zu treiben.

Warum gibt es eigentlich noch keine Masern-, Mumps- und Röteln-Impfstoffe, die inhaliert werden können, so wie das bei der Influenza-Impfung möglich ist? Die Eltern könnten das einzeln impfen lassen, die Kinder würden nicht mehr brüllen beim Impfarzt und der Ablauf der natürlichen Infektionswege würde auch eingehalten. Eine derartige »Bio-Impfung« würde wohl gleich eine ganze Handvoll Bedenken beilegen. Also bitte, liebe Impfstoffhersteller, investiert doch eure kreative Energie in diese Richtung.

Tatsächlich existieren bereits Masern-Impfungen, die man inhalieren kann. Die WHO fördert entsprechende Projekte. Sie wurden bislang jedoch von den Behörden nicht zugelassen, weil sich in Studien[95] zeigte, dass die Inhalation der Lebendviren bei einjährigen Babys etwas schlechtere Ergebnisse brachte als die Spritzimpfung. Dies wurde unter anderem damit begründet, dass sich die Einjährigen vor dem Aufsetzen der Inhalationsmaske auf Mund und Nase fürchten und diese heftig abwehren. Tatsächlich waren die Resultate mit etwas älteren Kindern deutlich besser. Und dies erscheint ja auch logisch, denn ein zwei- oder dreijähriges Kind kann man fragen, ob es lieber die Maske hätte oder die Infektionsnadel. Zumindest die zweite Impfdosis könnte mit der Inhalationsimpfung erfolgen. Doch ein derartiges Vorgehen wird skeptisch gesehen, weil die Experten fürchten, dass dann viele Eltern die Spritz-Impfung verzögern und so lange warten, bis die Bio-Impfung möglich wird.

Statt weiter über Lösungen nachzudenken, finanzieren die Hersteller Pressekonferenzen, in denen befangene Impfexperten die Impfpflicht fordern. Mit dem absehbaren Resultat, dass die Industrie dann wohl endgültig die Forschung an innovativen Produkten einstellen und sich nur noch aufs Abkassieren beschränken würde.

Die Hersteller von Impfstoffen haben es sich schon jetzt gemütlich eingerichtet im staatlich subventionierten Impfresort – wie die Krähen im Kornfeld. Sie werden den Teufel tun, hier den Kopf zu heben und sich bemerkbar zu machen.

Deshalb braucht es die Initiative einer neuen Generation in Politik, Wissenschaft und Medizin. Den öffentlichen Druck, dass endlich auch im Bereich des Impfens konstruktive Kritik, unabhängige Kontrolle, Offenheit sowie der unbedingte Vorrang des Verbraucherschutzes Einzug halten.

Die alten Seuchenzeiten sind vorbei. Was wir heute haben, ist eine Epidemie von chronischen Erkrankungen, die mit einem aus der Bahn geworfenen Immunsystem zu tun haben. Impfungen setzen in erster Linie am Immunsystem an – deshalb müssen sie auch vorurteilsfrei als Verdächtige gelten und ohne Tabus und Rücksichten auf ihre historischen Verdienste geprüft werden.

Die Masern-Impfung wird diese Prüfung wohl problemlos bestehen. Es braucht keinen gesetzlichen Impfzwang. Was es braucht, sind neue Argumente für die Masern-Impfung, am besten auch noch neue moderne Einzelimpfstoffe. Dann wird es kein Problem sein, die Wildmasern, wenn schon nicht auszurotten, so doch weitgehend zu verdrängen.

Besser Kontakt mit Impfviren als gar kein Kontakt

Ein weiteres Argument, das ich bisher in der Diskussion vermisse, ist der Effekt der Masern-Lebendimpfung auf das Immunsystem. Eine ganze Reihe gut gemachter Studien zeigen, dass auch die Impfviren einen erstaunlichen Trainingseffekt auf das Immunsystem ausüben. Speziell die Studien von Peter Aaby und seiner internationalen Forschergruppe am Bandim Health Project in Guinea-Bissau in Westafrika belegen klar, dass die Kinder von der Impfung profitieren (siehe Teil 1, Kapitel »Impfungen als Lebensretter«).

Der spezifische Schutz vor Masern macht dabei nur einen kleinen Teil der positiven Effekte der Impfung aus. Wichtiger ist der sogenannte unspezifische Effekt. Aabys Studien zeigen, dass Kinder, die gegen Masern geimpft wurden, eine doppelt so hohe Chance haben, die Regenzeit mit ihren verheerenden Krankheiten zu überleben als Kinder ohne Masern-Impfung. Die Impfung schützt also vor Malaria, Durchfall und Lungenentzündung, den großen Killern der Tropen.

Vielleicht werden Aabys Studien aber deswegen nicht gerne erwähnt, weil man dann gezwungen wäre, auch über ein zweites, weniger erfreuliches Hauptergebnis seiner Studien zu berichten: dass nämlich andere Impfungen – speziell jene, die Aluminiumsalze als Zusatzstoffe enthalten – einen genau gegenteiligen Effekt auf die

Abwehrkräfte der Kinder zeigten. Kinder, die gegen Diphtherie, Tetanus und Keuchhusten geimpft wurden, hatten ein höheres Risiko, in der Regenzeit zu sterben.

Aabys Team bewies erst kürzlich, dass sich dieser Effekt nicht auf die Tropen beschränkt. In einer Vergleichsstudie wurde bei Kindern, die wegen Atemwegsinfektionen im Krankenhaus behandelt werden mussten, nachgesehen, was deren letzte Impfung war. In Dänemark ist dies möglich, weil es ein zentrales Impfregister gibt. Dabei zeigte sich, dass Kinder, die zuletzt eine Masernimpfung erhalten hatten, ein signifikant geringeres Risiko hatten, im Spital zu landen. »Es gibt gute Impfungen und schlechte Impfungen«, sagt Peter Aaby. »Solche, die das Immunsystem der Kinder stärken – und solche, die es schwächen.«

Die Masern-Impfung zählt zu den guten.

»Schmutzimpfung« statt Schutzimpfung

Wegen der positiven Effekte der Masernviren auf das Immunsystem wird man die Impfungen wahrscheinlich auch noch weiter anwenden, wenn das Ziel erreicht und die Wildmasern tatsächlich eliminiert sind – als biologische Sparringspartner, die dem Immunsystem wertvolle Erfahrungen liefern und die Abwehrkräfte der Kinder stärken. Wer sagt denn, dass künftige Impfungen immer gegen böse Keime gerichtet sein müssen?

Moderne Impfkonzepte der Zukunft können durchaus auch dazu dienen, das Immunsystem zu trainieren und es mit Viren und Bakterien in Kontakt zu bringen, denen wir aufgrund der immer hygienischer werdenden Umweltbedingungen nicht mehr auf natürliche Weise begegnen. Das gilt nicht nur für die Masern, sondern wäre auch als Konzept zur Allergievorsorge denkbar. Impfungen können auch dazu dienen, ein verarmtes Mikrobiom zu besiedeln und dem Immunsystem Kontakte zu ermöglichen, die es sonst nicht hätte.

Vielleicht heißt es bald immer öfter »Schmutzimpfung« statt Schutzimpfung?

Was sagt der Masern-Titer aus?

Nach den international gültigen Standards der WHO werden Titer-Resultate folgendermaßen interpretiert:

IgG ELISA – Titerhöhe (IU/mL)	Bewertung
< 0,15	Keine Immunität vorhanden Kein ausreichender Impfschutz (Grundimmunisierung empfohlen)
0,15–0,20	Geringe Immunität vorhanden Impfschutz fraglich (Auffrischung empfohlen) Frische Infektion möglich (IgM?)
> 0,20	Ausreichende Immunität vorhanden Frische Infektion möglich (IgM?)
IgM ELISA	**Bewertung**
negativ	Kein Hinweis auf eine frische Infektion
positiv	Verdacht auf frische Infektion

Masern sind durch die Impfung heute eine relativ seltene Krankheit geworden und viele Menschen kennen sie nicht mehr aus eigener Erfahrung. Auch Ärzte tun sich mitunter schwer, die Krankheitssymptome sofort von jenen zu unterscheiden, die bei Röteln oder Scharlach auftreten. Speziell außerhalb von Masernwellen, wenn verdächtige Fälle spontan auftreten, handelt es sich meist nicht um Masern. Hier werden nur etwa zwanzig Prozent der Fälle später im Labor auch diagnostisch bestätigt.

Der sicherste Nachweis der Masern funktioniert über einen Zahntaschen- oder Rachenabstrich, der dann mittels PCR (Polymerase-Kettenreaktion) auf genetische Spuren des Masernvirus untersucht wird. Möglich sind auch ELISA-Antikörpertests (Enzyme-linked

Immuno-sorbent Assay). Dabei wird eine Blutprobe auf virusspezifische Antikörper untersucht. Immunglobuline der Klasse M (IgM) sind typisch für einen akuten Verlauf der Krankheit, Immunglobuline der Klasse G (IgG) zeigen eine bestehende Immunität nach Impfung oder durchgemachter Krankheit an.

Nach zwei bis drei Wochen kann der Erfolg einer Impfung über die IgM-Immunantwort festgestellt werden. Der mittlere Antikörpertiter liegt nach der Impfung deutlich niedriger als nach durchgemachter natürlicher Infektion.

Die Behörden empfehlen jedoch die Titerkontrolle nicht, da die Wahrscheinlichkeit für eine ausreichende Immunität nach dokumentierter zweimaliger MMR-Impfung sehr hoch ist. Außerdem kann der Test irreführend sein, weil die Höhe des Titers keine Aussagen über die parallel dazu bestehende zelluläre Immunität zulässt.

Nebenwirkungen, die im zeitlichen Zusammenhang mit Masern-, Mumps-, Röteln- und Windpocken-Impfungen (in verschiedenen Kombinationen) aufgetreten sind:

Sehr häufig	(≥ 1/10)
Häufig	(≥ 1/100, < 1/10)
Gelegentlich	(≥ 1/1000, < 1/100)
Selten	(≥ 1/10.000, < 1/1000)
Sehr selten	(< 1/10.000)

Allgemeine Erkrankungen und Beschwerden am Verabreichungsort
- **Sehr häufig:** Rötung an der Injektionsstelle, Fieber > 37,5 Grad (unter den Achseln)
- **Häufig:** Schmerzen und Schwellung an der Injektionsstelle, Fieber > 39 Grad

Infektionen
- **Häufig:** Infektionen der oberen Atemwege
- **Gelegentlich:** Mittelohrentzündung
- **Selten:** Meningitis, Masern-ähnliches Syndrom, Mumps-ähnliches Syndrom

Stoffwechsel- und Ernährungsstörungen
- **Gelegentlich:** Appetitlosigkeit

Erkrankungen der Haut und des Unterhautzellgewebes
- **Häufig:** Hautausschlag

Erkrankungen des Gastrointestinaltrakts
- **Gelegentlich:** Durchfall, Erbrechen

Erkrankungen der Atemwege, des Brustraums und Mediastinums
- **Gelegentlich:** Bronchitis, Husten

Augenerkrankungen
- **Gelegentlich:** Bindehautentzündung

Erkrankungen des Nervensystems
- **Selten:** Fieberkrämpfe
- **Sehr selten:** Enzephalitis[96]

Psychiatrische Erkrankungen
- **Gelegentlich:** Unruhe, ungewöhnliches Schreien, Schlaflosigkeit

Erkrankungen des Immunsystems
- **Gelegentlich:** Schwellung der Lymphknoten
- **Selten:** Allergische Reaktionen, Thrombozytopenie (Mangel an Blutplättchen)
- **Sehr selten:** Anaphylaktische Reaktionen

Skelettmuskulatur-, Bindegewebs- und Knochenerkrankungen
- **Selten:** Arthralgie (Gelenkschmerzen), Arthritis (Gelenkentzündung)

Masern – Zusammenfassung

	sehr gering bis null	gering	mittel	hoch	sehr hoch
Gefährlichkeit der Krankheit			X		
Wahrscheinlichkeit des Kontakts mit den Erregern				X	
Wahrscheinlichkeit des Ausbruchs der Krankheit (ungeimpft)				X	
Schutzwirkung der Impfung				X	
Sicherheit der Impfung				X	
Sinnhaftigkeit der Impfung für die Normalbevölkerung					X
Sinnhaftigkeit der Impfung für Risikogruppen					X
Bedeutung der Impfung für den Herdenschutz der Bevölkerung					X

Mumps

Mumps ist mir selbst sogar noch etwas besser in Erinnerung als Masern. Zum einen, weil die Krankheit so unangenehme Schmerzen verursacht hat. Zum anderen, weil wir selbst und die anderen betroffenen Kinder so seltsam ausgesehen haben – die geschwollene Hamsterbacke unter dem Ohr wirkte reichlich ungewöhnlich. So als wäre uns plötzlich ein Kropf gewachsen.

Ursache der Krankheit Mumps (Parotitis epidemica) ist eine Virusinfektion, die vor allem die Ohrspeicheldrüse (Parotis) befällt. Meist sind beide Drüsen betroffen, in einem Drittel der Fälle beschränkt sich die Infektion auf eine Seite. Es können aber auch umliegende Speicheldrüsen zusätzlich befallen sein. Die Krankheit dauert etwa drei bis acht Tage.

Bei Kindern unter fünf Jahren tritt Mumps in etwa der Hälfte der Fälle als akuter Atemwegsinfekt auf, ohne Beteiligung der Speicheldrüsen. Bei Kindern unter zwei Jahren sind oft überhaupt keine Symptome sichtbar. Das bedeutet, dass Mumps gar nicht erkannt wird. Die Kinder machen eine sogenannte stille Feiung durch, eine Immunität ohne Krankheitssymptome. An sich wäre dies die ideale natürliche Impfung.

Auf der anderen Seite birgt die Wildvirus-Infektion aber das Risiko von Komplikationen, die mit steigendem Alter häufiger werden. Die Infektion kann auf das zentrale Nervensystem übergehen. Meist handelt es sich dabei bloß um einen Befall mit Virenvermehrung, jedoch ohne Symptome. Bei weniger als einem Prozent der Fälle kann eine Gehirnentzündung auftreten. Das Sterberisiko beträgt etwa 1,5 Prozent. Beschränkt sich die Infektion auf die Gehirnhäute, hinterlässt dies – speziell bei Kindern – meist keine Schäden.

Als weitere Komplikation der Mumpserkrankung können Entzündungen der Bauchspeicheldrüse, der Nieren und der Gelenke auftreten. Einseitige Taubheit tritt bei einem von 20.000 Mumpsfällen auf.

Die häufigste und bekannteste Komplikation der Mumps-Erkrankung ist die Hodenentzündung. Sie tritt bei 15 bis 30 Prozent der Knaben/Männer auf. Meist beschränkt sich die Entzündung auf einen Hoden. Diese Komplikation beginnt im Schnitt eine Woche nach der Speicheldrüsenschwellung und besteht für ein bis zwei Wochen. In der Folge kann die Spermienproduktion beeinträchtigt sein. Dies ist jedoch meist vorübergehend, eine bleibende Unfruchtbarkeit sehr selten.

Bei Mädchen und Frauen kann es zu einer Brustdrüsen- und in selteneren Fällen zu einer Eierstockentzündung kommen. Wenn Frauen während der Schwangerschaft an Mumps erkranken, geht davon aber weder ein höheres Risiko für Missbildungen noch für Fehlgeburten aus.

Mumpsviren sind weltweit verbreitet, der Mensch ist das einzige Reservoir. Die Übertragung erfolgt vor allem über die Luft durch Tröpfcheninfektion, also beim Husten oder Niesen, sowie über direkten Speichelkontakt. Die Ansteckungsfähigkeit ist zwei Tage vor bis vier Tage nach dem Auftreten der ersten Symptome am größten. Doch das Fenster der möglichen Infektion beträgt sieben Tage vor bis neun Tage nach dem Auftreten der Schwellung der Ohrspeicheldrüse.

Die Inkubationszeit beträgt normalerweise 16 bis 18 Tage. Dieser Zeitraum kann sich in seltenen Fällen aber auf 12 bis 25 Tagen ausweiten.

Manche Ärzte verschreiben bei Mumps Fiebersenker und Schmerzmittel. Doch an sich beschränken sich die therapeutischen Möglichkeiten auf Zuwendung und gute Pflege. Eine spezifische antivirale Therapie gibt es nicht.

Vor Einführung der Impfungen gab es eine Häufung der Erkrankung im Winter und im Frühjahr. Wer die Krankheit einmal hatte, genießt normalerweise eine lebenslange Immunität. Das übliche Mumpsalter lag zwischen fünf und neun Jahren.

Hier muss in der Vergangenheit gesprochen werden, denn dies hat sich in den letzten Jahren – seit Einführung der weltweiten Impfprogramme – dramatisch geändert.

Die Mumps-Impfung

Von Mumpsviren ist nur ein einziger Serotyp bekannt, der die Krankheit beim Menschen auslöst. Das heißt, alle Mumpsviren haben denselben Aufbau und eine idente Oberfläche. So wie auch die Masernviren. Das machte es wesentlich einfacher, einen wirksamen Impfstoff herzustellen. Bei Humanen Papillomaviren (HPV) oder auch bei Pneumokokken gibt es vergleichsweise mehr als 90 verschiedene Serotypen.

Das erste Programm zur Impfung der Kinder startete in den USA im Jahr 1967. Bei der Mumps-Impfung handelt sich um eine Lebendimpfung. Deshalb benötigt die Impfung keine Adjuvanzien (Wirkverstärker). Die lebenden abgeschwächten Viren reichen aus, um eine Immunantwort zu erzeugen.

Der heute übliche Mumps-Impfstoff enthält Viren vom Stamm Jeryl-Lynn, die in befruchteten Hühnereiern gezüchtet werden. Die Impfung erzeugt sowohl eine Immunität über Antikörper als auch eine zellulär vermittelte Immunität.

Eine Mumps-Soloimpfung ist in Europa nicht erhältlich und meines Wissens auch international nicht verfügbar. Die Impfung muss deshalb gemeinsam mit Masern- und Rötelnimpfstoffen in einer Dreier-Kombination gegeben werden, die seit 1976 verfügbar ist. 2006 wurde eine Vierer-Kombi zugelassen, die auch noch gegen Windpocken schützt.

1991 wurde europaweit die zweite Impfung – im Abstand von mindestens vier Wochen nach der ersten Impfung – empfohlen. Die zweite Impfdosis dient nicht der Auffrischung, sondern ist der zweite Versuch einer Immunisierung, falls die erste Impfung – aus welchen Gründen auch immer – nicht angeschlagen haben sollte.

Hat die erste Impfung bereits eine Immunreaktion ausgelöst, so »verpufft« die zweite, weil das Immunsystem bereits sensibilisiert ist. Die lebenden Impfviren werden sofort neutralisiert. Das gilt auch für die Masern- oder Röteln-Komponente.

Lebendimpfungen enthalten prinzipiell keine Wirkverstärker wie Aluminium und haben auch nie Quecksilber als Konservierungsmittel enthalten. Auch hier liegt der Grund in den sensiblen Lebendviren, die eine Konfrontation mit den toxischen Metallverbindungen nicht überleben würden.

Abnehmende Immunität

Der größte deutsche Mumps-Ausbruch der letzten Jahre ereignete sich mit knapp 300 gemeldeten Fällen von 2010 bis 2011 in Bayern. Mehr als die Hälfte der Betroffenen war in der Altersgruppe von 16 bis 24 Jahren.

Das RKI betrachtet dies als Hinweis, »dass eine Rechtsverschiebung des Erkrankungsalters« stattgefunden hat – sprich, dass sich das Durchschnittsalter der Mumpspatienten im Vergleich zur Vorimpfära laufend erhöht.

Diese Beobachtung machten auch andere Länder. Der größte Mumps-Ausbruch mit mehr als 6500 Fällen wurde im Jahr 2006 aus den USA gemeldet und betraf vornehmlich College- und Universitätsstudenten. Eine derartige Fallzahl ist mittlerweile in den USA fast schon normal geworden. Auch 2016 und 2017 wurden den Behörden rund 6000 Fälle gemeldet.

Als Ursache für die Altersverschiebung und die Infektionen unter zweifach Geimpften wird ein über die Zeit abnehmender Impfschutz vermutet. Außerdem fehlt die Boosterung durch Mumpskranke Kinder, die in der Vorimpfära ihr ganzes Umfeld einer »Auffrischungsimpfung« unterzogen haben. Als dritte Ursache wird eine mögliche Veränderung der Mumpsviren vermutet. Tatsächlich werden bei den grassierenden Wildviren zunehmend genetische Abweichungen zum Impfvirus beobachtet.

Um eine Zirkulation des Mumpsvirus zu vermeiden, soll laut WHO eine Impfquote gegen Mumps von mindestens 95 Prozent für die zweite Impfung erreicht werden. Aktuelle Studien widersprechen jedoch dieser Regel. Denn in der USA, dem bestgeimpften Land der Welt, gelingt die Vermeidung der Virenzirkulation nicht einmal in vollständig durchgeimpften Gemeinschaften.

Militärärzte untersuchten beispielsweise 32.502 Rekruten der US-Luftwaffe, bei denen eine zweimalige MMR-Impfung Pflicht ist.[97] Dennoch hatten gerade mal 80,3 Prozent der Rekruten ausreichende Antikörper-Titer. Bei Masern (81,6 %) und Röteln (82,1 %) waren die Resultate nur minimal besser.

Dies bedeutet nicht automatisch, dass die fehlenden rund zwanzig Prozent der Soldaten vollkommen ungeschützt sind und erkranken würden, wenn sie infiziert werden. Möglich ist auch, dass sie eine zelluläre Immunität haben, die nicht über den Antikörper-Titer messbar ist. Dennoch bleibt ein unangenehmes Gefühl zurück – auch angesichts der Tausenden von Mumps-Fällen, die jährlich in den USA gemeldet werden.

Diagnostik von Mumps, schützender Titer

Bei einem typischen Verlauf von Mumps kann die Diagnose zwar häufig klinisch anhand der charakteristischen Ohrspeicheldrüsenschwellung gestellt werden, jedoch sollte zur eindeutigen Sicherung bei den heutzutage niedrigen Mumps-Inzidenzen eine Laboruntersuchung veranlasst werden. Insbesondere beim Nachweis von Erkrankungen bei Geimpften ist die Labordiagnostik (Serologie und PCR) für den Nachweis der Mumps-Erkrankung unerlässlich.

Für die Labordiagnostik steht ein breites Spektrum von Methoden zur Verfügung, die den Nachweis spezifischer Antikörper und den Virusnachweis umfassen. Die akute Mumps-Erkrankung kann mittels ELISA über den Nachweis von virusspezifischen IgM-Antikörpern labordiagnostisch gesichert werden. IgM-Antikörper sind bereits in den ersten Tagen der Erkrankung nachweisbar, erreichen ihr Maximum etwa sieben Tage nach Symptombeginn und bleiben über Wochen erhöht.

IgG ELISA – Titerhöhe (IU/mL)	Bewertung
< 70	Keine Immunität vorhanden Kein ausreichender Impfschutz (Grundimmunisierung empfohlen)
70–100	Geringe Immunität vorhanden Impfschutz fraglich (Auffrischung empfohlen) Frische Infektion möglich (IgM?)
> 100	Ausreichende Immunität vorhanden Frische Infektion möglich (IgM?)
IgM ELISA	**Bewertung**
negativ	Kein Hinweis auf eine frische Infektion
positiv	Verdacht auf frische Infektion

Bei Personen, die eine Mumps-Erkrankung entwickeln, obwohl sie geimpft sind, ist IgM häufig nicht nachweisbar. In diesen Fällen sollte möglichst eine weitere Serumprobe im Abstand von zehn bis vierzehn Tagen untersucht werden. Im Vergleich der beiden Serumproben-Titer kann dann gegebenenfalls ein signifikanter IgG-Antikörperanstieg nachgewiesen werden.

Da ein ausbleibender Titer-Anstieg Mumps bei Geimpften jedoch ebenfalls nicht sicher ausschließt, sollte bei ihnen neben der Serologie unbedingt ein PCR-Test aus Urin, Rachenabstrich oder Zahntaschenflüssigkeit veranlasst werden.

Die Proben für die PCR werden in den Nationalen Referenzzentren für Masern, Mumps, Röteln durchgeführt. Die Proben sollten möglichst umgehend nach Symptombeginn abgenommen werden.

Mumps – Zusammenfassung

	sehr gering bis null	gering	mittel	hoch	sehr hoch
Gefährlichkeit der Krankheit		X			
Wahrscheinlichkeit des Kontakts mit den Erregern			X		
Wahrscheinlichkeit des Ausbruchs der Krankheit (ungeimpft)				X	
Schutzwirkung der Impfung			X		
Sicherheit der Impfung				X	
Sinnhaftigkeit der Impfung für die Normalbevölkerung				X	
Sinnhaftigkeit der Impfung für Risikogruppen					X
Bedeutung der Impfung für den Herdenschutz der Bevölkerung					X

Röteln

Röteln (Rubella) ist eine durch das Rötelnvirus ausgelöste Infektionskrankheit, die nur beim Menschen vorkommt. Wichtigstes Symptom ist der typische Hautausschlag mit hellroten, linsengroßen Flecken. Er beginnt im Gesicht, breitet sich über Körper und Extremitäten aus und verschwindet nach ein bis drei Tagen wieder. Begleitet wird er von leichtem Fieber und Lymphknotenschwellungen.

Etwa die Hälfte der Röteln-Infektionen bei Kindern verursacht nur sehr milde oder gar keine Symptome und es kommt zu einer stillen Feiung. Die Röteln hinterlassen eine lebenslange Immunität. In der Vorimpfzeit traten neunzig Prozent der Infektionen im Kindesalter auf.

Die Ansteckung von Mensch zu Mensch erfolgt durch Tröpfcheninfektion beim Husten oder Niesen, wobei man bereits eine Woche vor bis eine Woche nach Erscheinen der ersten Symptome ansteckend ist. Die Inkubationszeit (Zeitspanne zwischen Ansteckung und Beginn der ersten Symptome) beträgt 14 bis 21 Tage.

Auch bei Erwachsenen verläuft die Röteln-Erkrankung meist mild. Im Zuge der Infektion kann es, speziell bei Frauen, gelegentlich zu Gelenkentzündungen kommen. Sehr selten treten Blutgerinnungsstörungen oder eine Enzephalitis auf.

Eine spezielle Therapie gibt es bei Röteln nicht. Die Krankheit wird begleitet, indem versucht wird, die Symptome zu lindern.

Das Rötelnsyndrom

Gefürchtet sind die Röteln, wenn sie in der Frühschwangerschaft – bis zur 17. Schwangerschaftswoche im Stadium der Organbildung – auftreten. Die Viren können über die Plazenta zum ungeborenen Kind gelangen und zu Missbildungen oder auch zum Tod des Kinds im Mutterleib führen. Dieses kongenitale Rötelnsyndrom – auch Röteln-Embryopathie oder Gregg-Syndrom genannt – kann

Taubheit, grauen Star, Herzfehler und geistige Behinderungen auslösen. Daher sind die Röteln zu Recht die gefürchtetste Virusinfektion in der Frühschwangerschaft.

Die WHO hat das Ziel formuliert, diese Krankheit zu eliminieren. In Nord- und Südamerika sind seit 2015 keine Fälle mehr aufgetreten. In der WHO-Region Europa, zu der neben Russland unter anderem auch die Türkei und Kasachstan gehören, sind wir noch nicht so weit. Im letzten Berichtsjahr wurden sieben Kinder mit Schädigungen durch das Rötelnsyndrom geboren.

Die Diagnose der Röteln – nur auf Basis der Symptome – ist sehr unzuverlässig. Denn Fieber und Hautausschlag können viele andere Ursachen haben. Auch Scharlach, Ringelröteln oder Dreitagefieber können ähnliche Symptome wie die Röteln auslösen. Vorübergehende Hautausschläge sind speziell bei Kindern häufig und können eine Reaktion auf die Nahrung oder auch auf den Kontakt mit allergenen Substanzen sein.

Eine verlässliche Diagnose braucht deshalb die Abklärung über einen Blutbefund oder einen PCR-Test. Dies gilt speziell für einen Rötelnverdacht bei Schwangeren. »Ein positiver Nachweis von IgM-Antikörpern ist aufgrund möglicher falsch-positiver Befunde auf gar keinen Fall eine Indikation zum Schwangerschaftsabbruch«, warnt das Robert Koch-Institut.

Vorkommen der Röteln

In Deutschland sind die Röteln seit 2013 meldepflichtig. Jährlich werden dem Robert Koch-Institut 20 bis 100 akute Rötelnerkrankungen gemeldet. Etwa die Hälfte davon tritt bei Erwachsenen auf. Da die Röteln im Normalfall nur sehr milde Symptome verursachen, ist jedoch anzunehmen, dass die Mehrzahl der Fälle, speziell bei Kindern, nicht gemeldet oder gar nicht als Röteln erkannt werden. Der letzte Fall eines Rötelnsyndroms wurde in Deutschland 2013 gemeldet.

Das gilt auch als Erfolg der hohen Impfrate. In Deutschland sind 97 Prozent der Kinder einmal und 93 Prozent zweimal mit der Kombi-Impfung gegen Masern, Mumps und Röteln geimpft. Weniger gute Impfquoten gibt es bei Jugendlichen und jungen Erwachsenen. Insofern besteht hier noch immer ein, wenn auch sehr geringes, Potenzial für das Auftreten des Rötelnsyndroms.

In der Schweiz sind von 2010 bis 2018 insgesamt 26 Fälle von Röteln gemeldet worden, keiner davon bei Kindern unter acht Jahren.

In Österreich kam es 2017, nach vielen Jahren ohne nennenswerte Röteln-Aktivität, zu einem Ausbruch an einer Wiener Alternativschule, der zunächst für Masern gehalten wurde. Die insgesamt 17 Fälle von Röteln verliefen mild.

Die Röteln-Impfung

Offenbar hatten die Röteln länger als üblich Pause gemacht. Doch im Jahr 1964 kamen die Viren zurück und eine mächtige Rötelnwelle erfasste weite Teile der USA. Mehr als eine Million Menschen erkrankten. Die Röteln verliefen so mild und harmlos wie üblich – mit dem bekannten fleckigen Hautausschlag im Gesicht, ab und zu begleitet von leichtem Fieber – und verschwanden dann wieder.

Der Schock folgte sieben bis neun Monate später und er betraf jene Frauen, die in der frühen Schwangerschaft die Röteln gehabt hatten: rund 20.000 Kinder wurden mit schweren Behinderungen geboren, 11.000 waren taub, 3500 blind und 1800 in der geistigen Entwicklung geschädigt. 2100 starben bereits als Neugeborene. Dazu kamen noch mehr als 11.000 Fehlgeburten und Abtreibungen. Die Epidemie hatte einen Namen: das kongenitale Rötelnsyndrom.

In der Folge wurde intensiv an einer Röteln-Impfung gearbeitet. Es dauerte bis 1969, als die erste Impfung zugelassen wurde. Sie enthielt lebende abgeschwächte Viren, wurde mehrfach verbessert und kam zu Beginn der 1970er-Jahre auch in Europa zum Einsatz. Zunächst wurde die Impfung ausschließlich für Mädchen im

Teenageralter empfohlen, wobei darauf zu achten war, dass keine Schwangeren geimpft wurden.

Die Röteln-Impfung hat eine sehr gute Schutzwirkung, die von der WHO – nach einmaliger Impfung – mit 95 Prozent angegeben wird. Nach der zweiten Impfung steigt die Schutzrate auf 99 Prozent an. Die Rötelnimpfung ist damit die am besten wirksame Impfung aller verfügbaren Impfstoffe.

Die Kombination mit der Masern- und Mumps-Komponente ist in Westdeutschland seit 1980 allgemein empfohlen. In der DDR wurde nie gegen Röteln und Mumps geimpft, da nahezu alle Kinder in den staatlichen Krippen die Krankheit durchmachten und somit die große Mehrzahl bis zur ersten Schwangerschaft gegen Röteln immun war.

Während sich die Impfungen langsam in ganz Europa durchsetzten, kam es kurzfristig zu einem negativen Effekt: In Ländern, wo es keine flächendeckenden Impfprogramme gab und die Impfquote über viele Jahre bei weniger als fünfzig Prozent lag, stieg das durchschnittliche Alter, in dem die Kinder an Röteln erkrankten. Dadurch kam es – bei Frauen, die vor der Schwangerschaft nicht geimpft wurden – erst recht zu einem höheren Risiko des Rötelnsyndroms. Ein Beispiel dafür war Griechenland, das in den frühen 1990er-Jahren eine Häufung mit mehreren Dutzend Fällen des Rötelnsyndroms verzeichnete. In der Folge wurden die Anreize, am Impfprogramm teilzunehmen, erhöht und das Problem verschwand.

Vor einer Schwangerschaft sollten Frauen jedenfalls zwei Rötelnimpfungen erhalten haben. Dann ist ein Schutz vor der Röteln-Embryopathie anzunehmen. Ebenso, wenn spezifische Antikörper rechtzeitig vor Eintritt der Schwangerschaft nachgewiesen wurden und dieser Befund ordnungsgemäß dokumentiert wurde. Ein positiver IgG-Nachweis gilt dabei als ausreichender Hinweis auf Immunschutz.

Wie hoch der Wert genau ist, sollte aber nicht als Maßstab genommen werden, warnen die Gesundheitsbehörden, da es hier oft zu unnötiger Verwirrung kommt. Der meist in internationalen

Einheiten pro Milliliter (IE/ml) angegebene Wert sagt wenig aus über die »Robustheit der Immunität«.

Internationale Vergleichsstudien haben gezeigt, dass die Werte verschiedener Testhersteller nicht miteinander vergleichbar sind und ihre Aussagen sich widersprechen können. Als genereller Richtwert wird angenommen, dass ein IgG-Wert über 10 IU/ml eine Immunität anzeigt.

Ist es dennoch nötig, den Erfolg der Röteln-Impfung sicher zu belegen, wird vor und zwei Wochen nach der Impfung eine Blutprobe im Labor untersucht. Eine sichere Immunreaktion ist gegeben, wenn der Spiegel der IgG-Antikörper bei der zweiten Messung – im gleichen Testansatz – mindestens den vierfachen Wert der ersten Messung zeigt.

Eine Absicherung der Diagnose einer akuten Rötelnerkrankung erfolgt am besten durch den direkten Nachweis der Rötelnvirus-Gene mittels PCR-Test. Dafür ist keine Blutabnahme, sondern nur ein Rachenabstrich nötig.

Über PCR ist zudem die genaue Typisierung der viralen Gene möglich. Dadurch erhalten die Behörden wertvolle Informationen, welche auch zur internationalen Überwachung der Infektionswege und der Verbreitung der Viren dienen.

Der PCR-Test wird an den Nationalen Referenzzentren für Masern, Mumps und Röteln ausgewertet. In Deutschland ist dieses Service für die Einsender kostenlos. Diese Zentren befinden sich am Robert Koch-Institut in Berlin, am Institut für Virologie der Universität Wien und im Labor für Virologie des Universitätsspitals Genf.

Röteln – Zusammenfassung

	sehr gering bis null	gering	mittel	hoch	sehr hoch
Gefährlichkeit der Krankheit		X			
Wahrscheinlichkeit des Kontakts mit den Erregern				X	
Wahrscheinlichkeit des Ausbruchs der Krankheit (ungeimpft)				X	
Schutzwirkung der Impfung				X	
Sicherheit der Impfung				X	
Sinnhaftigkeit der Impfung für die Normalbevölkerung				X	
Sinnhaftigkeit der Impfung für Risikogruppen					X
Bedeutung der Impfung für den Herdenschutz der Bevölkerung					X

Windpocken

Windpocken, auch Varizellen, Feucht- oder Schafblattern genannt, sind eine hoch ansteckende Krankheit, die vom Varicella-Zoster-Virus ausgelöst wird. Die Viren wurden 1954 vom US-Virologen Thomas Weller aus den Bläschen windpockenkranker Kinder isoliert. Der Wiener Arzt Janos von Bókay bemerkte bereits 1888, dass Gürtelrose-Patienten Kinder mit Windpocken infizieren können, und ging davon aus, dass beide Krankheiten dieselben Erreger haben. Dies wurde später bestätigt.

Die Varicella-Zoster-Viren sind humane Herpesviren, eng verwandt mit dem Herpes-simplex-Virus. Unter dem Elektronenmikroskop sind die beiden Virenarten kaum zu unterscheiden.

Der Name »Windpocken« stammt daher, dass die Viren über den Wind übertragen werden können und ein Windpocken-krankes Kind im Garten angeblich ein anderes anstecken kann, bei dem der Wind die Viren im ersten Stock beim Fenster hineinweht. So steht es zumindest in alten Büchern über Kinderkrankheiten.

Tatsächlich können die Viren über Atemwegtröpfchen in der Luft über mehrere Meter von Mensch zu Mensch transportiert werden. Der sogenannte Kontagionsindex liegt nahe 1. Das bedeutet, dass von 100 Personen, die noch nicht Windpocken hatten, mehr als 90 nach dem Kontakt mit erkrankten Personen auch selbst erkranken. Die Ansteckungskraft der Varizellen ist damit ähnlich hoch wie jene der Masernviren.

Zwei bis drei Wochen nach der Ansteckung treten leichtes Fieber und Müdigkeit auf, gefolgt von einem oft juckenden Hautausschlag. Die kleinen roten Flecken entwickeln sich zu Pusteln und Bläschen, die schließlich austrocknen, eine Kruste bilden und dann abfallen.

Eine infizierte Person ist bereits zwei Tage vor dem Auftreten des Hautausschlags ansteckend und bleibt es bis zum Zeitpunkt, an dem die letzten Bläschen ausgetrocknet sind. In der Regel erkrankt man nur einmal im Leben an Windpocken. Eine Infektion führt normalerweise zu einer lebenslangen Immunität.

Eine Besonderheit der Windpocken ist von großer Bedeutung: Die Viren werden im Zuge der Auseinandersetzung des Immunsystems mit der Infektion nämlich nicht komplett entsorgt, sondern sie bleiben im Körper. Sie fallen in ein inaktives Stadium und »schlafen« unter anderem in den Ganglien der Rückenmarksnerven.

Eine Reaktivierung dieses Virus, in Form eines Ausbruchs einer Gürtelrose (Herpes Zoster), kommt vor allem im höheren Alter und in Phasen der Immunschwäche vor, kann aber auch spontan – ohne erkennbare Auslöser – bei jüngeren Erwachsenen auftreten (siehe Kapitel »Windpocken und Gürtelrose«).

Windpocken treten meist schon im Kindesalter als eine unangenehme, aber in der Regel leichte und gutartige Krankheit auf. Gelegentlich können jedoch Komplikationen wie etwa bakterielle Hautinfektionen auftreten. Schwere Komplikationen, wie Lungenentzündungen oder Hirn- und Hirnhautentzündungen, sind selten.

Deutlich erhöht ist das Komplikationsrisiko im Erwachsenenalter. Speziell gefährdet sind auch Neugeborene und Personen mit geschwächtem Immunsystem. So wie bei Röteln besteht auch bei Windpocken ein hohes Risiko von Missbildungen, wenn eine Frau in der frühen Schwangerschaft erkrankt.

Vor Einführung der Impfungen gab es durchschnittlich 750.000 Erkrankungen pro Jahr. Die meisten Kinder waren schon beim Schuleintritt immun. Bei mehr als 95 Prozent aller Erwachsenen fanden sich hohe Antikörper-Titer.

Die Windpocken-Impfung

Eine Impfung mit abgeschwächten lebenden Varicella-Zoster-Viren wurde erstmals in den 1970er-Jahren in Japan entwickelt. Sie wurde von den USA lizenziert, und 1996 begannen die US-Behörden als erstes Land der Welt mit der Windpocken-Massenimpfung.

2004 empfahl die deutsche Impfkommission (STIKO) unter dem Vorsitz des pharmafreundlichen Heinz-Josef Schmitt – völlig überraschend und als erstes Land Europas – ebenfalls die allgemeine Windpocken-Impfung für Kinder.

Der Druck, den deutsch-amerikanischen Weg bei der Bekämpfung der Windpocken einzuschlagen, wurde in der gesamten EU immer stärker. Die Mahnungen der Experten, die Kinder möglichst früh gegen diese überwiegend harmlos verlaufende Infektionskrankheit zu impfen, wurden immer dringlicher. Als Gründe wurden angeführt, dass es in seltenen Fällen doch zu Komplikationen kommen könne, mit der Impfung Pflegetage bei berufstätigen Eltern reduziert würden und grundsätzlich jede vermiedene Krankheit der Gesundheit der Kinder nütze.

Österreich ist dem deutschen Beispiel mit Verspätung gefolgt. Im Impfplan für 2010 ist erstmals auch die frühe Windpocken-Impfung aller Kinder eingetragen – und zwar bereits ab einem Alter von neun Monaten, jedenfalls aber »vor dem Eintritt in Gemeinschafts-Einrichtungen«.

In der Schweiz gilt nach wie vor die Empfehlung, Jugendliche im Alter von 11 bis 14 Jahren zu impfen, wenn sie bis dahin die Windpocken nicht auf natürlichem Weg durchgemacht haben.

Die Windpocken-Impfung enthält abgeschwächte, aber lebende Windpockenviren, die – im Gegensatz zu den Wildviren – nicht über die Schleimhäute »aus der Luft« aufgenommen, sondern vom Impfarzt unter die Haut injiziert werden.

Die Verträglichkeit der Impfung wird als gut beschrieben. Fieber ist selten, die Reaktion des Immunsystems verläuft weitgehend unbemerkt. Wie sich der Lerneffekt der echten Viren von jenem der abgeschwächten Impfviren unterscheidet und welche Rolle Windpocken im Detail für die Reifung des Immunsystems spielen, ist unbekannt.

Ungeklärt ist weiterhin, ob sich diese Lernprozesse von jenen unterscheiden, die das Immunsystem beispielsweise im Kontakt mit Erkältungsviren macht. Niemand weiß, wie viele banale Infekte für die Entwicklung eines reifen Immunsystems notwendig sind. Derzeit gleicht unser Wissen über die hochkomplexen Abläufe, nach denen das Immunsystem funktioniert, gerade einmal der Spitze eines eben aufgetauchten Eisbergs.

Manche Mediziner argumentieren, dass jede vermiedene Krankheit prinzipiell schon einen Gewinn für die Menschen darstellt. Andere betonen, dass es die meist harmlos ablaufenden Kinderkrankheiten braucht, um die Reifung des Immunsystems zu sichern – und das erscheint mir wesentlich wahrscheinlicher.

Extreme Belege dafür liefert der Tierversuch: Wenn Versuchstiere in keimfreier Umgebung aufwachsen, so gedeihen sie zwar prächtig – wenn sie dann allerdings einem noch so harmlosen Virus ausgesetzt werden, so sterben sie auf der Stelle. Dies spricht gegen die These, dass jede vermiedene Krankheit ein Gewinn ist.

Nach Einführung der allgemeinen Impfempfehlung im Jahr 2004 wurde ein enormer Rückgang der Erkrankungszahlen beobachtet. Bis 2012, als die allgemeine Meldepflicht für Masern, Mumps, Röteln und Windpocken eingeführt wurde, waren die Fallzahlen bereits um 85 Prozent gefallen. Im Jahr 2016 wurden bundesweit gerade noch rund 20.000 Fälle von Windpocken gemeldet. Am meisten in Bayern (5501 Fälle) und Nordrhein-Westfalen (4969 Fälle).

Aufgrund der Abrechnungsdaten der kassenärztlichen Vereinigung wurde die Impfquote geschätzt. Die Bereitschaft, die Kinder gegen Windpocken impfen zu lassen, ist laut Robert Koch-Institut[98] enorm. Bis zum Alter von zwölf Monaten sind 54 Prozent, bis 24 Monate sind 89 Prozent und bis zum Alter von vier Jahren 91 Prozent der deutschen Kinder gegen Windpocken geimpft.

Und das, obwohl seit 2011 die gemeinsame Impfung der Kinder mit der Masern-Mumps-Röteln-Varizellen-Viererkombi-Impfung nicht mehr empfohlen wird. Die STIKO rät seither zur Einzelimpfung gegen Windpocken, weil diese erstens wirksamer ist und zweitens weniger Fieberkrämpfe auftreten als mit dem Kombi-Präparat.

Windpocken und Gürtelrose

Die Krankheit auszurotten, wie es bei Polio oder Masern als Ziel formuliert wurde, funktioniert bei Windpocken nicht. Der Mensch ist zwar das einzige Reservoir dieser Viren. Eine Ausrottung der Windpocken durch die Impfung ist dennoch vollständig unmöglich, weil alle Menschen – auch die geimpften – die Viren in sich tragen.

Wenn die Windpocken überstanden sind, verbleiben die Viren ein ganzes Leben lang in unserem Organismus. Sie verkriechen sich über die Nervenbahnen und »schlafen« in den Nervenknoten des Rückenmarks sowie der Hirnnerven. (Das haben sie übrigens mit ihren engen Verwandten, den Herpes-simplex-Viren, gemein. Wenn diese Herpesviren aus ihrem Dämmerzustand in den Nervenknoten aufwachen und aktiv werden, merken wir das beispielsweise an Fieberbläschen auf den Lippen.)

Windpockenviren haben normalerweise einen recht ausdauernden Schlaf und werden bei den meisten Menschen zeitlebens nie wieder aktiv. Falls aber doch, ist das Ergebnis wesentlich ernster als bei den lästigen, ansonsten nicht weiter gefährlichen Fieberbläschen. Die Betroffenen erkranken dann nämlich an Gürtelrose (Herpes Zoster). Symptome sind Brennen und teils starke Schmerzen in jenem Hautareal, das durch den betroffenen Nervenstrang versorgt wird. Schließlich bilden sich Bläschen, die mit einer infektiösen Flüssigkeit gefüllt sind. Nun sind Gürtelrosepatienten ansteckend, und der kranke Opa könnte beispielsweise das Enkelkind infizieren. Allerdings nicht mit Gürtelrose selbst, sondern mit Windpocken. Gürtelrose selbst ist nicht übertragbar.

Gürtelrose tritt oft im Bereich der Körpermitte, eben entlang des Gürtels, auf, kann aber auch viele andere Regionen befallen. Wenn Gesichtsnerven betroffen sind, kann es bei dieser schwer zu behandelnden Krankheit zu Lähmungen der Muskulatur oder Schädigungen der Sehkraft kommen.

Lebensbedrohlich wird Gürtelrose, wenn das gesamte Nervensystem vom Wiederausbruch der Viren erfasst wird. Diese Sonderform tritt jedoch nur bei stark immungeschwächten Menschen auf.

Relativ häufig sind demgegenüber Nervenschäden – sogenannte Post-Zoster-Neuralgien – die nach überstandener und ausgeheilter Gürtelrose bestehen bleiben. Die damit verbundenen Schmerzen können lebenslang andauern und so schwer sein, dass sie die Lebensqualität der Betroffenen ruinieren und manche sogar in den Selbstmord treiben.

Bei Windpocken tritt das interessante Phänomen auf, dass der Kontakt mit kranken Kindern die »schlafenden« Viren der Erwachsenen in Schach hält und diese damit vor Gürtelrose schützt. Eine englische Untersuchung[99] konnte diesen Zusammenhang konkret messen. In der Auswertung zeigte sich, dass gelegentlicher Kontakt mit frischen Viren das Gürtelroserisiko der Erwachsenen auf ein Fünftel reduzierte. Die Autoren warnen deshalb im Schlussabsatz ihrer Arbeit auch vor den Folgen, die eine Vermeidung der Windpocken für die Erwachsenen haben könnte: »Wenn die Krankheit bei Kindern durch die Einführung einer Windpockenimpfung reduziert wird, so könnte das zu einem Ansteigen der Gürtelrosefälle bei den Erwachsenen führen.«

Wie stark dieser Anstieg ausfallen könnte, zeigt eine Studie, die am staatlichen Gesundheitsinstitut in Helsinki erstellt wurde.[100] Die Wissenschaftler bildeten auf Basis der finnischen Daten zu Gürtelrose und Windpocken ein Modell, das den Effekt der Massenimpfung auf die nächsten Jahrzehnte hochrechnete. Daraus ergab sich, dass die Gürtelrosefälle im Lauf der nächsten fünfzig Jahre um mehr als zwei Drittel zunehmen. »Der stärkste Anstieg wird in der Altersgruppe ab 35 Jahren stattfinden«, so die Autoren, die ihre Arbeit mit einem leicht sarkastischen Statement beenden: »Zweifellos wird eine hohe Impfquote mit zweimaliger Varizellen-Impfung die Zirkulation der Windpocken in der Bevölkerung aber effektiv stoppen.«

Zahlreiche andere Studien kommen zu ähnlichen Resultaten. »Die Massenimpfung gegen Windpocken wird eine größere Epidemie von Herpes Zoster verursachen«, warnt etwa ein Londoner Forscherteam. Und weiter: »Mehr als 50 Prozent jener Menschen, die zum Zeitpunkt der Einführung der Impfung zehn bis 44 Jahre alt waren, werden von der Krankheit betroffen sein.«[101]

Die Hälfte der Bevölkerung Gürtelrose-krank? Das wäre ein wirkliches Alptraum-Szenario. Doch die Beobachtungen in den USA zeigen seit vielen Jahren, dass die britischen Berechnungen durchaus zutreffen.

Wissenschaftler der Universität Harvard in Boston untersuchten den Verlauf der beiden Krankheiten.[102] Während die Windpocken im Zeitraum von 1998 bis 2003 von jährlich 16,5 Fällen pro tausend Personen auf 3,5 Fälle zurückgingen, verdoppelte sich die Häufigkeit der Gürtelrose nahezu und stieg innerhalb dieser fünf Jahre von 2,8 auf 5,3 Fälle an.

Damit gibt es jetzt in den USA schon deutlich mehr Fälle von Gürtelrose als von Windpocken. Am stärksten betroffen sind Menschen über 65 Jahren. Die höchste Steigerungsrate zeigte sich jedoch überraschenderweise bei jüngeren Erwachsenen in der Altersgruppe von 25 bis 44 Jahren. Hier stieg das Risiko, an Gürtelrose zu erkranken, um satte 161 Prozent an.

Und das wirkt sich auch konkret finanziell aus: Während Windpocken – abgesehen von der Pflege der Kinder – kaum Kosten verursacht, haben zwischen 2006 und 2013 insgesamt 1,35 Millionen US-Bürger wegen Gürtelrose die Notfallabteilung eines Krankenhauses aufgesucht. Die Kosten für die Behandlung stiegen von 92,8 Millionen US-Dollar auf 202,5 Millionen.[103] Ausgelöst wurde die Steigerung speziell durch den starken Ansturm von Patienten der mittleren Altersgruppe.

Dies ist umso bemerkenswerter, als die Einführung der Windpocken-Impfung ursprünglich gar nicht so sehr mit den mit Windpocken verbundenen Gesundheitsgefahren begründet wurde, sondern vor allem mit der Ersparnis für die Volkswirtschaft. Wenn die Kinder nicht mehr erkranken, müssen die Eltern weniger Pflegetage nehmen. Allein dieser Effekt mache die Impfung schon rentabel, hieß es in den ökonomischen Berechnungen. Leider wurde dabei auf die Kosten vergessen, die nun der Anstieg bei Gürtelrose verursacht.

Die Impfstoffhersteller reagierten rasch und brachten bereits 2006 unter dem Namen »Zostavax« die erste Gürtelrose-Impfung auf den Markt. Zum Preis von rund 175 Euro imitiert die Impfung den Kontakt mit Windpocken-kranken Kindern und enthält – wegen des schwächeren Immunsystems älterer Menschen – die Windpockenviren in 14-fach höherer Dosis als in der Kinderimpfung.

Wegen der enormen Kosten, die die Gürtelrose für die Gesundheitssysteme verursacht, gibt es bereits kräftigen Druck auf die Politik, eine kostenlose allgemeine Herpes-Zoster-Impfung für alle Menschen ab 65 Jahren aus dem Steuertopf zu finanzieren. Speziell natürlich in jenen Ländern, in denen zuvor mit der allgemeinen Varizellen-Impfung die Windpocken bei den Kindern bekämpft wurden.

Insgesamt ist das Phänomen Windpocken somit ein gutes Beispiel, wie aus einer einst harmlosen Kinderkrankheit – wenn sie von der Pharmaindustrie und ihren Helfershelfern ordentlich unter die Fittiche genommen wird – ein höchst profitables Gesundheitsproblem für die gesamte Gesellschaft erzeugt werden kann.

Schützt die Windpocken-Impfung die Kinder vor Gürtelrose?

Wenn Sie diese Hintergründe nun kennen, so werden Sie sich wahrscheinlich darüber wundern, mit welchem Argument vordringlich für die Windpocken-Impfung geworben wird: Von Impfexperten kommt nämlich regelmäßig die Behauptung, dass die Windpocken-Impfung vor Gürtelrose schütze.

Was ist nun damit gemeint?

Steht diese Aussage nicht im vollständigen Widerspruch zur gesicherten Annahme, dass die Windpocken-Impfung das Gürtelroserisiko in der Gesellschaft insgesamt erhöht?

Nein, erklären die Experten des Robert Koch-Instituts in ihrem Windpocken-Ratgeber. Das sei kein Widerspruch. »Zwar kann Herpes Zoster auch bei Personen auftreten, die mit einem Lebendimpfstoff gegen Varizellen geimpft wurden. Geimpfte Kinder erkranken jedoch drei- bis zwölfmal seltener an Herpes Zoster.« Außerdem tendiere die Erkrankung, so das RKI, »bei Geimpften zu einem klinisch milderen Verlauf«.

Diese Aussage wird landauf, landab in medizinischen Artikeln und auch in der »Laienpresse« wiederholt und dient als wichtiges Argument in der Impfwerbung. Das erklären die Pharmareferenten ihren Ärzten und die Ärzte folglich ihren Patienten. Und es liegt auf der Hand: Das wäre tatsächlich ein gutes Argument für die Windpocken-Impfung.

Wenn die Massenimpfung der Kinder schon dafür sorgt, dass Erwachsene häufiger an Gürtelrose erkranken, so sollen es wenigstens einmal die Kinder besser haben, indem ihr eigenes Gürtelroserisiko später deutlich geringer ist.

Und so gehen auch die meisten Modellrechnungen davon aus, dass der Anstieg der Gürtelrose, der derzeit in den Impfländern beobachtet wird, nur kurze Zeit besteht und dann – wenn die geimpften Kinder älter werden – ein nachhaltiger Absturz der Gürtelrose-Inzidenz einsetzt.

Als Beleg für seine Behauptung führt das Robert Koch-Institut zwei Studien an. Ich habe von beiden den Volltext besorgt und sie gelesen.

Die erste wurde von der Gesundheitsbehörde von Kalifornien in Zusammenarbeit mit der Bundesbehörde CDC durchgeführt.[104] Die Auswertung der Daten des Bezirks »Antelope Valley« ergab, dass die Häufigkeit von Gürtelrose bei Kindern unter zehn Jahren im Zeitraum von 2000 bis 2006 um 55 Prozent zurückgegangen ist. Im Gegenzug legte sie jedoch bei den Jugendlichen zwischen 10 und 19 Jahren im selben Zeitraum um 63 Prozent zu.

Dies sagt nicht allzu viel über den Effekt der Impfungen aus. Doch sehen wir weiter. Nun kommen wir zum Kern der Resultate: Von den an Gürtelrose erkrankten Kindern unter zehn Jahren waren 48 gegen Windpocken geimpft, 81 Kinder waren ungeimpft.

Auf Basis dieser Daten bauten die kalifornischen Forscher nun ihre Modellrechnung auf. Doch es gab wichtige Einschränkungen:

Zum Ersten hatten sie das Problem, dass sie nicht genau wussten, wie viele Kinder insgesamt geimpft waren. Und sie wussten auch nicht, ob die Gürtelrose-Erkrankung von Wildviren oder von Impfviren ausgelöst worden ist. Ja, sie wussten nicht einmal, ob es sich auch tatsächlich um Fälle tatsächlicher Gürtelrose handelte, da die Diagnosen nicht über einen Laborbefund bestätigt waren. Und schließlich hatten sie nur sehr geringe Fallzahlen, wodurch die Bandbreite ihrer Risikoabschätzung von einem Modell zum anderen um das Dreifache schwankte. Diese Arbeit als Fundament für eine seriöse Analyse zu nehmen, erscheint also sehr gewagt.

Sehen wir uns nun den zweiten Beleg an, den das RKI vorlegt. Diese Studie[105] ist etwas jünger und stammt aus dem Jahr 2013. Abermals stammt sie von der US-Behörde CDC, diesmal in Kooperation mit einer großen Krankenversicherung.

Die Windpocken-Impfung wurde in den USA in den 1990er-Jahren eingeführt. Im Jahr 1998 hatten 43 Prozent der Dreijährigen zumindest eine Impfung erhalten, 2015 lag dieser Anteil schon bei 92 Prozent. Der Anteil der Teenager mit den empfohlenen zwei Impfungen stieg von 2008 bis 2015 von 34 auf 83 Prozent.

Im Jahr 2005, als die Studie begann, hatten die kleinen Kinder also bereits eine hohe Durchimpfung. Bei den Teenagern gab es hingegen noch viele, die nicht oder nur einmal geimpft waren. In der Studie wurde nun also nach Kindern und Jugendlichen gesucht, die an Gürtelrose erkrankt waren. Gefunden wurden insgesamt 252 Fälle.

Es stimmt, dass mehr ungeimpfte Kinder Gürtelrose hatten, nämlich 171. Von diesen waren allerdings 88,3 Prozent in der Altersgruppe von 10 bis 17 Jahren, wo auch noch deutlich weniger geimpft worden war. Kein einziges ungeimpftes Kind mit Gürtelrose war hingegen jünger als drei Jahre.

Dem gegenüber standen 81 geimpfte Kinder mit Gürtelrose. Bei 38 dieser Kinder ergab die genetische Analyse, dass die Viren aus der Impfung stammen. Und hier war die Altersverteilung nun genau umgekehrt: 84 Prozent waren jünger als zehn Jahre, 22 dieser

Kinder (58 Prozent) erhielten ihre Gürtelrose-Diagnose sogar im Alter unter drei Jahren.

Hier bahnt sich also eine neue Entwicklung an. Etwas, das es vor der Einführung der Massenimpfung gegen Windpocken kaum gab: Kleinkinder mit Gürtelrose.

Beim Vergleich der Schweregrade der Herpes-Zoster-Erkrankung, schreiben die Autoren der US-Studie, gab es einige Anzeichen, die einen milderen Verlauf bei Kindern mit Impfviren nahelegten, doch »die klinischen Merkmale unterschieden sich nicht signifikant zwischen Personen, bei denen der Herpes Zoster durch Impfviren oder durch Wildviren ausgelöst wurde«.

Wenn man die Angaben des RKI-Ratgebers nachprüft, bleibt also fast gar nichts von der Wucht der Behauptung, dass Windpockengeimpfte Kinder drei- bis zwölfmal seltener an Gürtelrose erkranken und die Krankheit dann auch noch milder verläuft. Die Fakten stützen diese Aussage nicht. Ob es sich um Wunschdenken handelt, mit dem die Empfehlung der Windpocken-Impfung nachträglich gerechtfertigt werden soll, oder um pure Falschinformation, bleibt offen. Es wirft aber so oder so kein gutes Licht auf die Objektivität der behördlichen Empfehlungen.

Nestschutz für die Neugeborenen

Als Starthilfe für das bei der Geburt noch unreife Immunsystem geben die Mütter ihren Babys einen Vorrat schützender Antikörper mit, den sogenannten Nestschutz. Diese Antikörper vermitteln Schutz gegen jene Viren und Bakterien, mit denen das Immunsystem der Mutter im Lauf der Jahre Bekanntschaft gemacht und sich davon ein Immungedächtnis in Form von Zellen und Antikörpern geschaffen hat. Mit diesem Nestschutz werden die ersten Wochen und Monate nach der Geburt überbrückt, in denen das Neugeborene gesundheitlich besonders gefährdet ist.

Windpocken-Geimpfte geben später ihren eigenen Kindern weniger »Nestschutz« in Form schützender Antikörper weiter, weil die

Immunantwort nach einer Impfung schwächer ausfällt als nach einer durchgemachten Krankheit.

Während Windpocken im üblichen Alter zwischen zwei und sechs Jahren meist mild verlaufen, ist das im Babyalter sowie im Jugend- und Erwachsenenalter nicht der Fall. Die Komplikationsrate bei Windpocken zeigt die Form einer U-Kurve: zu Beginn des Lebens und im späteren Leben kommt der Organismus mit diesen Viren schlechter klar.

Das Problem des verloren gegangenen Nestschutzes ist auch von den Masern bestens bekannt. Über Jahrzehnte des Impfens werden die meisten Kinder heute von Müttern geboren, die selbst geimpft waren.

Studien[106] zeigen, dass Frauen, die die Erkrankung noch selbst durchgemacht haben, einen mehr als dreimal höheren Antikörper-Titer haben als geimpfte Mütter. Diese Antikörper schützen das Neugeborene zunächst vollständig vor einer Infektion. Sie werden aber mit der Zeit abgebaut und verschwinden schließlich vollständig.

In der Praxis bedeutet dies, dass die Kinder mit Nestschutz während der ersten sechs Lebensmonate geschützt sind und die Infektion danach abgeschwächt wird. Wegen des Nestschutzes sind die Lebendvirus-Impfungen erst gegen Ende des ersten Lebensjahres empfohlen. Denn auch die Impfviren würden von den mütterlichen Antikörpern gnadenlos eliminiert.

Masern-geimpfte Mütter geben ihren Babys nur noch einen Nestschutz mit, der im Durchschnitt für 3,3 Monate reicht.[107] Bei Windpocken-geimpften Müttern reicht der Schutz mit 3,4 Monaten nur unwesentlich länger.

Bald werden auch in Deutschland die meisten Frauen, die Kinder bekommen, nur noch diesen eingeschränkten Nestschutz weitergeben. Danach wird Österreich folgen, wo der Trend in dieselbe Richtung geht. Einzig in der Schweiz haben die Behörden bisher den Umschmeichelungen der Impflobbys widerstanden.

Wer seine Kinder gegen Windpocken impfen lässt, riskiert also, dass später die eigenen Enkelkinder weniger Nestschutz von ihren geimpften Müttern mitbekommen und in der besonders empfindlichen Phase nach der Geburt schwer erkranken können.

Unzuverlässiger Impfschutz

Je höher der Anteil der geimpften Kinder, desto seltener wird eine Windpockenwelle durchs Land ziehen. Die Folge ist, dass die Krankheit im Schnitt später auftritt. Sehr gut kann man dies in den USA beobachten, wo bereits seit 1996 geimpft wird und sich seither das durchschnittliche Erkrankungsalter von fünf Jahren auf elf Jahre mehr als verdoppelt hat.

Wenn sich dieser Trend fortsetzt, so werden künftig regelmäßig Fälle von Windpocken in der Schwangerschaft auftreten. Hier können die Viren – ähnlich wie bei Röteln – schwere Schäden am Ungeborenen anrichten, worauf es zu Totgeburten kommt oder die Babys mit Behinderungen zur Welt kommen.

Dieses über die Impfkampagne ausgelöste Risiko ist auch den Behörden bewusst. Untersuchungen[108] zeigen, dass zu dem Zeitpunkt, als die Massenimpfung eingeführt wurde, 95,5 Prozent der Zwanzigjährigen, 98,9 Prozent der Dreißigjährigen und 99,6 Prozent der Menschen über 40 immun gegen Windpocken waren.

Doch anstatt diese hohen Schutzraten zu bewahren, indem nicht geimpft wird und dadurch nahezu alle Kinder bis zur Pubertät die Windpocken durchmachen und damit geschützt sind, muss den Frauen nun – etwa laut österreichischem Impfplan – vor der Schwangerschaft eine zweimalige Sicherheitsimpfung und sogar eine serologische Abklärung (Prüfung des Antikörper-Titers im Blut) empfohlen werden:

»Da Varizellen bei Erwachsenen eine schwere Erkrankung darstellen und bei Erkrankung in der Schwangerschaft erhebliche Komplikationen auftreten können, wird empfohlen, bei allen ungeimpften 9- bis 17-Jährigen ohne Varizellenanamnese (oder mit negativer Serologie) die Impfung (2 Einzeldosen im Mindestintervall von 6 Wochen) zu verabreichen.«

Die Bilanz der Impfkampagnen ist also zwiespältig. Zwar erkranken nun wesentlich weniger Kinder an Windpocken, jene, die es dennoch erwischt, sind aber deutlich älter und haben ein höheres Komplikationsrisiko.

Und es sind gar nicht so wenige, die trotz Impfung erkranken. Sogar Schulen, wo nahezu hundert Prozent der Schüler geimpft waren, wurden von Windpocken-Epidemien erfasst. Es zeigte sich, dass die ursprünglich als sehr hoch angenommene Wirksamkeit der Impfung binnen weniger Jahre stark nachließ.

In den USA wurde auf Basis ähnlicher Erfahrungen ab 2006 die Empfehlung für eine obligate zweite Windpocken-Impfung zur Grundimmunisierung ausgegeben – eine Maßnahme, die seit 2009 in Deutschland und inzwischen auch in Österreich im Impfplan steht. Die Gesundheitsbehörden hoffen, dass sich damit eine bessere Wirksamkeit ergibt, die halbwegs mit jener der Masern-Mumps-Röteln-Impfung mithalten kann.

Wenn jedoch die natürliche Boosterung durch Windpockenkranke Kinder wegfällt, wird ein neuerlicher Abfall des Immunschutzes in der Bevölkerung befürchtet.

Lobbyistenclub STIKO

In den Nullerjahren war Deutschland innerhalb der EU der Vorreiter für die Einführung neuer Impfstoffe. Was in den USA entwickelt wurde, kam meist umgehend auch hier in die Impfpläne. Die STIKO (Ständige Impfkommission) unter dem Langzeit-Vorsitzenden Heinz-Josef Schmitt war ohnehin bestens vernetzt mit der Industrie. Und so folgten, nahezu im Jahrestakt, die Empfehlungen für die Windpocken-, Pneumokokken-, Meningokokken- und HPV-Impfung.

Im Juli 2007 trat zudem eine Gesetzesänderung in Kraft, die die STIKO-Entscheidungen noch einmal zusätzlich aufwertete. Davor konnten die Krankenkassen selbst entscheiden, ob sie für eine Impfung die Kosten übernehmen. Mit dem neuen Gesetz waren sie hingegen dazu verpflichtet: Was die STIKO als eine Impfung empfiehlt und vom »Gemeinsamen Bundesausschuss« (GBA) abgesegnet wird, muss von den Kassen bezahlt werden.

Die Empfehlung zur Windpocken-Impfung erfolgte in Deutschland kurz vor der Zulassung des GSK-Produkts »Priorix-Tetra«, eines Vierfach-Impfstoffs, der neben der Masern-, Mumps- und Röteln- nun auch die Windpocken-Komponente enthielt. Zuvor wurden, wie schon bei der Einführung der Windpocken-Impfung in den USA, einige Kosten-Nutzen-Analysen erstellt, welche allesamt zeigten, dass sich die Öffentlichkeit Geld erspart, wenn die Windpocken-Impfung allgemein als Kinderimpfung eingesetzt wird.

Fast alle dieser Studien waren von den Herstellern bezahlt. Umstrittene und teils manipulierte Daten wurden als Basis verwendet, negative Umstände – wie die zu erwartende Kostenexplosion bei der Behandlung von Gürtelrose – hingegen einfach ignoriert. Und solche Studien wurden dann, ohne jegliches Schamgefühl, von der STIKO in ihrer Begründung für die Einführung der Impfempfehlung genannt.

Sowohl in der Ärzteschaft als auch bei den Krankenkassen gab es zunächst wenig Verständnis für diesen Schritt. Waren die Krankenkassen bislang immer dem Expertenrat der STIKO gefolgt, erging bereits eine Woche später eine offizielle Verlautbarung der Spitzenverbände der Krankenkassen, worin die wissenschaftliche Basis der Entscheidung angezweifelt wurde. Weder die von der STIKO angegebenen Studiendaten noch die Erkenntnisse zu Komplikationsraten wären nachvollziehbar. Die vorhandenen Mittel sollten lieber verstärkt in die Ausrottung der Masern investiert werden, als eine neue Impfstrategie mit fragwürdigem Ausgang loszutreten. In 95 Prozent der Fälle verliefe die Krankheit völlig komplikationsfrei, so ihre Argumentation. Erst durch die Impfung steige die Gefahr, dass die Windpocken zu einer schweren Krankheit gemacht werden.

Andere Kritiker, wie der Herausgeber der unabhängigen deutschen medizinischen Fachzeitschrift »arznei-telegramm«, der Arzt und Pharmazeut Wolfgang Becker-Brüser, warfen der STIKO eine allzu große Nähe zur Pharmaindustrie vor. Man habe häufig den Eindruck, erzählte mir Becker-Brüser in einem Interview, dass hier eher die Rechte der Produzenten als jene der Geimpften gewahrt würden. »Mit diesen immer weiter ausufernden Empfehlungen tun die Behörden dem Impfgedanken sicher keinen Gefallen.«

Der Münchner Kinderarzt Martin Hirte warnte ebenfalls eindringlich vor diesem »unkontrollierten Menschenversuch«. Es wäre ein Irrtum, dass jede verhinderte Krankheit automatisch ein Gewinn sei. »Denn möglicherweise haben Infekte wie die Windpocken einen positiven Einfluss auf Krebs oder andere Krankheiten im späteren Leben«, erklärte mir Hirte in einem Gespräch. »Man sollte das jedenfalls gründlich untersuchen, bevor man hier einen Sachzwang schafft, der nicht mehr umkehrbar ist.«

Der damalige STIKO-Vorsitzende Schmitt verstand die Aufregung über die Entscheidung nicht im Geringsten. »Der wichtigste Grund für die generelle Windpockenempfehlung war, dass jährlich 750.000 Krankheitsfälle vermieden werden können«, sagte er zu mir und fügte in der ihm eigenen Logik hinzu: »Jedes Kind profitiert individuell von der Windpockenimpfung, weil es nicht krank wird.«

Der Münchner Epidemiologe und STIKO-Experte Rüdiger von Kries gab auf meine Fragen gleich unumwunden zu, dass das Kombi-Präparat von GSK einer der Anlässe für die STIKO-Empfehlung war: »Ich war lange gegenüber der Windpockenimpfung skeptisch. Muss man wirklich gegen Varizellen impfen? Die Varizellen-Impfung macht in erster Linie das Leben einfacher – schwere Morbidität und Mortalität sind selten. Man wird darauf achten müssen, hohe Durchimpfungsraten zu erzielen, um eine ausreichende Herdenimmunität zu erreichen. Das ist nur möglich, wenn es einen Kombi-Impfstoff gibt. Der ist jetzt am Markt. Und jetzt kann man sagen: Why not? – Windpocken machen keinen Spaß und manchmal auch noch lebensgefährliche Komplikationen. Punkt. Dass man zweimal impfen muss, ja, so ist das Leben. Vielleicht wird man auch mal dreimal impfen müssen. Nichts ist umsonst.«

Die bestellte Studie

Es lohnt sich, genauer nachzusehen, wo die von den Experten zitierten hohen Risiken der Windpocken plötzlich herkommen. Zuvor hatte die STIKO ja mehr als zehn Jahre lang keinen Grund gesehen, dem Beispiel der USA zu folgen. Den Ausschlag gab demnach eine neue Studie[109], die zu dem Ergebnis kam, dass in Deutschland jährlich rund 5700 schwere Komplikationen, darunter etwa 22 Todesfälle, als Folge der Windpocken auftreten. Diese Zahlen liegen bei Weitem über dem, was bislang über die Gefährlichkeit der Windpocken bekannt war.

Doch wie kam die Studie zustande? Dafür wurde eine Telefonumfrage unter Ärzten durchgeführt. Von 3500 angerufenen Ärzten erklärten sich 300 für ein Gespräch bereit. Sie wurden gebeten, aus ihrer Kartei einen beliebigen Patienten herauszufiltern, der unter Windpocken litt.

»Nun verfügt kaum ein Arzt über ein Computersystem, bei dem er nach schlichtem Zufallsprinzip einen beliebigen Patienten herausfiltern kann, der unter Windpocken litt«, erklärte Medizinjournalist Michael Houben in einer WDR-Reportage den grundlegenden Fehler dieses Ansatzes. »Die Ärzte stehen in solch einem Fall normalerweise vor einer großen Kartei und versuchen sich zu erinnern, welcher Patient wegen Windpocken behandelt wurde. Logisch, dass vor allem schwere Fälle namentlich im Gedächtnis bleiben.« Deren Komplikationsrate wurde von den Statistikern dann auf die Bevölkerung hochgerechnet. Eine Methodik, die nach den Kriterien der evidenzbasierten Medizin als vollständig unseriös gilt.

Vielsagend ist ein Blick auf die Studienautoren. Darunter sind Mitarbeiter des Baseler Unternehmens »Outcomes International«. Das klingt nicht eben nach einer halbwegs neutralen akademischen Institution. Ist es auch nicht. Auf dessen Homepage (sie existiert mittlerweile nicht mehr) wurde nämlich Folgendes als »Mission« der Firma angegeben: »Wir unterstützen unsere Kunden der Pharma-, Biotech- und Medizingeräteindustrie in der Kommerzialisierung und Markteinführung ihrer Produkte.«

Demnach dürfte der Auftraggeber und Finanzier der Studie ja zufrieden gewesen sein. Es handelte sich um das Unternehmen GlaxoSmithKline (GSK), das kurz nach Erscheinen der Studie als weltexklusive Deutschlandpremiere »Priorix-Tetra«, einen Kombinationsimpfstoff gegen Masern, Mumps, Röteln und Windpocken, auf den Markt brachte.

Doch die Mission der Windpocken-Impfer ist noch nicht zu Ende. Gibt es doch immer noch Widerstandsnester, die am alten, über Jahrzehnte bewährten Impfschema festhalten: nämlich nur jene Kinder und Jugendlichen im Alter ab neun Jahren zu impfen, die die Krankheit bis dahin nicht auf natürlichem Wege durchgemacht haben. Ein derartiges Widerstandsnest in Europa ist beispielsweise die Schweiz.

Doch auch hier waren die Profis von »Outcomes International« im Auftrag von GSK wieder aktiv: Etwa mit einer Expertise[110], dass die Einführung der allgemeinen Windpocken-Impfung selbstverständlich auch für das Schweizer Gesundheitssystem Ersparungen bringen würde.

Wie wenig sich im Verhaltenskodex der »unabhängigen« Impfexperten bezüglich ihrer finanziellen Beziehungen mit der Industrie geändert hat, zeigt ein Blick auf die Autoren dieser Studie: hier war nämlich STIKO-Mitglied Prof. Dr. Ulrich Heininger aktiv. Er hatte offenbar keine Bedenken, gemeinsam mit den Angestellten des Pharmaservice-Unternehmens als Studienautor aufzutreten.

Meiner Meinung nach wäre es höchste Zeit, die finanziellen Hintergründe aller Beteiligten an der Einführung der Windpocken-Impfung zu untersuchen und öffentlich zu machen. Es sollte nicht länger einer verschworenen Lobby von Impfexperten überlassen bleiben, Impfkampagnen für eine ganze Bevölkerung nach Gutdünken aus dem Handgelenk zu schütteln – ohne systematische Aufarbeitung der vorhandenen Evidenz, ohne sorgfältige Nutzen-Risiko-Abwägung, ohne gut organisiertes und unabhängig finanziertes Monitoring der Ergebnisse.

So wie es derzeit aussieht, ist die allgemeine Windpocken-Impfung eine krasse Fehlentscheidung und muss so rasch wie möglich zurückgenommen werden. Andernfalls laufen wir Gefahr, dass sich das bisherige Erscheinungsbild der Windpocken als weitgehend harmlose Kinderkrankheit drastisch verändert und daraus eine schwere, für manche Altersgruppen lebensgefährliche Krankheit wird – und nur jene davon profitieren, die Impfstoffe verkaufen oder mit ihren Expertisen dabei mithelfen.

Windpocken – Zusammenfassung

	sehr gering bis null	gering	mittel	hoch	sehr hoch
Gefährlichkeit der Krankheit	X				
Wahrscheinlichkeit des Kontakts mit den Erregern					X
Wahrscheinlichkeit des Ausbruchs der Krankheit (ungeimpft)					X
Schutzwirkung der Impfung			X		
Sicherheit der Impfung				X	
Sinnhaftigkeit der Impfung für die Normalbevölkerung	X				
Sinnhaftigkeit der Impfung für Risikogruppen					X
Bedeutung der Impfung für den Herdenschutz der Bevölkerung			X		

Gürtelrose (Herpes Zoster)

Mit rund 350.000 Fällen pro Jahr allein in Deutschland gehört der Zoster zu den häufigsten Viruserkrankungen der Haut. Dabei kommt es auf einer Körperseite zu einem streifenförmigen Hautausschlag mit Bläschen. Es handelt sich um einen Wiederausbruch der Windpockenviren, die aus ihrem »schlafenden« Stadium in den Ganglien der Hirn- und Rückenmarksnerven aufgetaucht sind und sich entlang der Nerven ausbreiten.

Die Hautausschläge ähneln den Windpocken, sind allerdings auf das Versorgungsgebiet jenes Nervengeflechts begrenzt, aus dessen Ursprung die Viren »ausgebrochen« sind.

Auslöser ist häufig eine Phase von Immunschwäche, beispielsweise nach einer vorangegangenen Krankheit oder nach chronischem Stress. Dort, wo die Viren in den Nervenbahnen aktiv werden, merken das die Patienten durch punktuelle oder gebietsweise auftretende brennende Schmerzen.

Etwa jeder Fünfte erkrankt während seines Lebens einmal an Zoster. Betroffen sind vor allem ältere Menschen. Die postherpetische Neuralgie ist die häufigste Komplikation: Bei etwa zehn Prozent der 50-jährigen und zwanzig Prozent der 70-jährigen Zosterpatienten kommt es zu starken Nervenschmerzen im Bereich der Gürtelrose. Sie halten auch noch an, wenn der Ausschlag längst abgeheilt ist.

Impfstoffe gegen Gürtelrose

Derzeit sind zwei Impfstoffe gegen Herpes Zoster für Erwachsene verfügbar. »Zostavax« vom US-Konzern Merck kam 2013 auf den Markt und ist ein Lebendviren-Impfstoff, der in der Regel gut verträglich ist. Er entspricht im Prinzip einem hoch dosierten Windpocken-Impfstoff. Die Impfung bietet allerdings keinen hundertprozentigen Schutz.

Lassen sich Menschen im 60. Lebensjahr impfen, sinkt ihr Risiko für eine Gürtelrose um etwa die Hälfte. Tritt trotz der Impfung ein Herpes Zoster auf, verläuft die Erkrankung meist wesentlich harmloser, das heißt kürzer und milder als bei ungeimpften Menschen. Auch das Risiko für Komplikationen wird deutlich reduziert.

Die Wirksamkeit gegen jedwede Herpes-Zoster-Erkrankung wird vom Hersteller mit etwa 51 Prozent angegeben, gegen schwere Verläufe mit 73 Prozent. Die Wahrscheinlichkeit des Auftretens einer postherpetischen Neuralgie wird um etwa zwei Drittel reduziert und die mit dieser Komplikation verbundenen Schmerzen um 57 Prozent.

»Zostavax« kostet rund 175 Euro und ist für Menschen über fünfzig Jahren zugelassen. Interessante Informationen zur Wirksamkeit von »Zostavax« liefert eine aktuelle Arbeit aus den Niederlanden[111], wo – so wie in der Schweiz – keine allgemeine Impfung für Babys empfohlen wird. Die Studie umfasste zwar nur eine relativ kleine Gruppe von 57 Männern im Alter von 50 bis 65 Jahren, doch die Teilnehmer wurden einer intensiven immunologischen Analyse unterzogen. So wurde, was für Impfstoffstudien selten ist, unter anderem auch die zellulär vermittelte Immunität vor und nach der Impfung mit dem Präparat »Zostavax« gemessen.

Dies ist bei Gürtelrose insofern wichtig, als die weitaus meisten Personen in dieser Altersgruppe die Infektion mit Windpocken als Kind durchgemacht haben und deshalb bei den meisten – neben der über Antikörper vermittelten humoralen Immunität – auch eine zelluläre Immunität besteht.

Wenn nun eine Impfung mit lebenden Viren gegeben wird, so ist der normale Effekt jener, dass die Impfviren vom sensibilisierten Immunsystem angegriffen und unschädlich gemacht werden. Ob es dabei zu einer Booster-Reaktion kommt, hängt offensichtlich davon ab, wie stark die Dosis ist, mit der ein Mensch konfrontiert wird.

Beim Kontakt mit Windpocken-kranken Kindern ist dieser Effekt enorm: Wenn das kranke Enkelkind die Oma anhustet, so fliegen unzählige Viren durch die Luft. Das ergibt einen prima Immunboost, stärker und wirksamer als jede Gürtelrose-Impfung.

Wenn die Kinder alle geimpft sind und kaum noch welche erkranken, so hat auch die Oma keinen Kontakt mit den Viren. Deshalb nimmt die Immunität langsam ab. Gleichzeitig ist dies allerdings auch ein Problem, weil die schlafenden Windpockenviren im Körper der Oma leichter erwachen und sich wieder vermehren können.

Was bedeutet dies nun für den Erfolg der Impfung? Eine große US-amerikanische Studie mit mehr als 22.000 Teilnehmern ergab, dass ein Alter von 50 bis 59 Jahre die besten Resultate für die Wirksamkeit der Impfung bringt. In diesem Alter geimpfte Menschen sind in der Folge zu siebzig Prozent vor dem Ausbruch von Gürtelrose geschützt. Bei älteren Menschen war die Wirksamkeit hingegen deutlich schlechter, auch wegen der generell erlahmenden Immunfunktionen.

Die oben erwähnte niederländische Publikation zeigte jedoch, dass die holländischen Männer noch eine so hohe zellulär vermittelte Immunität gegen Varizellen haben, dass die Impfung schlechte Chancen hat, überhaupt eine Wirkung zu entfalten. Und zwar deshalb, weil in Holland der Kontakt mit Windpocken-kranken Kindern noch normal ist. Die Autoren empfehlen für solche Länder die Impfung deshalb erst ab dem 60. Lebensjahr.

Die deutsche STIKO hat 2017 wegen des geringen Impfschutzes mit zunehmendem Alter und der nur wenige Jahre anhaltenden Wirksamkeit von einer allgemeinen Empfehlung von »Zostavax« Abstand genommen.

Brandneu ist der Impfstoff »Shingrix« von GSK, der im März 2018 von der Europäischen Arzneimittelbehörde (EMA) ebenfalls für Personen ab 50 Jahren zugelassen wurde. »Shingrix« wird zweimal im Abstand von zwei bis sechs Monaten intramuskulär verabreicht. Die Kosten liegen bei über 200 Euro. Die häufigsten Nebenwirkungen sind Schmerzen an der Injektionsstelle, Myalgien (Muskelschmerzen), Müdigkeit und Kopfschmerzen.

Es handelt sich um einen Tot-Impfstoff, der nicht die lebenden Varicella-Viren enthält, sondern bloß ein bestimmtes Protein, das als Auslöser der Gürtelrose gilt. Der Impfstoff enthält einen Wirkverstärker. Allerdings funktioniert dieser nicht auf Basis von Aluminium, sondern enthält eine Wasser-Öl-Emulsion (GSK bezeichnet den Wirkverstärker als AS01: Adjuvanzien-System 01). Verwendet wird AS01 auch im neuen Malaria-Impfstoff von GSK.

AS01 enthält in erster Linie das von GSK lizenzierte »QS-21 Stimulon adjuvant«, eine als Alternative zu Alu-Adjuvanzien erprobte Variante, die offenbar den Vorteil hat, dass es anders als Alu-Adjuvanzien auch eine zelluläre Immunantwort fördert. Das sogenannte »Quil-A« wird aus der Rinde des südamerikanischen Seifenrindenbaums (Quillaja saponaria) gewonnen und ist extrem giftig. Deshalb muss es noch vorbehandelt werden.

Etwas Besonderes ist das Studiendesign, das GSK für seinen Gürtelrose-Impfstoff verwendete[112]: Hier wurde nämlich tatsächlich eine neutrale Salzwasser-Placeboimpfung verwendet, die lediglich eine 0,9-prozentige Salzlösung enthielt.

Erstaunlich genug, dass GSK dieses Risiko einging. Möglicherweise gab es ja Druck von den Zulassungsbehörden, denen die ausufernde Verwendung aller Formen von Ersatz-Impfstoffen als Placebos doch langsam suspekt wird.

Da sich der Impfstoff optisch von der Salzlösung unterschied, wurden mit der Durchführung der Impfung andere Mitarbeiter beauftragt als mit der weiteren Auswertung und Begleitung der Studie.

Und man sah auch gleich, welchen enormen Unterschied die Verwendung eines physiologisch neutralen Placebos ausmachte: In der Impfstoffgruppe traten im Zeitraum von sieben Tagen nach der Impfung bei 84,4 Prozent der Teilnehmer ein oder mehrere Symptome auf – in der Placebogruppe nur bei 37,8 Prozent.

Die meisten Symptome waren von milder bis moderater Intensität. Doch immerhin 17 Prozent der Teilnehmer der Impfstoffgruppe und drei Prozent der Placebogruppe berichteten von Symptomen, die so belastend waren, dass Alltagsaktivitäten nicht ausgeführt werden konnten. Dazu gehörten Schmerzen an der Impfstelle und allgemeine Muskelschmerzen.

Die Wirksamkeit von »Shingrix« wurde in zwei Studien mit rund 30.000 Erwachsenen gemessen. In der einen Studie traten nach drei Jahren in der »Shingrix«-Gruppe sechs Fälle von Gürtelrose auf, in der Kontrollgruppe waren es 210 Fälle. Bei den schmerzhaften Neuralgien stand es nach vier Jahren null gegen 18 Fälle.

Das ergab also eine sensationelle Wirksamkeit von 97 Prozent gegen Gürtelrose und 100 Prozent gegen postherpetische Neuralgien bei Menschen im Alter zwischen 50 und 60 Jahren. Bei über 70-Jährigen[113] war die Wirksamkeit etwas verringert, aber immer noch enorm: Binnen vier Jahren nach Impfung wurden 91 Prozent der Gürtelrosefälle und 89 Prozent der Neuralgien vermieden.

Gürtelrose – Zusammenfassung

	sehr gering bis null	gering	mittel	hoch	sehr hoch
Gefährlichkeit der Krankheit			X		
Wahrscheinlichkeit des Kontakts mit den Erregern					X
Wahrscheinlichkeit des Ausbruchs der Krankheit (ungeimpft)			X		
Schutzwirkung der Lebendimpfung			X		
Sicherheit der Lebendimpfung				X	
Schutzwirkung der Totimpfung					X
Sicherheit der Totimpfung			X		
Sinnhaftigkeit der Impfung für die ormalbevölkerung			X		
Sinnhaftigkeit der Impfung für Risikogruppen				X	
Bedeutung der Impfung für den Herdenschutz der Bevölkerung	X				

FSME – Frühsommer-Meningoenzephalitis

Im Jahr 1920 wurden bei Waldarbeitern in der Gegend um Wiener Neustadt in Niederösterreich unbekannte, an die Kinderlähmung erinnernde Krankheitssymptome entdeckt. Es dauerte bis 1956, als der Wiener Mikrobiologe Hans Moritsch die FSME-Viren isolierte und als Auslöser der mysteriösen Gehirnentzündungen identifizierte. Moritsch infizierte sich im Herbst 1965 bei Laborarbeiten mit den Viren und starb kurz darauf im Alter von 41 Jahren.

Die Viren gehören zur Gattung Flavivirus, es gibt drei Subtypen: die westlichen, sibirischen und fernöstlichen Virentypen. Sie werden meist von Zecken übertragen, manchmal kommt es auch durch den Genuss von Rohmilch von infizierten Ziegen oder Schafen zur Übertragung.

Die Viren sitzen in den Speicheldrüsen der Zecke vorn am Stechwerkzeug. Die Infektion erfolgt also sehr rasch, unmittelbar nach dem Stich. Bei der noch häufigeren durch Zecken übertragenen bakteriellen Borreliose befinden sich die Krankheitserreger im Darm der Tiere.

Wenn es gelingt, die Zecken binnen 24 Stunden zu entfernen, ohne sie zu quetschen, kann eine Infektion durch die Borrelien meist vermieden werden.

Die meisten Menschen werden nicht krank, wenn sie von FSME-Zecken gestochen werden. Manche entwickeln Symptome, die einer Sommergrippe mit mäßigem Fieber ähneln, die bald wieder ausheilt. Bei einem kleinen Teil dieser Personen können die Viren jedoch in einer zweiten Phase – nach etwa 20 Tagen – in Form einer Entzündung des Gehirns oder der Hirnhäute (Enzephalitis bzw. Meningitis) wiederkehren.

Schwere Krankheitsverläufe der »Zeckenkrankheit« werden fast nur bei Erwachsenen beobachtet. Patienten, die akut an einer FSME erkrankt sind, zeigen meist schon bei der stationären Aufnahme typische Symptome. Dazu gehören Benommenheit, abnorme Schläfrigkeit, Verhaltens- und Wesensveränderungen. Weitere

Symptome sind Krampfanfälle und Lähmungserscheinungen an den Extremitäten. Diese Symptome können oft erst Monate nach der Erkrankung auftreten. Häufig kommt es jedoch selbst nach schweren Verläufen zur völligen Heilung.

Eine ursächliche Behandlung gibt es, so wie bei den meisten Viruserkrankungen, nicht. In der Therapie steht die Linderung der Symptome im Vordergrund. Bei ca. 0,5 Prozent der Betroffenen führt die FSME-Erkrankung zum Tod.

Die FSME-Impfung

Als Erfinder der FSME-Impfung (»Zeckenimpfung«) gilt Christian Kunz vom Institut für Virologie der Uni Wien. 1927 in Linz geboren, arbeitete der Mediziner in den 1970er-Jahren an der Entwicklung des Impfstoffs. 1976 startete die österreichische Immuno AG mit der industriellen Produktion des FSME-Impfstoffs. Zunächst wurde die Impfung für Risikogruppen angeboten, ab 1981 im Rahmen einer österreichweiten Informationskampagne für die gesamte Bevölkerung.

Die Firma Immuno wurde vom US-Unternehmen Baxter und dieses wiederum im Jahr 2014 vom US-Konzern Pfizer übernommen. Der Impfstoff »FSME-Immun« existiert in zwei Dosierungen, für Kinder und Erwachsene.

Anfang der 1990er-Jahre brachte Novartis mit »Encepur« einen eigenen FSME-Impfstoff als Konkurrenzprodukt auf den Markt. Auch davon gibt es eine Version für Kinder.

Beide Impfstoffe enthalten mithilfe von Formaldehyd abgetötete FSME-Viren, die an Aluminiumhydroxid adjuviert sind. Mit der Impfung werden abgeschwächte Krankheitserreger in den Muskel gespritzt, die im Organismus der geimpften Person eine Antikörperbildung gegen FSME-Viren bewirken. Nach einer Erstimpfung erfolgt zwei bis zwölf Wochen später eine Zweitimpfung.

Nach dieser zweiten Impfung ist bereits ein zuverlässiger Schutz erreicht, dieser hält allerdings nur circa für ein Jahr. Die dritte Impfung sollte neun bis zwölf Monate nach der zweiten Impfung verabreicht werden.

Um den Impfschutz aufrechtzuerhalten, muss alle drei bis fünf Jahre eine Auffrischung erfolgen. In Deutschland übernehmen die gesetzlichen Krankenkassen in der Regel die Kosten für Personen, die in Risikogebieten leben. Bei beruflicher Exposition ist der Arbeitgeber für die Kostenerstattung zuständig. Bei Urlaubsreisen sind die Kassen nicht verpflichtet, die Impfungen zu bezahlen. Privatkassen entscheiden in letzterem Fall frei über die Kostenübernahme.

Verlauf der FSME bei Kindern

Kinder haben im Normalfall ein fittes Immunsystem, das recht gut mit Viren umgehen kann. Sie erkranken meist nicht an einer Frühsommer-Meningoenzephalitis, sondern »nur« an Meningitis: Die Infektion beschränkt sich auf die Hirnhäute – es handelt sich also nicht um eine FSME, sondern die wesentlich harmlosere »FSM« (Frühsommer-Meningitis). Die Patienten zeigen in dieser Krankheitsphase Fieber über 38 °C, eine starke Beeinträchtigung des Allgemeinbefindens sowie Kopfschmerzen, Erbrechen und Nackensteifigkeit.

Dass die Krankheit bei Erwachsenen eine schlechtere Prognose hat, liegt daran, dass die deutlich gefährlichere Enzephalitis mit zunehmendem Alter immer häufiger wird: Von fünf Prozent bei Kindern bis zu sechzig Prozent bei älteren Menschen.

Die Steiermark im Südosten Österreichs hat 1,2 Millionen Einwohner und war viele Jahre das von FSME am stärksten betroffene Bundesland. An der Medizinischen Universität Graz erschien vor einigen Jahren eine umfassende Aufarbeitung aller FSME-Fälle bei Kindern.[114] Die Analyse schloss alle steirischen Kinder im Alter unter 16 Jahren ein, die während der Jahre 1981 bis inklusive 2005 an einer Labor-bestätigten FSME-Virusinfektion erkrankt waren.

Da in der Anfangsphase der 1980er-Jahre noch keine Impfung zur Verfügung stand bzw. noch die meisten Steirer ungeimpft waren, gab es hier die meisten FSME-Fälle: Rekord waren 21 Fälle pro Jahr. In einigen Jahren gab es aber auch gar keine FSME-Fälle bei Kindern. Insgesamt traten in der Steiermark in diesen 25 Jahren 116 Fälle von FSME bei Kindern auf, das sind knapp fünf Fälle pro Jahr.

Insgesamt mussten sechs dieser Kinder in die Intensivstation aufgenommen werden. Vier Kinder konnten nach einer Woche gesund entlassen werden. Nur bei zwei Kindern traten noch über einen längeren Zeitraum Probleme auf:

- Ein Kind erkrankte im Alter von sieben Jahren an FSME und hatte über einen Zeitraum von weiteren sieben Jahren immer wieder epileptische Anfälle. Die anti-epileptische Therapie konnte im Alter von 19 Jahren eingestellt werden.
- Das zweite Kind, ein fünfjähriges Mädchen, erkrankte am schwersten an FSME, brauchte eine lange Neuro-Rehabilitation und ist bis heute halbseitig gelähmt.

Insgesamt waren von den 116 Patienten 112 vollkommen ungeimpft. Zwei Kinder hatten eine Impfdosis erhalten, ein Patient zwei und ein Patient die komplette Basis-Immunisierung mit drei Impfdosen. Damit erkennt man, dass die FSME-Impfung an sich sehr gut vor dem Auftreten dieser von den Zecken übertragenen viralen Infektion schützt.

Ausgerechnet der schwere Fall des fünfjährigen Mädchens, das bis heute gelähmt ist, war das Kind mit der vollständigen Impfserie. Die Autoren der steirischen Studie nahmen an, dass der schwere Verlauf genetisch bedingt war und das Mädchen an einer höheren Empfänglichkeit gegen diese Viren litt.

Zusammenfassend kann man aus der Studie also die Botschaft mitnehmen, dass

- Kinder unter 16 Jahren sehr selten an FSME erkranken.
- Kinder – mit zwei schweren Fällen in 25 Jahren – normalerweise keine Folgeschäden zurückbehalten.

- in den extrem seltenen Fällen, wo Folgeschäden dennoch auftreten, auch eine Impfung keinen sicheren Schutz bietet.

Risikoabwägung bei Kindern

Das Robert Koch-Institut ist bei der Empfehlung der FSME-Impfung etwas unkonkret: Kinder in Risikogebieten sollen »nach Abwägung des tatsächlichen Expositionsrisikos und nach Beratung durch den Arzt« geimpft werden.

Für die Ärzte ist das eine schwierige Sache. Denn wie sollen sie wissen, ob das Kind möglicherweise zu den wenigen gehört, die tatsächlich erkranken. Und falls das Kind zu diesen wenigen gehört, möchten die Ärzte danach sicherlich nicht den Eltern gegenübertreten und begründen, warum sie damals von der FSME-Impfung abgeraten haben. Somit ist eine Empfehlung der Impfung aus Sicht des Arztes die leichtere Variante.

Noch schwieriger ist die Abwägung für die Eltern, zumal überall von den Risiken der Zecken die Rede ist, aber kaum jemand die Risiken der Impfung in die Rechnung miteinbezieht.

In Österreich, wo die »Zeckenimpfung« erfunden wurde und als nationales Kulturgut gewürdigt wird, gibt es keine derartige Zurückhaltung in der Impfempfehlung. »In Österreich ist kein Bundesland FSME-frei, daher ist die Impfung für alle in Österreich lebenden Personen empfohlen«, heißt es klipp und klar auf der Webseite des Gesundheitsministeriums. Von Risikoabwägung nicht die kleinste Spur. Die Impfung hat in der Einschätzung der Behörden offenbar ein ähnliches Risikoprofil wie ein Apfel – eine genaue Prüfung erübrigt sich, denn selbstverständlich ist der Apfel gesund! Ernsthafte Nebenwirkungen können zwar passieren – man erinnere sich nur an Schneewittchen – doch das ist sehr selten, und meist handelt es sich dabei um ein Märchen.

Entschuldigen Sie bitte die Ironie. Doch die offizielle Wahrnehmung eines von der Impfung ausgehenden Risikos kommt diesem Bild schon sehr nahe.

Information läuft über Werbung, die von den Herstellern der Impfstoffe bezahlt wird. Und da sieht man ekelerregende kleine Monster, die nach dem Vorbild von Horrorschockern über Wiesen schleichen und sich an ihre Opfer anpirschen, die dann halbtot und gelähmt liegen bleiben. Diese Bilder erzeugen Alpträume, und das ist auch so gewollt.

Das Risiko der Zecken ist allgegenwärtig. Ärzte können in der Sommerzeit ein Lied davon singen. Sie werden regelrecht überschwemmt mit panischen Anrufen. »Kein Tag vergeht in einer kinderärztlichen Praxis ohne Anrufe hysterisierter Eltern zum Thema FSME«, schreibt Steffen Rabe auf seiner Webseite (impf-info.de). Die Eltern seien vollständig aus dem Häuschen, »wo doch jetzt fast überall Risikogebiet ... und mein Kind soll doch ins Schullandheim ... und schon die zweite Zecke dieses Jahr ...«

Deshalb möchte ich hier am Beispiel Bayerns – der gemeinsam mit Böhmen und Oberösterreich von FSME am stärksten betroffenen Region Mitteleuropas – einen Vergleich des Nutzens der Impfung mit den Risiken anstellen.

In Bayern wurden von 2001 bis 2017 insgesamt 195 Fälle von FSME bei Kindern unter 14 Jahren gemeldet. Bezieht man die Meldezahlen auf alle Landkreise Bayerns, so tritt im statistischen Mittel pro Landkreis etwa alle acht Jahre ein Fall von FSME bei Kindern auf. In den allermeisten Fällen handelt es sich dabei um eine FSM, die folgenlos ausheilt.

Blicken wir nun auf die Komplikationen der Impfung. In der Datenbank des Paul-Ehrlich-Instituts sind von 2009 bis 2017 insgesamt 881 Verdachtsfälle von Impfkomplikationen bei Kindern eingegangen. Es wurde zwar kein Todesfall gemeldet, aber eine Reihe von bleibenden Schäden und zahlreiche Fälle, wo zum Zeitpunkt der Meldung keine Besserung eingetreten war.

Unter den gemeldeten Schäden waren neurologische Leiden wie Krampfanfälle ebenso vertreten wie Urtikaria (Nesselsucht) und andere allergische oder autoimmune Komplikationen. Keinen oder fast keinen bleibenden Schäden durch die Krankheit stehen also zahlreiche bleibende Schäden nach der Impfung gegenüber.

FSME-Impfung: Risiko-Nutzen-Abwägung bei Erwachsenen

In Deutschland gab es laut RKI im Jahr 2016 insgesamt 348 Fälle von FSME, darunter einen Todesfall bei einer über 90-jährigen Person. Das höchste Erkrankungsrisiko haben Männer im Alter von 60 bis 69 Jahren. Hier liegt das Risiko bei 1:100.000. Bei Frauen tritt das höchste Risiko im Alter von 50 bis 59 Jahren auf, es liegt bei einem Fall pro 125.000 Personen.

Das am stärksten betroffene Bundesland ist Bayern, wo das Erkrankungsrisiko im Mittel der letzten fünf Jahre bei 1:100.000 lag, gefolgt von Baden-Württemberg (1:113.000) und Hessen (1:400.000). So weit das Erkrankungsrisiko für Ungeimpfte. 99 Prozent der Erkrankten sind laut RKI nicht oder nicht gemäß den Empfehlungen geimpft.

Bei Erwachsenen kann die Erkrankung schwere Folgen haben. Insofern wäre es für eine informierte Entscheidungsfindung wichtig, das Risiko zu kennen, das von der FSME-Impfung selbst ausgeht. Dafür wäre es beispielsweise interessant, wenn eine Studie über einen ausreichenden Zeitraum den Gesundheitszustand FSME-geimpfter Personen mit ungeimpften Personen verglichen hätte. Doch Fehlanzeige. So eine Studie wurde bisher noch nie durchgeführt.

Für die Zulassung genügte es stets, wenn die Impfstoffhersteller den Behörden nachwiesen, dass der Antikörper-Titer gegen die FSME-Viren nach der Impfung über einen bestimmten Grenzwert anstieg und während der kurzen Beobachtungszeit nach der Impfung keine übermäßigen Nebenwirkungen auftraten.

Die Behörden waren dabei stets extrem entgegenkommend. Als im Jahr 2000 die Rezeptur des österreichischen Impfstoffs geändert wurde, lagen nicht einmal die banalsten Sicherheitsstudien vor. Als dann die Impfung hohes Fieber auslöste und beinahe ein Drittel der erstmals geimpften Kinder wegen hohen Fiebers und Fieberkrämpfen klinisch behandelt werden musste, war das Erstaunen groß. Das Paul-Ehrlich-Institut war damals über die »Lässigkeit«

der Herstellerfirma so verärgert, dass in Deutschland ein Jahr lang gar kein FSME-Impfstoff für Kinder unter zwölf Jahren zugelassen wurde.

In Österreich waren die Behörden deutlich »cooler«, sie verzichteten auch im nächsten Jahr auf eine Studie zur Erfassung der Nebenwirkungen im Zeitraum nach der Impfung. Stattdessen gab es ein Überwachungssystem, bei dem eine Reihe von Ärzten als Alarmposten fungierten: Sie sollten Bescheid geben, falls sich die Nebenwirkungen wieder häuften. Die ersten Impflinge waren demnach die Versuchskaninchen. So verliefen die »Sicherheitsprüfungen made in Austria«.

Verursacht die Impfung Rheuma, Hashimoto, Diabetes oder MS?

Immer wieder erreichen mich Anfragen von Menschen, die nach der FSME-Impfung schwer erkrankt sind. Die Rede ist von Multipler Sklerose (MS), rheumatoider Arthritis, Hashimoto-Thyreoiditis (chronische Schilddrüsenentzündung) und anderen Autoimmunerkrankungen.

Kürzlich bekam ich die Mail eines jungen Mannes, der im Alter von 18 Jahren beim Bundesheer eine Doppelimpfung erhalten hatte: linker Oberarm Hepatitis, rechter Oberarm FSME. Nach dem zweiten Impftermin erkrankte er an einer Art Sommergrippe mit hohem Fieber. Er veranlasste einen Titertest. Die Antikörper-Werte waren derart in die Höhe geschossen, dass sein Arzt meinte, es seien keine weiteren Impfungen mehr notwendig.

Schrittweise traten dann jedoch während der nächsten Monate immer mehr Krankheitssymptome auf, die sich schließlich als Diabetes Typ 1 entpuppten. Sein ultra-aggressives Immunsystem hatte die Insulin-produzierenden Zellen in der Bauchspeicheldrüse zerstört. Seither muss er Insulin spritzen und ständig seine Blutzuckerwerte messen.

Der junge Mann stellte jetzt mir die Frage, ob die beiden Impfungen Auslöser seines Gesundheitsschadens sein könnten. Und ich konnte nur antworten: Diese Frage ist nicht untersucht.

Es ist wirklich ein haarsträubendes Ärgernis. Die Impfstoffhersteller verdienen seit Jahrzehnten gutes Geld mit dem Verkauf ihrer Impfstoffe. Überall im Land wird mithilfe der Behörden für die FSME-Impfung Werbung gemacht. Doch dass unsere hoch bezahlten Beamten eine einzige zuverlässige Überprüfung der Sicherheit der Impfung beauftragt – oder selbst durchgeführt – hätten: Fehlanzeige.

Weder gibt es diese Studien noch eine nachfolgende gute Kontrolle auf mögliche Nebenwirkungen der Impfstoffe. Meist denken weder die Geimpften noch die Ärzte an einen möglichen Zusammenhang. Und wenn die Patienten doch einen Verdacht hegen und ihre Ärzte fragen, ob eine bestimmte Nebenwirkung von der Impfung stammen könnte, so lautet die Antwort im Normalfall: »Nein, sicher nicht.«

Ich kenne zahlreiche Fälle, wo schwer geschädigte Patienten bei jedem Arzt, dem sie im Lauf ihrer Krankengeschichte begegneten, den zeitlichen Zusammenhang zur Impfung erwähnten – kein einziger fühlte sich bemüßigt, der gesetzlich vorgeschriebenen Meldepflicht dieser möglichen unerwünschten Arzneimittelwirkung nachzukommen.

Das ist eine der zahlreichen Absurditäten im Impfwesen: Niemand meldet einen möglichen Impfschaden – und anschließend verkünden die Behörden, es gebe keine.

Das Paul-Ehrlich-Institut geht in seiner Risikoberechnung zur FSME-Impfung beispielsweise von einem einzigen gesicherten Impfschaden aus. 66 weitere gemeldete Schadensfälle werden als »wahrscheinlich« beurteilt. Daraus errechnete die Behörde ein Gesamtrisiko von 1,5 Schadensfällen pro 1 Million Impfungen.

Da es die Behörden im gesamten deutschsprachigen Raum nicht für notwendig empfunden haben, ein Impfregister einzuführen, bei dem Impfungen mit nachfolgenden Krankheitsfällen verknüpft werden können, ist es auch rechnerisch gar nicht möglich, die Folgen von Impfungen empirisch zu untersuchen. Es gibt keine Evidenz. Und eigenständige unabhängige Untersuchungen der Behörden gibt es schon gar nicht.

Am Beispiel der FSME-Impfung lässt sich kurz zusammenfassen, dass alle möglichen Risiken ausschließlich die Geimpften zu tragen haben, während die Gewinne in die Kassen der Impfstoffhersteller fließen. Diese spendieren einen Teil ihrer Profite den Impfexperten, die daraufhin brav Auftragsstudien abliefern, die den Wert der Impfung über den grünen Klee loben. Die Behörden wiederum machen es sich einfach, indem sie die Aussagen der Experten für bare Münze nehmen, die Impfungen loben und sie weiter kräftig bewerben.

Meine Antwort an den jungen Diabetiker lautet deshalb: »Ja! Es ist durchaus möglich, dass die Impfungen Ihre Autoimmunerkrankung ausgelöst haben. Es gibt keine brauchbaren Belege für die Sicherheit der FSME-Impfung.«

Und solange dieser skandalöse Zustand aufrecht ist, kann niemand sagen, dass der Nutzen der Impfung den möglichen Schaden übertrifft.

Zecken als Klimaflüchtlinge

Laut Zentrum für Virologie der Medizinischen Universität Wien erreichte die Impfrate in Österreich bereits im Jahr 2000 einen Anteil von mehr als 80 Prozent und blieb seither stabil auf hohem Niveau. In besonderen »Krisenregionen«, wie zum Beispiel dem Bundesland Kärnten, stieg die Impfrate zeitweilig sogar auf 90 Prozent, was für eine selbst zu bezahlende Impfung Weltrekord bedeutet.

Weil der Schutz durch die Impfung laut Annahme der FSME-Experten bei mindestens 97 Prozent liegt, musste sich aus der enormen Impffreudigkeit auch eine enorme Reduktion der FSME-Fälle ergeben. Tatsächlich berichten Österreichs oberster FSME-Experte Franz Xaver Heinz und sein Team der Universität Wien von einer Reduktion der Krankheitsfälle durch die Impfung um 84 Prozent. »Ohne Impfung gäbe es jährlich nicht rund hundert Fälle, sondern mindestens 400.« Eine eindrucksvolle Zahl, falls die Angaben der Realität entsprechen.

Denn seltsamerweise entwickelten sich die Fallzahlen in den verschiedenen Bundesländern trotz ähnlich hoher Impfraten sehr unterschiedlich. Ober- und Niederösterreich starteten zu Beginn der Impfkampagne mit einer durchschnittlichen Anzahl von vier FSME-Fällen pro 100.000 Einwohner. »Doch nach 1990 begann die Inzidenz in Oberösterreich zu steigen und lag in der Periode zwischen 2009 und 2013 bei durchschnittlich 8,9 FSME-Fällen pro 100.000 Einwohner«, schreiben die Wiener Virologen.[115] »Im Gegensatz dazu nahm die Inzidenz in Niederösterreich kontinuierlich ab und lag zuletzt bei 1,2 FSME-Fällen.«

In Tschechien wurde die Impfung deutlich schlechter angenommen als in Österreich. Erst in der jüngeren Vergangenheit stieg die Impfrate etwas an und lag zuletzt bei 17 Prozent.[116] Dennoch gab es bereits während der 1980er-Jahre bis zum Beginn der 1990er-Jahre einen markanten Rückgang der FSME von durchschnittlich vier Krankheitsfällen pro 100.000 Einwohner und Jahr auf im Schnitt nur noch zwei Fälle. Ab Mitte der 90er-Jahre begann jedoch ein starker Anstieg auf zuletzt rund sechs FSME-Fälle pro 100.000 Einwohner.

Im Nachbarland Slowakei gehen die Behörden[117] von einer noch niedrigeren Impfrate von gerade mal einem Prozent aus. Die FSME-Inzidenz stieg bisher nicht über zwei Fälle pro 100.000 Einwohner, liegt also deutlich niedriger als in Tschechien. In der Slowakei wird die FSME-Krankheit weniger mit Zeckenstichen als mit dem Konsum von Rohmilch assoziiert. Der bislang größte bekannt gewordene Ausbruch von FSME ereignete sich im Jahr 1954 rund um den slowakischen Ort Roznava. Damals erkrankten 660 Menschen nach dem Genuss von Ziegenmilch. Möglicherweise waren die Ziegen über Zecken infiziert worden.

In Ungarn stieg die FSME bis zum Jahr 1997 auf 2,8 Fälle pro 100.000 Einwohner an. Seither sank die Inzidenz auf 0,4 bis 0,8 Fälle stark ab. Zeckenbedingte Gehirnentzündungen sind heute in Ungarn sehr seltene Vorfälle und ließen sich wohl ebenfalls als

Erfolgsgeschichte der FSME-Impfung verkaufen. Doch in Ungarn wurde fast gar nicht geimpft.[118]

Was hingegen stark auffällt: Oberösterreich grenzt an Tschechien und der zeitliche FSME-Trend mit dem starken Anstieg verlief in beiden Ländern weitgehend parallel. Niederösterreich hingegen liegt weiter östlich und der Abfall der FSME ist beinahe so stark wie im noch östlicher gelegenen Ungarn. Auch im Burgenland und in der östlichen Steiermark, wo die Hitze und Trockenheit des kontinentalen Klimas stärker ausgeprägt sind als in den Alpenregionen des Westens, sind die FSME-Fälle stark zurückgegangen.

Wissenschaftler diskutieren seit Längerem über den Einfluss des Klimawandels auf den Lebenszyklus der Zecken. Trockenheit und Hitze sind etwas, das Zecken ganz und gar nicht passt. Ich habe das selbst beobachtet, als ich vor rund zwanzig Jahren für »Discovery Channel« einen Dokumentarfilm über das Leben der Zecken gedreht habe. Die Tiere waren sehr schwer zu filmen. Wir konnten keine Lampen verwenden, weil sie deren Wärme nicht vertrugen. Und wenn wir im Freien filmten, so war es nach drei Minuten Sonnenbestrahlung vorbei: die Zecken wurden immer tapsiger und fielen schließlich erschöpft vom Grashalm. Wir brauchten einen enormen Vorrat an Tieren und mussten in den Drehpausen immer neue fangen. Wir wussten auch, wo wir suchen mussten: an den schattigen Waldrändern, in der Nähe jener Pfade, an denen am Abend das Wild auftauchte.

Möglicherweise wirkt sich das Klima nicht nur auf das Vorkommen der Zecken, sondern unmittelbar auf die Viren aus. Diese Zusammenhänge sind bislang nicht wirklich erforscht.

Gar keine Fälle von FSME werden aus Serbien gemeldet,[119] obwohl die FSME dort auf der Liste der meldepflichtigen Krankheiten steht. Kann man daraus nun schließen, dass es die Viren in Serbien nicht gibt? »Nein«, lautet die Antwort einer Wissenschaftler-Gruppe der Universität von Novi Sad, die kürzlich eine Arbeit über FSME in Serbien veröffentlicht hat. »Es gibt vielmehr deshalb keine FSME-Fälle in Serbien, weil es keine routinemäßige Diagnostik gibt.« – Es kommt also immer auch darauf an, wonach gesucht wird.

Jedenfalls zeigen diese aktuellen Arbeiten zur Epidemiologie der FSME, dass es wesentlich mehr Einflussfaktoren bei den von Zecken übertragenen Krankheiten gibt als nur die Impfung. Insofern sind auch die veröffentlichten Fallzahlen nicht automatisch ein Beweis für die 97-prozentige Wirksamkeit der Impfung, zumal die saisonalen und regionalen Schwankungen enorm sind – und sich auch in Ländern ohne Impfung ähnliche Rückgänge zeigten wie in Österreich. Vielleicht liegt der Wirkungsgrad in Wahrheit wesentlich niedriger. Umso schwerer wiegen dann jedoch die Nebenwirkungen der Impfung.

Es wäre höchste Zeit, endlich eine konkrete Vergleichsstudie zwischen Geimpften und Ungeimpften zu organisieren, damit der Schutzeffekt der Impfung einmal konkret messbar wird und auch gegen die möglichen Impfrisiken abgewogen werden kann.

Derzeit fischen wir bei der Risiko-Nutzen-Bilanz der FSME-Impfung absolut im Trüben. Und die von den Impfstoffherstellern finanzierten FSME-Experten als einzige Richtschnur zu nehmen, mag zwar im Interesse der Industrie sein, einer informierten, möglichst objektiven Entscheidungsfindung dient es nicht.

Borreliose: Die häufigere »Zeckenkrankheit«

Während alles vom FSME-Risiko spricht, darf nicht vergessen werden, dass Zecken auch eine wesentlich häufigere Krankheit übertragen: die Borreliose. Es handelt sich dabei um eine bakterielle Infektion, die in ganz Europa verbreitet ist. Untersuchungen im Darm der zu den Spinnentieren zählenden Parasiten ergaben, dass – je nach Region – zwischen zwei und fünfzig Prozent der Zecken die Borrelien-Bakterien beherbergen.

Borrelien, nahe Verwandte des Syphiliserregers, haben sich im Lauf der Evolution perfekt auf die Zecken eingestellt: Wenn eine Zecke zum Beispiel eine mit Borrelien besiedelte Maus befällt und an ihr saugt, so werden durch den abgegebenen Speichel die Borrelien im Blut der Maus alarmiert. Sie versuchen aktiv, in die Nähe des Stichkanals zu gelangen und sich aufsaugen zu lassen. Borrelien leben im Darm der Zecke und sie werden erst spät übertragen. Deshalb ist der beste Schutz gegen eine Infektion die rechtzeitige Entfernung. Wenn die Zecke binnen acht Stunden entdeckt wird, ist das Risiko einer Übertragung gering.

Borrelien sind normalerweise wenig aggressiv. Sie teilen sich extrem langsam und attackieren keine Organe, sondern verstecken sich lieber im Bindegewebe. Gerade in dieser unauffälligen Lebensweise liegt aber paradoxerweise auch ihre Gefahr. Denn wenn das Immunsystem nach Monaten oder sogar Jahren doch auf sie aufmerksam wird, greift es das von den Borrelien besiedelte Areal großflächig an. Und das macht sich dann – je nachdem, wo sich die Borrelien versteckt hatten – bei den Betroffenen als akute Gelenksentzündung oder Nervenlähmung bemerkbar.

Man erkennt die Borreliose in 70 Prozent der Fälle an einer sich allmählich, über Tage bis Wochen ringförmig ausbreitenden Hautrötung (Erythema migrans), die etwa sieben Tage nach dem Stich der Zecke beginnt. Die akut auftretende Borreliose ist mit einer kurzen Antibiotika-Kur heilbar.

Doch bereits bei der zweiten Phase fangen die Unsicherheiten an. Was, wenn keine Wanderröte auftritt und auch kein spezieller Zeckenstich erinnerlich ist, aber dennoch ein Borreliose-Test positiv ausfällt?

Dass Borreliose in Einzelfällen schwerste Krankheiten auslösen kann, ist bekannt, doch ausgehend von den USA ist diese Diagnose immer mehr auch zu einer Erklärung für eine ganze Unzahl unbestimmter Symptome geworden. Von chronischer Müdigkeit über Depressionen bis hin zu unbestimmten chronischen Schmerzen wird vieles der Borreliose zugeschrieben.

Ein positiver Test reicht vielen Medizinern, um die Diagnose als gesichert anzusehen. Doch wenn die darauffolgende Antibiotika-Therapie keine Linderung bringt, ist der Katzenjammer groß. In den USA klagten bereits Selbsthilfegruppen die Krankenkassen auf die Finanzierung lebenslanger Antibiotika-Therapien.

Wie wenig aussagekräftig ein positiver Borreliose-Test ist, zeigte hingegen eine Studie, die der Wiener Borreliose-Experte Univ.-Prof. Gerold Stanek mithilfe des burgenländischen Landesjagdverbands durchgeführt hat.[120] Stanek untersuchte das Blut von Jägern auf Antikörper gegen Borrelien. Das Ergebnis war eine nahezu lineare Abhängigkeit vom Alter: 50-jährige Jäger hatten ein etwa 50-prozentiges Risiko auf einen positiven Test, und unter den 70-Jährigen hatten 70 Prozent Antikörper gegen Borrelien. »Wir hatten aber nur sehr wenige Jäger, die irgendwelche gesundheitlichen Beschwerden angaben«, erinnert sich Stanek.

Relativ rasch wurde ein Impfstoff gegen Borreliose entwickelt und 1999 in den USA zugelassen. Der Impfstoff war insofern originell, als er einen so hohen Antikörper-Spiegel provozieren sollte, dass sich die Zecke beim Blutsaugen sozusagen selbst – mit den im Blut enthaltenen Antikörpern – impft. Damit sollten die Borrelien im Darm der Zecke neutralisiert werden, noch bevor die Bakterien überhaupt in den Körper der geimpften Person gelangten.

Doch dann publizierte der Pionier der Borreliose-Forschung, Allen Steere, Rheumatologe an der Yale University, eine Arbeit, in der er den Verdacht begründete, dass die Impfung Autoimmunstörungen auslösen kann. In der Folge brach der Markt ein und der Hersteller GSK nahm sein Produkt bereits 2002 wieder vom Markt.

Bloß als Hunde-Impfstoff wird ein auf demselben Wirkprinzip beruhendes Produkt (»Merilym«) weiterhin angeboten, obwohl die Borrelien (Borrelia burgdorferi), gegen die sich der Impfstoff richtet, in Europa selten sind. Tierärzte empfehlen deshalb noch einen zweiten Impfstoff (Produktnamen: »Virbagen canis B« und. »Rivac Borrelia«), der die heimischen Bakterientypen B. afzelii und B. garinii ebenso abdeckt und damit Schutz gegen achtzig Prozent der Borrelien verspricht.

In Internetforen wird heftig darüber diskutiert, was gefährlicher ist: die Impfung oder die Krankheit. Ob die häufiger werdenden Fälle von Autoimmunerkrankungen bei Hunden möglicherweise mit den ebenso häufiger werdenden Hundeimpfungen zu tun haben, ist schwer zu sagen. Wieder einmal gibt es einen extremen

Mangel an objektiven Studien, die diesen Verdacht auf neutraler Basis prüfen.

Derzeit arbeiten jedenfalls mehrere Firmen intensiv an einem Comeback der Borreliose-Impfung beim Menschen. Analysten bescheinigen ihr ein enormes Marktpotenzial.

Abstände zur Auffrischung der FSME-Impfung

Lange galt die Regel, dass die FSME-Impfung alle drei Jahre aufzufrischen ist. Zumindest in Österreich hielten sich drei Viertel der Bevölkerung daran. Keine andere Impfung, die selbst zu bezahlen ist, erreicht derartige Rekord-Impfquoten.

Unterstützt von der jährlich zu Frühlingsbeginn startenden Impfwerbung, die meist auf ungehemmte Angstmache setzte, strömten die Menschen zu den Impfärzten. Dass auch ein Abstand von fünf Jahren ausreichen könnte, oder – wie in der Schweiz empfohlen – gar ein Jahrzehnt, das gefiel den Herstellerfirmen wenig.

Und so mussten die Impfexperten einspringen, um dem entgegenzusteuern. Beispielsweise die »internationale wissenschaftliche Arbeitsgruppe zur FSME«, in der sich einige Dutzend FSME-Experten versammelt haben. Geleitet wird die Gruppe von der Wiener Medizinerin Ursula Kunze, die zusätzlich im Vorstand der »Österreichischen Liga für Präventivmedizin« sitzt. Diese Gruppe zählt zum Dunstkreis des »Österreichischen Grünen Kreuzes«, einer von den Impfstoffherstellern gegründeten Interessenvertretung. Es ist in Österreich seit vielen Jahren üblich, dass die führenden »unabhängigen« Impfexperten gleich auch als Vorstände im Industrie-nahen Verein fungieren.

Diese »wissenschaftliche Arbeitsgruppe zur FSME«, die eher einem Lobbyistenclub ähnelt, wurde vor bald zwanzig Jahren gegründet und trifft sich jährlich zu Konferenzen. Eines dieser Jahrestreffen widmete sich den geeigneten Impfabständen und dem FSME-Risiko von Menschen über 50 Jahren. Diese seien gesünder, wohlhabender, pflegen einen aktiven Lebensstil, heißt es im Arbeitspapier, und seien deshalb – wir haben es geahnt – natürlich auch öfter in den Zeckengegenden unterwegs.

Wer sich nun eine Übersicht zum Nutzen-Schaden-Potenzial der Impfung erwartet hätte, wird enttäuscht. Der Bericht liefert stattdessen die allgemeine Aussage, dass das Immunsystem älterer Menschen nicht mehr so leistungsfähig ist und es deshalb unbedingt nötig sei, die FSME-Impfung keinesfalls später als alle drei Jahre – »besser noch in einem kürzeren Intervall« – auffrischen zu lassen. An der Impfung selbst liege es keinesfalls, dass die Wirkung bei älteren Menschen nachlässt, denn »die Schutzwirkung liegt über 97 Prozent – ohne signifikante Unterschiede zwischen den Altersgruppen«. Solche Erfolgsraten liefern sonst nur Wahlen in Militärdiktaturen.

Titertest vor der FSME-Auffrischung?

Ein hoher FSME-Antikörper-Titer kann von einer vorhergehenden Impfung stammen oder auch einen Kontakt mit einer infizierten Zecke anzeigen. Wer ungeimpft von einer FSME-Zecke gestochen wird, erhält damit eine Art Lebendimpfung mit wahrscheinlich lebenslanger Immunität. Die Immunität nach der Impfung ist hingegen weniger ausgeprägt und hängt von der individuellen Konstitution ab.

Eine Bekannte hat kürzlich überlegt, sich gegen FSME auffrischen zu lassen. Davor machte sie jedoch einen Test, ob sie noch genügend Antikörper im Blut hätte.

Normalerweise gelten hierfür folgende Grenzwerte:

Elisa-Testwert FSME IgG (Units/ml)	Ergebnis
< 15 U/ml	Negativ, keine Immunität
15 U/ml – 18 U/ml	Grenzwertig, Kontrolle empfohlen
> 18 U/ml	Positiv, bestehende Immunität

Der Test fiel positiv aus. Zwölf Jahre nach der letzten Impfung hatte meine Bekannte noch immer so viele Antikörper, dass sie deutlich über dem Grenzwert lag. Dennoch warnte sie der Hausarzt, dass dieses Resultat wenig zuverlässig sei und nichts über einen tatsächlichen Schutz aussage. Dasselbe stand dann auch noch im schriftlichen Befund des Labors, inklusive der Empfehlung, besser im Fünfjahres-Rhythmus weiter zu impfen.

Sie war darüber einigermaßen ratlos und fragte mich, was das solle: »Wie kommt ein Labor dazu, seine eigenen Messresultate durch eine solche Empfehlung in Zweifel zu ziehen, immerhin weisen doch Antikörper per Definition den Schutz nach?«

Die Argumentation zeigt tatsächlich, auf welch dünnem Eis sich das gesicherte Wissen beim Thema Impfen befindet. Die Höhe des Titers, heißt es vonseiten der Impfexperten, sei kein Beleg für einen konkreten Schutz. Gleichzeitig beruht genau auf diesem Antikörper-Titer aber der Nachweis, dass die Impfung wirkt.

Damit ein Impfstoff zugelassen wurde, genügte stets der Nachweis, dass die Geimpften einen ausreichenden Antikörper-Titer erreichen. Es handelt sich um einen sogenannten Surrogat-Parameter, also einen indirekten Beleg. Beruht der Impfschutz demnach auf einem Irrtum?

Tatsächlich gibt es keine Studien zum FSME-Impfstoff, in denen die Krankheitsvermeidung eindeutig bewiesen wurde. Beispielsweise indem gezeigt würde, dass Geimpfte ein geringeres FSME-Risiko haben. Zwar gibt es Hinweise, etwa den Rückgang der FSME-Fälle im Vergleich zur Vorimpfzeit. Doch auch dies könnte irreführend sein, weil Krankheiten immer wieder Schwankungen unterliegen.

Aber möglicherweise geht die Initiative gegen den Titertest ja auch bloß von den Impfstoffherstellern aus, die befürchten, dass immer mehr Leute die Impfungen deshalb verschieben.

Nebenwirkungen der FSME-Impfung

Es gibt zwei Impfstoffe, jeweils für Erwachsene und – in halber Dosis – für Kinder. Bei beiden Produkten werden die FSME-Viren auf befruchteten Hühnereiern bzw. auf Zellkulturen von Hühner-Fibroblasten (Bindegewebszellen) gezüchtet und dann mit Formaldehyd abgetötet. Als Wirkverstärker ist Aluminiumhydroxid zugesetzt.

Zur Grundimmunisierung werden drei Teilimpfungen gegeben. Die Fachinformation zur Pfizer-Impfung »FSME-Immun« liest sich wie ein Sammelsurium unbekannter Risiken.

Als »Gegenanzeige«, also als Ausschlussgrund für die Impfung, werden Überempfindlichkeit auf die in der Impfung enthaltenen Zusätze Formaldehyd, Neomycin, Gentamicin und Protaminsulfat genannt. Bei schwerer Überempfindlichkeit gegen Ei oder Hühnereiweiß drohe ein anaphylaktischer Schock.

Doch wer kennt solche Risiken im Voraus? Auch eine intravasale Injektion sei »unbedingt zu vermeiden«, da dies »zu schweren Reaktionen, einschließlich Überempfindlichkeitsreaktionen mit Schock, führen kann«.

Wie steht es um FSME-Impfungen in Schwangerschaft und Stillzeit? Es gebe weder aussagekräftige Studien zur Anwendung der Impfung bei schwangeren Frauen noch Reproduktionsstudien am Tier, heißt es in der Fachinfo. »Auch ist nicht bekannt, ob ›FSME-Immun‹ in die Muttermilch übertritt.«

Bei »bekannter oder vermuteter Autoimmunerkrankung eines Impflings«, heißt es weiterhin, sollte das Risiko einer FSME-Infektion »gegen das Risiko einer ungünstigen Beeinflussung der Autoimmunerkrankung durch die Impfung abgewogen werden«.

Wie aber sollte ein Impfarzt derartige Risiken gegeneinander abwägen? – Daten dazu gibt es nicht. Und offiziell heißt es stets, dass eine FSME-Impfung keinesfalls Autoimmunerkrankungen auslöst, oder wie es in der Fachinformation des GSK-Präparats »Encepur« formuliert ist: »Nach heutigem Kenntnisstand sind Impfungen nicht die Ursache von Autoimmunerkrankungen.«

Nebenwirkungen der FSME-Impfstoffe*

Sehr häufig	(≥ 1/10)
Häufig	(≥ 1/100, < 1/10)
Gelegentlich	(≥ 1/1000, < 1/100)
Selten	(≥ 1/10.000, < 1/1000)

Wegen der genauen Informationen zum verwendeten Präparat bitte die jeweilige Fachinformation beachten.

Allgemeine Erkrankungen und Beschwerden am Verabreichungsort
- **Sehr häufig:** Schmerzen, Fieber (vor allem bei Kleinkindern)
- **Häufig:** Müdigkeit, Krankheitsgefühl, Schweißausbrüche, Schüttelfrost, allgemeines Unwohlsein, grippeähnliche Symptome, Änderung der Essgewohnheit und Erregbarkeit (bei Kleinkindern)
- **Gelegentlich:** Blutungen an der Injektionsstelle
- **Selten:** Gangunsicherheit, Ödeme, Bewegungseinschränkung eines Gelenks, Granulome (knotenartige Gewebeneubildungen, teils mit Wundsekret)

Skelettmuskulatur-, Bindegewebs- und Knochenerkrankungen
- **Sehr häufig:** Muskelschmerzen
- **Häufig:** Gelenkschmerzen
- **Selten:** Rückenschmerzen, Gelenkschwellung, Nackenschmerzen, Nackensteifheit, Schmerzen in den Extremitäten

Erkrankungen des Gastrointestinaltrakts
- **Häufig:** Übelkeit, Erbrechen
- **Gelegentlich:** Bauchschmerzen
- **Selten:** Durchfall

Erkrankungen von Augen und Ohren
- **Selten:** Sehverschlechterung, Lichtscheu, Augenschmerzen, Tinnitus, Drehschwindel

Erkrankungen des Bluts und des Lymphsystems
- **Gelegentlich:** Krankhafte Schwellung von Lymphknoten

Erkrankungen des Immunsystems
- **Selten:** Auftreten oder Verschlimmerung von Autoimmunerkrankungen (z. B. Multiple Sklerose), anaphylaktische Reaktion

Stoffwechsel- und Ernährungsstörungen
- **Häufig:** Verminderter Appetit

Erkrankungen des Nervensystems und der Psyche
- **Sehr häufig:** Kopfschmerzen
- **Häufig:** Unruhe, Schlafstörungen
- **Gelegentlich:** Schläfrigkeit
- **Selten:** Demyelinisierende Erkrankungen (ADEM, Guillain-Barré-Syndrom, Myelitis), Enzephalitis, Krämpfe, aseptische Meningitis, Meningismus, Störungen der Sinnesempfindungen und Bewegungsstörung (Gesichtslähmung, Lähmung/Parese), Neuralgie, Sehnerv-Entzündung, Schwindel

Erkrankungen der Atemwege und des Brustraums, Herzerkrankungen
- **Selten:** Atemnot, Herzrasen

Erkrankungen der Haut
- **Selten:** Urtikaria, Hautausschlag, Dermatitis, Juckreiz, starke Schweißbildung

Infektionen
- **Selten:** Gürtelrose

FSME – Zusammenfassung

	sehr gering bis null	gering	mittel	hoch	sehr hoch
Gefährlichkeit der Krankheit				X	
Wahrscheinlichkeit des Kontakts mit den Erregern		X			
Wahrscheinlichkeit des Ausbruchs der Krankheit (ungeimpft)		X			
Schutzwirkung der Impfung			X		
Sicherheit der Impfung		X			
Sinnhaftigkeit der Impfung für Erwachsene			X		
Sinnhaftigkeit der Impfung für Kinder	X				
Sinnhaftigkeit der Impfung für Risikogruppen			X		
Bedeutung der Impfung für den Herdenschutz der Bevölkerung	X				

Influenza (»Echte« Grippe)

Vor hundert Jahren erlitt die Menschheit ein kollektives Trauma. Im Nachkriegswinter 1918 ging eine verheerende Influenza um, sie wuchs sich von Spanien ausgehend zur Pandemie (länder- und kontinentübergreifend) aus. An dieser sogenannten »Spanischen Grippe« starben bis 1920 weltweit rund 50 Millionen Menschen. Die Krankheit forderte damit dreimal so viele Opfer wie der Weltkrieg davor. Dieser Schock wirkt nach – und er bestimmt bis heute unsere Sichtweise von Viren.

Nicht nur die Grippeviren, sondern generell alle Viren befallen fremde Zellen und schmuggeln ihre eigene Bauanleitung in deren Genpool ein. Sie benutzen die Zelle also als Vehikel zur eigenen Vermehrung. Manche betreiben dieses Spiel so aggressiv, dass die gekaperten Zellen zugrunde gehen. Sie zwingen die befallenen Zellen, bis zur Erschöpfung Unmengen von Kopien ihrer selbst herzustellen, bis die Wirtszellen ausgebrannt sind und absterben.

Ein Beispiel dafür ist das Ebolavirus, das nicht nur die Zellen der Leber und anderer Organe befällt, sondern auch Lymphknoten und Abwehrzellen des Immunsystems. Ein Großteil der Virenopfer stirbt rasch. Aus Sicht der Viren sind Menschen damit freilich ein Fehlwirt, da sie oft nicht lange genug leben, um die Viren weiterzugeben. Die meisten der bisher beobachteten Ebola-Ausbrüche waren deshalb auch schnell wieder zu Ende.

Die überwiegende Mehrzahl der Viren pflegt einen deutlich weniger radikalen Stil. Besonders schlau machen es Rhinoviren, die häufigsten Auslöser von Schnupfen. Sie verbreiten sich in der Nasenschleimhaut von Zelle zu Zelle. Als Immunreaktion schwillt die Nasenschleimhaut an und bildet größere Mengen eines schleimhaltigen Sekrets. Die Nase »läuft« – und Unmengen frisch geschlüpfter Viren laufen mit, um sich neue Wirte zu suchen, die sie mit Schnupfen anstecken können. Die Viren verwenden das Immunsystem also gleichsam als Helfer bei ihrer Vermehrung.

Viren als Sparringspartner der Evolution

Influenzaviren gehören zu den bestuntersuchten Krankheitskeimen. Und die intensive Beschäftigung mit ihnen hat eine Art »Virolution« ausgelöst. Es gibt mittlerweile seriöse Wissenschaftler, die eine vollständig revolutionäre Sichtweise auf Viren zur Diskussion stellen. Die Viren werden nicht mehr nur als primitive Krankmacher betrachtet, sondern als Sparringspartner der Evolution, ohne die es die ganze Menschheit nicht gäbe.

Tatsächlich haben Viren und Immunsystem eine gemeinsame Vergangenheit, die bis in die Urzeit zurückreicht. Reaktion erzeugte schon immer Gegenreaktion – kein Lebewesen war als reine Virenfabrik überlebensfähig. Also musste der Einfluss der Viren beschränkt oder unterbunden werden.

Aus dieser Aufgabe heraus bildeten schon die ersten Lebewesen ein primitives Abwehrsystem, das im Lauf der Evolution durch den Druck der Viren, später auch der Bakterien und anderer Einflüsse, ständig herausgefordert und ausgebaut wurde. Die heutigen hochkomplexen Mechanismen des Immunsystems, speziell seine Fähigkeit zu lernen und sich anzupassen, wären ohne die viralen Sparringspartner nicht denkbar.

Herbert W. Virgin, Professor für Immunologie und Mikrobiologie an der Universität von Washington in St. Louis, ist einer dieser Wissenschaftler, der die »Virolution« vorantreibt. Bei einem Vortrag[121] am Nationalen Gesundheitsinstitut der USA (National Institutes of Health, NIH) erschreckte er sein Publikum mit einer Auflistung recht bekannter Viren. Darunter solche Bösewichte wie Humane Papillomaviren, HIV (Humanes Immundefizienz-Virus), Hepatitis-B- und -C-Viren, verschiedene Herpesviren, Cytomegalie-, Epstein-Barr- und Varizellaviren. »Jeder von Ihnen hier im Saal beherbergt mindestens zehn von diesen Virenarten«, betonte Virgin bei seinem Vortrag. »Und Sie finden sich besser damit ab, denn Sie werden diese Viren niemals loswerden.«

In der Folge brachte Virgin althergebrachte Ansichten ins Wanken, indem er erklärte, dass Viren oftmals nicht von außen kommen, sondern immer schon da waren. Es gibt Tausende Virenarten, die nur als Spuren in unserem Erbgut existieren. Bei der Entschlüsselung des humanen Genoms wurden diese viralen Kontaminationen noch als »genetischer Junk« abgetan. Die Viren schlafen dort als genetische Information und können unter Umständen auch wieder erwachen.

Allerdings nicht unbedingt, um uns krank zu machen. Häufiger ist das Gegenteil: Im Erbgut von Schafen finden sich beispielsweise 27 Kopien von Retroviren, die eng mit einem Virus verwandt sind, das bei den Tieren eine schwere Lungenkrankheit auslösen kann.

An der Universität Glasgow wurde nun entdeckt, dass einige dieser schlafenden Viren Zugänge haben, über die sie aktiviert werden können. Die »Schläfer« werden genau dann geweckt, wenn eine Infektion durch ihre wild lebenden »Geschwister« droht. »Sie sind in der Lage, den Vermehrungszyklus der eindringenden Viren gleich an mehreren Stellen zu blockieren«, erklärt Massimo Palmarini, der Leiter der schottischen Forschungsgruppe. »Offenbar wurden die Viren im Lauf der Evolution aktiv ausgewählt, um den Schafen Schutz zu bieten.«

In zahlreichen Experimenten ist Herbert W. Virgins Team der Nachweis gelungen, dass die Anwesenheit von Viren vor dem Ausbruch verschiedenster Krankheiten schützt. Derzeit sind die US-Forscher dabei, die genauen Mechanismen zu klären. Und dabei verschwimmen – auf genetischer Ebene – alle Grenzen zwischen dem, was wir einst so simpel als fremdes und eigenes Gewebe getrennt hatten.

Und möglicherweise ist dies auch ein Schlüssel zum Verständnis der Influenza. Denn mittlerweile gibt es unzählige Hinweise, dass es Anstöße aus der Umwelt braucht, um Viren zu aktivieren. Dass beispielsweise Licht- und Vitaminmangel ausreichen, um körpereigene schlafende Viren aufzuwecken. Dies würde auch erklären, warum die Grippe gleichzeitig bei Menschen an weit voneinander entfernten Orten ausbrechen kann und – im Gegensatz zu einem Masern-Ausbruch – kaum eine Infektionskette sichtbar ist.

Als Herbert W. Virgin in seinem Festvortrag am US-Gesundheitsinstitut zum Ende kam, meldete sich eine Zuhörerin mit einem Handzeichen. »Ist das nicht alles schrecklich kompliziert?«, fragte sie. »Ja, sicher«, antwortete Virgin, »aber das ist nicht meine Schuld.«

Der Irrtum von der »echten« Grippe

Das, was wir gemeinhin als »Grippe« bezeichnen, kann vollständig unterschiedliche Ursachen haben. »Es gibt mehr als 200 Viren, die Grippe oder grippale Infekte auslösen können«, erklärte mir Tom Jefferson, Wissenschaftler der angesehenen Cochrane Collaboration (internationales Netzwerk von Wissenschaftlern und Ärzten) und langjähriger Leiter der dortigen Impfabteilung. »Ohne Labortest können Ärzte die beiden Krankheiten nicht seriös auseinanderhalten.«

Zahlreiche Studien haben gezeigt, dass die Annahme falsch ist, dass nur die »echte« Influenza die ernsthafteren Krankheiten macht, die grippalen Infekte hingegen banal verlaufen. Bei älteren kranken Menschen zeigten sich beispielsweise die sogenannten RS-Viren genauso oft als Verursacher eines Spitalsaufenthalts wie die Influenzaviren. Noch extremer war das Verhältnis bei Kindern. Eine umfangreiche US-Studie[122] zeigte, dass Influenzaviren hier im Jahresschnitt gerade einmal drei Prozent aller Klinikeinweisungen bei Atemwegsinfekten verursachten. Sie lagen damit in der Rangliste der Krankheitserreger weit hinter RS-Viren, Noroviren oder Parainfluenzaviren.

Besonders eindrucksvoll war dieser Unterschied während der Schweinegrippe-Pandemie von 2009/10, wie eine Erhebung des nationalen slowenischen Gesundheitsinstituts in Ljubljana ergab.[123] Während die Influenzaviren vorherrschten, kam es bei Kindern kaum zu Fällen von Bronchitis oder anderen Atemwegsinfekten, die eine Behandlung im Krankenhaus erforderten. Als die Grippesaison zu Ende ging und die RS-Viren dominierten, stiegen die stationären

Aufnahmen um das Fünffache an. Zu ähnlichen Resultaten fand eine niederländische Arbeit.[124]

Auch ein historischer Überblick zur Sterblichkeit der vergangenen hundert Jahre in den USA belegt, dass der Einfluss der Influenza grob überschätzt wird. Studienautor Peter Doshi[125] vom Massachusetts Institute of Technology (MIT) in Boston wies nach, dass nicht einmal in den berühmten Grippejahren von 1957/58 (Asiatische Grippe) und 1968/69 (Hongkong-Grippe) ein merkbarer Anstieg der Gesamtsterblichkeit erkennbar war. »Deutlich zeigte sich hingegen, dass mit den Fortschritten in der medizinischen Versorgung, der Hygiene und des allgemeinen Lebensstandards das Sterberisiko stark absinkt«, erklärt Doshi. »Die Bedrohung durch eine Influenza-Pandemie wird extrem überschätzt.«

Ebenso überschätzt wird der Schutzeffekt der Influenza-Impfung. Eine Analyse[126] der Sterblichkeit in den USA während der vergangenen beiden Jahrzehnte ergibt nicht das geringste Indiz dafür, dass die Impfung überhaupt einen Effekt hatte.

Dabei handelt es sich um kein rein amerikanisches Phänomen, wie Forscher der Universität Bari belegen: Obwohl sich die älteren Menschen heute viel öfter impfen lassen und die Impfrate von 15 Prozent im Jahr 1980 auf zuletzt 65 Prozent gestiegen war, ergab sich in Italien kein Rückgang bei den Todesfällen durch Influenza. »Unsere Ergebnisse stellen die derzeitigen Konzepte infrage, wie ältere Menschen am besten vor dem Grippetod geschützt werden können«, erklären die italienischen Wissenschaftler.[127]

Tatsächlich bestätigen die Zahlen, dass nur die Spanische-Grippe-Pandemie des Nachkriegswinters 1918/19 sich überhaupt in einem Anstieg der Gesamtsterblichkeit bemerkbar machte.

Was machte die Spanische Grippe so gefährlich?

Zunächst einmal verlief die Krankheit so ungewöhnlich, dass viele Ärzte sie zunächst gar nicht für eine Influenza hielten, sondern an eine Rückkehr von Cholera oder Typhus dachten. Das begann schon mit dem Beginn des Ausbruchs, der nicht in die normale Grippesaison fiel, sondern bereits im Spätsommer 1918 startete und bis zum späten Frühjahr 1919 andauerte. Eines der ersten Todesopfer war der spanische König.

Tuberkulosekranke, wie etwa Schriftsteller Franz Kafka, traf die Spanische Grippe besonders hart. Aderlässe und Blutegel kamen zu neuen Ehren. Naturheiler brauten Wundermittel aus Tollkirschen. Und dennoch war kein Kraut gegen die Krankheit gewachsen. Edith Schiele starb, als sie im sechsten Monat schwanger war. Ihr Mann, der Maler Egon Schiele, steckte sich bei ihr an und folgte ihr nur wenige Tage darauf Ende Oktober 1918 ins Grab.

Während normale Grippewellen die Gefährdungskurve eines »U« bilden – also für Kleinkinder und alte Menschen das höchste Risiko bedeuten, wurden hier speziell Menschen in der Blüte ihres Lebens, zwischen 20 und 40 Jahren, dahingerafft.

Im Jahr 2005 isolierten Wissenschaftler der US-Behörde CDC Originalviren von einem Influenza-Opfer aus 1918, das im Permafrost von Alaska konserviert worden war. Und hier zeigte sich bei Experimenten, dass die Viren bei Affen noch immer dieselben Symptome auslösen konnten wie damals. Todesursache war ein sogenannter Zytokinsturm – eine extrem heftige Reaktion des Immunsystems, die befallenes Gewebe im Körper regelrecht verwüstet. Also eine Überreaktion, die zwar die Infektion stoppt, dabei aber so großen Schaden – vor allem an den Lungen – anrichtet, dass sie für die Betroffenen gefährlicher war als die Viren selbst.

Auch der Grund, warum das Immunsystem – speziell bei jungen Erwachsenen – entgleiste, scheint nun geklärt. Eine Arbeitsgruppe um den Evolutionsbiologen Michael Worobey an der Universität von Arizona in Tucson rekonstruierte das Virus von 1918 und klärte auch dessen Entstehung durch Genanalysen auf.[128] Dabei wurde klar, dass sich kurz vor dem Ausbruch eine vollständig neuartige Mischung mit Anteilen von Pferde- und Vogelviren gebildet hatte, die später als H1N1-Typus kategorisiert wurde. Kinder und Jugendliche unter zwanzig Jahren hatten schon mit deren Vorgängern Bekanntschaft gemacht und deshalb einen gewissen Schutz vor der neuen Variante.

Die Altersgruppe der über 20-Jährigen war in der Kindheit – im letzten Jahrzehnt des 19. Jahrhunderts – jedoch ausschließlich mit H3N8-Viren konfrontiert gewesen. Und hier reagierte das Immunsystem nun vollkommen überrascht und in fataler Weise falsch.

Worobey schließt daraus, dass der frühe virale Kontakt in der Kindheit den wichtigsten Schutz vor neuartigen Virenvarianten darstellt. »Das wird in den derzeitigen Impfstoff-Strategien aber überhaupt nicht bedacht.«

Im Gegenteil. Studien aus den Niederlanden und Kanada bewiesen, dass gerade jene Kinder, die in den Jahren davor regelmäßig die saisonale Grippeimpfung erhalten hatten, dann von der neuartigen Variante der Schweinegrippe-Pandemie von 2009 besonders schwer erwischt wurden. Auch hier waren die – zum Glück seltenen – Todesfälle meist wieder durch einen Zytokinsturm des Immunsystems ausgelöst worden.

Jene Kinder, die keine saisonale Grippeimpfung erhielten, profitierten über den Kontakt mit anderen Influenzastämmen und hatten gegenüber der neuartigen Variante zumindest einen Teilschutz erworben. Das Immunsystem war vorgewarnt und die Krankheit verlief zumeist mild. Lebendviren-Impfungen, so Worobey, könnten diesen Effekt wahrscheinlich deutlich besser hervorrufen als die bisher verwendeten Impfungen mit abgetöteten Viren.

Das doppelte Schweinegrippe-Debakel

Am 4. Februar 1976 starb ein junger Soldat in einer Kaserne in New Jersey an Grippe, 19 weitere Soldaten waren krank und drei davon von denselben Viren befallen wie das Todesopfer. In der Laboranalyse zeigte sich, dass diese Unterart der Grippeviren starke Ähnlichkeit mit Virentypen hatte, die normalerweise nur Schweine befällt.

Diese Nachricht schlug in der wissenschaftlichen Community der Infektionsexperten ein wie eine Bombe: War die Grippe von den Schweinen auf die Menschen übergesprungen? Handelte es sich hier um eine mutierte Abart jener mörderischen Viren von 1918/19?

Die Gremien tagten rund um die Uhr, die von den Experten prophezeiten Katastrophenszenarien wurden immer dramatischer – und schließlich wurde gehandelt. US-Präsident Gerald Ford verkündete im Fernsehen, dass »jeder Mann, jede Frau und jedes Kind« in einer konzertierten Aktion gegen die tödliche Epidemie geimpft werden müsse. Ansonsten – so die dramatische Hochrechnung – würden noch im selben Jahr 1976 rund eine Million Amerikaner sterben.

Obwohl es in der Kaserne in New Jersey bei dem einen Todesfall blieb und weitere fünfhundert infizierte Soldaten die Grippe problemlos überstanden, lief die Produktion des im Hauruckverfahren zugelassenen Impfstoffs das ganze Jahr über auf Hochtouren. Denn im Herbst desselben Jahres würde das tödliche Virus zweifellos wiederkommen. Und dann würden die USA gerüstet sein.

Und schließlich startete die generalstabsmäßig vorbereitete Aktion. Landauf, landab begannen die Impfaktionen. Gleich zu Beginn starben in Pittsburgh drei Personen innerhalb weniger Stunden. Das wurde als tragischer Zufall angesehen, die Aktion lief weiter. Insgesamt 45 Millionen Impfungen wurden verabreicht, zahlreiche Nebenwirkungen traten auf. Doch das erschien ein notwendiger Preis zu sein, den es für die Abwendung der Seuche zu zahlen galt.

Im Dezember 1976 veröffentlichten die Behörden einen Zwischenbericht zu den Auswirkungen der Impfaktion. Die Nebenwirkungen hatten ein Ausmaß angenommen, das nicht mehr tolerierbar schien. Besonders alarmierend war das Auftreten Tausender Fälle des Guillain-Barré-Syndroms (GBS). Bei dieser normalerweise sehr seltenen Autoimmunerkrankung werden speziell die Rückenmarksnerven von den Abwehrzellen des Immunsystems angegriffen und es kommt zu schweren Entzündungen. Die Patienten leiden an aufsteigenden Lähmungen, die tödlich enden können.

Am 16. Dezember 1976 wurde die Impfkampagne eingestellt. Die GBS-Opfer bekamen 90 Millionen Dollar Schadenersatz. Insgesamt hatte die Impfaktion 400 Millionen Dollar gekostet. Was die meisten Medizinexperten für eine gute Idee gehalten hatten, ging stattdessen als Schweinegrippe-Debakel in die Annalen der Medizin ein.

Harvey Fineberg, der Dekan der Harvard School of Public Health, gab in seiner abschließenden Analyse der Impfaktion auch einige Warnungen für die Zukunft mit: »Versprechen wir uns nicht zu viel von unseren Möglichkeiten«, appellierte er, »denken wir stets auch an das Unerwartete und rechnen wir niemals damit, dass die Experten später – wenn die Dinge sich überraschend ändern – auch noch zu dem stehen, was sie vorher gemeinsam empfohlen haben.«

Genutzt haben diese Warnungen wenig, wie die Ereignisse des Jahres 2009/10 demonstrierten. Damals kam bei der Schweinegrippe mit dem Grippemittel »Tamiflu« – zusätzlich zur Impfung – auch ein Medikament zum Einsatz. Milliarden wurden weltweit von den Regierungen für Medikamentenvorräte investiert, um gegen die prognostizierte Katastrophe gerüstet zu sein.

Schließlich erwies sich die angekündigte Pandemie »mit Millionen Todesopfern« als relativ leichte Grippewelle. Der Virentyp, der damals die Welt umrundete, war zwar tatsächlich neu, doch für das Immunsystem der meisten Menschen stellte die Konfrontation mit diesen Viren kein Problem dar.

Der wichtigste Effekt der von der WHO und den verschiedenen Lobbys organisierten Pandemie-Vorsorge lag vor allem darin, dass die Herstellerfirmen der Impfstoffe und Arzneimittel vor den Auswirkungen der Finanzkrise bewahrt wurden, die der sonstigen Weltwirtschaft damals arg zusetzten.

Auch diesmal – so stellte sich heraus – hatten die eingesetzten Impfstoffe wiederum Nebenwirkungen. Statt GBS traten zahlreiche Fälle von Narkolepsie auf, einer unheilbaren Störung des Schlaf-wach-Rhythmus, die den Betroffenen ein normales Leben weitgehend unmöglich macht. Allein in Schweden klagten 475 Narkolepsie-Betroffene die Gesundheitsbehörden auf finanzielle Entschädigung. Die Patienten erhielten je nach verursachtem gesundheitlichem Schaden Zahlungen von bis zu einer Million Euro pro Person zugesprochen.

Wenn Geimpfte ein höheres Risiko haben

Mediziner und Schulbehörden in Kanada machten während der Schweinegrippe-Pandemie 2009/10 eine interessante Beobachtung, die für künftige Ereignisse dieser Art lehrreich sein könnte. Sie bemerkten, dass die meisten Kinder mit dem neuartigen Virentyp, der damals die Welt umrundete, problemlos zurechtkamen. Es gab jedoch eine Ausnahme: Vergleichsweise schwer erkrankten jene Kinder, die zuvor jährlich eine Grippeimpfung erhalten hatten.

In Kanada wurden gleich vier Studien durchgeführt, um diesen Verdacht zu prüfen und schließlich auch zu bestätigen.[129] Anscheinend ist es für das Immunsystem der Kinder von Vorteil, die Viren – ohne pharmazeutische Schützenhilfe – kennenzulernen. Dann erwerben sie über den immunologischen Kontakt auch das Rüstzeug, mit stark veränderten Viren klarzukommen. Die Impfung hingegen stört offenbar diesen Lerneffekt des Immunsystems.

Eine Gruppe von Virologen und Kinderärzten der Erasmus-Universität Rotterdam[130] untersuchte diesen Zusammenhang mit einem recht drastischen Experiment. Dafür setzten die Wissenschaftler Mäuse verschiedenen Impfungen und nachfolgenden Infektionen aus. Der entscheidende »Elchtest« für die Tiere war eine Konfrontation mit Vogelgrippe-Viren vom Typ H5N1. Dieser Typus galt als Dummy für eine neuartige gefährliche Mutation der Influenzaviren.

Die Überlebenschancen der Mäuse standen dabei nicht sonderlich gut: Wurden die Mäuse mit dem saisonalen Impfstoff geimpft und danach mit den Vogelgrippe-Viren konfrontiert, so starben sie. Wurden die Mäuse nicht geimpft und dann mit den Vogelgrippe-Viren konfrontiert, so starben sie ebenfalls. Wurden die Mäuse mit saisonalem Impfstoff geimpft und danach mit saisonalen Viren infiziert, so überstanden sie im Normalfall die saisonale Grippe, starben aber ebenfalls wieder, wenn sie anschließend mit H5N1 infiziert wurden.

Was denken Sie, war die einzige Variante, bei der die armen Versuchsmäuse dieses Experiment überlebten?

Folgendes: Das Überlebensrezept bestand darin, dass die Mäuse ungeimpft eine normale Grippe durchmachten. Sie wurden krank und erholten sich wieder. Und siehe da: Danach waren sie gegen die ansonsten stets tödlichen H5N1-Vogelgrippe-Viren gewappnet. Sie hatten weniger Viren in der Lunge und erkrankten weniger heftig. Und die meisten Tiere überlebten den Kontakt mit der Influenza-Mutation.

Und dieser Lerneffekt des Immunsystems erklärt nach Ansicht der holländischen Mediziner auch die unterschiedlichen Verläufe, die während der Schweinegrippe-Pandemie beobachtet wurden. Länder mit geringer Impfmoral bei der saisonalen Grippeimpfung – wie beispielsweise Österreich, Holland oder Deutschland – kamen mit der Pandemie am besten zurecht.

Länder wie die USA, wo die »Flu-Shots« (Grippeimpfung) bereits ab einem Alter von sechs Monaten empfohlen und von der Bevölkerung auch angenommen werden, hatten hingegen eine vergleichsweise hohe Sterblichkeit während der Schweinegrippe-Pandemie.[131]

Wer seine Kinder gegen Grippe impfen lässt, geht demnach also das Risiko ein, dass diese nur eine »Scheinimmunität« gegen die in der Impfung enthaltenen Antigene erhalten, sich jedoch keine breitere Immunität gegen nachfolgende andersartige Grippeviren ausbilden kann. Und wenn dann doch einmal mutierte Viren kommen, verkehrt sich der vermeintliche Schutz ins Gegenteil.

Die Komposition der Influenza-Impfung

Kaum eine Impfung hat einen so schlechten Ruf wie die Grippeschutzimpfung. Besonders skeptisch sind hier die Österreicher. Die Durchimpfungsrate, errechnet auf Basis der abgegebenen Impfdosen, betrug während der Saison 2017/18 magere 6,4 Prozent. »Im Vergleich zum Vorjahr war das zwar eine Steigerung von fast einem Prozent, insgesamt ist die Rate aber nach wie katastrophal«, hieß es vonseiten des Verbands der Impfstoffhersteller.[132]

Die Grippewelle von 2017/18 war eine der stärksten der vergangenen Jahrzehnte. Sie begann rund um Weihnachten und dauerte ungewöhnlich lange bis Ende März. In Deutschland wurden bis Jahresmitte 2018 mehr als 270.000 Influenzafälle gemeldet. Im gesamten Jahr 2017 waren es dagegen nur 95.977. Nach Angaben der »Arbeitsgemeinschaft Influenza« sind 1287 Menschen in Deutschland an Grippe verstorben.

»Diese offiziellen Zahlen zur aktuellen Grippesaison beschreiben wohl längst nicht das tatsächliche Infektionsgeschehen«, erklärte STIKO-Vorsitzender Thomas Mertens gegenüber der Ärzte-Zeitung.[133] Der Virologe geht von zehnmal höheren tatsächlichen Grippezahlen aus und von rund 12.000 influenzabedingten Todesfällen. Bei derartigen Ungenauigkeiten stellt sich allerdings die Frage, warum überhaupt ein bundesweites, aus Steuergeldern finanziertes Influenza-Überwachungssystem notwendig ist, wenn dann die »tatsächlichen Zahlen« um das Zehnfache abweichen.

Der Großteil der Erkrankungen wurde vom Influenza Typ B – vom Stamm Yamagata – ausgelöst. Die H1N1-Variante vom Influenza Typ A, die in den Vorjahren vorgeherrscht hatte, war nur noch für rund 25 bis 30 Prozent der Fälle verantwortlich.

Blöd war allerdings, dass von den Impfstoffen nur ein einziger auch diesen Stamm abdeckte. Und dieser war, als es sich herumsprach, bald nicht mehr lieferbar. Die Schutzwirkung der Impfung lag nach Angaben der Behörden insgesamt zwischen 25 und 52 Prozent.

Für die nächste Saison soll nun jedenfalls auch der Virusstamm Yamagata in allen Grippeimpfstoffen enthalten sein. Man wird sehen, ob diese Nachjustierung den entscheidenden Erfolg beschert oder ob sich auch diesmal wieder ein unvorhergesehener Virenstamm breitmacht.

Schwarze Löcher der Wirksamkeit

Die Wirksamkeit der Grippeimpfung war nicht nur in der vergangenen Saison schlecht. Diese Impfung ist ein Dauer-Sorgenkind. Laut der unabhängigen Cochrane Collaboration bestehen bezüglich der Wirksamkeit der Influenza-Impfung zwei schwarze Löcher. Für Kinder unter zwei Jahren gibt es gar keinen Nachweis der Wirksamkeit. Ebenso schlecht ist die Datenlage für Personen über 65 Jahren.

Und sogar bei Menschen in Gesundheitsberufen schließen die Cochrane-Autoren: »Unsere Übersichtsarbeit fand keine vernünftige Basis, um die Impfung der Menschen in Gesundheitsberufen zu empfehlen.« Es gebe keine Belege, dass die Patienten davon profitieren, wenn die Ärzte und Krankenpfleger geimpft sind. Derzeit, so der Vorsitzende der Impfgruppe der Cochrane Collaboration, Tom Jefferson, »gleicht die Werbung für die Influenza-Impfung eher den Praktiken von Staubsaugerverkäufern auf Jahrmärkten«.

In manchen Jahren bezieht sich das schwarze Wirksamkeitsloch der Impfung nicht nur auf Kleinkinder und Senioren, sondern dehnt sich auf die gesamte Bevölkerung aus. Als Grund für diese Abstürze nennen die Influenza-Experten die zeitverzögerte Herstellung. Der Impfstoff wird nämlich ein halbes Jahr im Voraus – nach den vorherrschenden Influenzaviren auf der Südhalbkugel – konzipiert. Und welche Typen sich dann sechs Monate später tatsächlich im Norden zeigen, ist Glückssache.

Seit Jahren fordert die Cochrane Collaboration, dass die Auswirkungen der Influenza-Impfung in einer gut gemachten Vergleichsstudie zwischen Geimpften und Ungeimpften gemessen werden. Nur so wäre eine objektive Bewertung der Impfung möglich.

Tatsächlich weiß man bisher nicht einmal annähernd, wie viele Krankheitstage sich ein durchschnittlicher gesunder Erwachsener durch eine Impfung erspart. Wenn man sich überhaupt etwas erspart.

Die Hersteller der Impfstoffe sehen keinen Anlass, solch eine Studie zu organisieren. Offenbar erscheint ihnen das Risiko zu groß, dass die Resultate einer derartigen Arbeit ihnen einen nachhaltigen finanziellen Schaden zufügen könnten.

Es läge also wieder einmal an den Gesundheitsbehörden, hier tätig zu werden und die Studie öffentlich zu finanzieren. Schließlich werden auch viele Millionen Steuergelder an Zuschüssen für die jährlichen Influenza-Impfaktionen bezahlt. Und es wäre doch einmal angeraten, diese Investitionen auf ihre Sinnhaftigkeit zu prüfen. Bislang konnten sich die Behörden jedoch nicht zu einer relevanten Aktivität aufraffen.

Influenza (»Echte« Grippe) – Zusammenfassung

	sehr gering bis null	gering	mittel	hoch	sehr hoch
Gefährlichkeit der Krankheit			X		
Wahrscheinlichkeit des Kontakts mit den Erregern				X	
Wahrscheinlichkeit des Ausbruchs der Krankheit (ungeimpft)			X		
Schutzwirkung der Impfung		X			
Sicherheit der Impfung		X			
Sinnhaftigkeit der Impfung für die Normalbevölkerung	X				
Sinnhaftigkeit der Impfung für Risikogruppen		X			
Bedeutung der Impfung für den Herdenschutz der Bevölkerung	X				

Humane Papillomaviren (HPV)

Die Humanen Papillom- oder Papillomaviren werden in mehr als hundert verschiedene Typen eingeteilt. Sie infizieren Epithelzellen der Haut und verschiedener Schleimhäute und können das Wachstum von Warzen auslösen.

Fast alle Menschen sind zumindest zeitweilig mit Humanen Papillomaviren infiziert. Sie gehören zu den viralen Begleitern der Menschen. Das Immunsystem pflegt normalerweise einen eher entspannten Umgang mit den Viren. Da sie wenig aggressiv sind, duldet das Immunsystem meist eine Besiedlung und klärt diese nur in unregelmäßigen Abständen nach eigenem Gutdünken.

Bei langjähriger chronischer Infektion stehen die Viren im Verdacht, das Wachstum bösartiger Tumoren zu fördern. Dabei handelt es sich insbesondere um Gebärmutterhalskrebs (Zervixkarzinom). Vermutlich sind aber auch ein Teil der Scheiden-, Penis- und Analkarzinome die Folge einer chronischen HPV-Infektion.

Bislang sind 124 HPV-Typen vollständig beschrieben. Etwa 30 davon infizieren fast ausschließlich die Haut und Schleimhaut im Genitalbereich.

Je nachdem, wie häufig diese Typen bei Krebsdiagnosen gefunden werden, teilt man die HPV-Viren in Hochrisiko- und Niedrigrisiko-Typen ein. Bei siebzig Prozent der Zervixkarzinome sind die Hochrisikotypen 16 und 18 beteiligt, gefolgt von den Genotypen 31 und 33.

Gebärmutterhalskrebs (Zervixkarzinom)

Gebärmutterhalskrebs bereitet lange Zeit keine Beschwerden. Erste Hinweise kommen meist über untypische Blutungen. Zur Diagnose erfolgen ein Abstrich vom Gebärmutterhals sowie die Untersuchung von Scheide und Muttermund. Bei auffälligen Befunden werden Gewebeproben entnommen.

Befindet sich der Krebs noch in einem sehr frühen Stadium, wird lediglich der befallene Teil des Gebärmutterhalses entfernt. In weiter fortgeschrittenen Stadien muss die Gebärmutter meist komplett entfernt werden, manchmal auch die Eierstöcke samt Eileitern. Dies bedeutet, dass die betroffene Frau keine Kinder mehr bekommen kann. Manchmal folgen nach der Operation zusätzlich eine Strahlentherapie und/oder eine Chemotherapie.

Neben der Infektion mit Humanen Papillomaviren gibt es weitere wichtige Risikofaktoren für die Entstehung des Zervixkarzinoms:
- Rauchen
- Geschlechtsverkehr in sehr jungem Alter und häufig wechselnde Sexualpartner
- Zusätzliche Infektionen der Geschlechtsorgane durch sexuell übertragbare Krankheitserreger (z. B. Herpes genitalis)
- Eine chronische Störung der Immunabwehr (z. B. bei einer HIV-Infektion oder durch bestimmte Medikamente, die die Immunabwehr unterdrücken)

Die Krebsvorstufen

Zervikale intraepitheliale Neoplasien (CIN), auch epitheliale Dysplasien genannt, sind Vorstufen von Gebärmutterhalskrebs. Epitheliale Dysplasien werden in drei Schweregrade eingeteilt:
- CIN I: leichte Dysplasie (Zellveränderungen nur in der oberen Epithelschicht)
- CIN II: mittelschwere Dysplasie (Zellveränderungen in mehreren Schichten des Epithels)
- CIN III: schwere Dysplasie (Zellveränderungen im gesamten Epithel)

Der Begriff Dysplasie steht für Veränderungen im Gewebe. Das bedeutet, Zellen entwickeln oder bilden sich falsch. Wenn die Veränderungen im Gebärmutterhals auftreten, also in der Zervix, spricht man von zervikaler oder epithelialer Dysplasie.

Der Begriff »Krebsvorstufe« bedeutet nicht, dass eine Frau Krebs hat oder zwingend Krebs bekommt. Es bedeutet lediglich, dass sich aus diesen Vorstufen ein Krebs entwickeln könnte – daher muss eine epitheliale Dysplasie überwacht und gegebenenfalls therapiert werden.

Auch aus CIN I und CIN II kann theoretisch Krebs entstehen, die Wahrscheinlichkeit ist aber sehr gering. In der überwiegenden Mehrzahl der Fälle bilden sich die Veränderungen einer CIN I und CIN II von selbst zurück. Daher lassen sich diese Formen der epithelialen Dysplasie in der Regel zunächst regelmäßig daraufhin überprüfen, ob sie sich von selbst zurückbilden.

Bestehen sie über mehr als zwölf Monate oder entwickelt sich eine CIN III, kann eine Konisation notwendig werden. Dabei wird ein kegelförmiger Ausschnitt (Konus) des Gewebes im Bereich der Dysplasie operativ entfernt. Da von einer Konisation auch Narben im sensiblen Bereich der Gebärmutter bleiben, erhöht dieser Eingriff das Risiko von Fehlgeburten.

Pap-Abstrich und Früherkennung

Bis aus einer Krebsvorstufe ein Tumor wird, braucht es normalerweise einige Jahre. Deshalb ist über eine genaue Untersuchung des Muttermunds eine Früherkennung dieser Entwicklung möglich.

Dies funktioniert am besten über einen Krebs-Abstrich, den sogenannten Pap-Test. »Pap« ist das Kürzel für die Methode des griechischen Arztes George Papanicolaou, der 1928 den »Pap-Abstrich« entwickelte. Dabei werden Zellen des Gebärmutterhalses mit einer kleinen Bürste oder einem Spatel abgestrichen, gefärbt, fixiert und schließlich im Labor auf ihre Beschaffenheit analysiert.

Im Normalfall sollte der Befund eine Ziffer zwischen römisch eins (alle Zellen gesund) und römisch fünf (Krebsbefund) ergeben. Steht »Pap 0« auf dem Laborbefund, so bedeutet dies, dass der eingesandte Gebärmutterabstrich unbrauchbar war, weil er zu wenige Zellen enthielt.

Der Pap-Abstrich hat dazu beigetragen, dass Tumoren meist schon als Vorstadien entdeckt werden – und entfernt werden, bevor sie entstehen. Deshalb gilt der Pap-Abstrich als großer Erfolg der Medizin.

Sobald eine Methode einen guten Ruf hat, folgt jedoch sofort das Problem, dass sie übermäßig angewendet wird. Das ist bei der Verschreibung von Antibiotika nicht viel anders als beim Pap-Test. In Deutschland und Österreich gehört ein Pap-Abstrich zur Routine bei fast jedem Gynäkologen-Besuch. Oft wird mit der ersten Verschreibung der »Pille« oder einer anderen Verhütungsmethode zugleich der erste Abstrich gemacht und dieser dann mindestens einmal jährlich wiederholt.

Speziell während der sexuell aktivsten Phase im Alter bis zu dreißig Jahren kommt es häufig zu Veränderungen an der Zervix. Diese können durch wechselnde Infektionen mit Viren ausgelöst werden, die dann vom Immunsystem in unregelmäßigen Abständen wieder »bereinigt« werden. Der überwiegende Teil der Veränderungen an der Zervix bildet sich von selbst zurück.

Das Problem ist nun, dass ein Abstrich während dieser Phasen Veränderungen findet und häufig CIN I bis CIN III diagnostiziert werden. »Das bedeutet für die Frauen unglaublichen Stress«, erzählt die Grazer Sozialmedizinerin Univ.-Prof. Eva Rásky. »Es folgen weitere Untersuchungen und die Frauen haben Angst, dass es sich um einen Krebsbefund handelt. Es kommt zu Konisationen und sonstigen belastenden Eingriffen.«

Die Folge sind Abertausende Konisationen, viele davon vollständig unnötig, wenn man etwas zugewartet hätte.

Der Linzer Krebs-Prozess

Wie real die Möglichkeit ist, dass Veränderungen der Zervix von selbst ausheilen, zeigte ein eigenartiger Vorfall, der sich vor rund zehn Jahren in der Praxis eines Linzer Gynäkologen ereignete.

»Es ist unbegreiflich, aber es ist passiert«, fasste der Richter am Landesgericht Linz die Lage zusammen. Und damit meinte er sowohl den Hergang des Verbrechens als auch dessen Auswirkungen. Angeklagt war eine damals 33-jährige Arzthelferin, die bei dem Gynäkologen in der oberösterreichischen Hauptstadt beschäftigt war.

Eine ihrer Aufgaben war es, den Frauen unangenehme Befunde mitzuteilen, die infolge des Pap-Abstrichs zur Früherkennung des Zervixkarzinoms erstellt wurden. Die sensible Arzthelferin brachte es irgendwann nicht mehr übers Herz, »den armen Frauen zu sagen, dass sie krank sind«. Statt die Patientinnen mit dem Krebsverdacht und damit notwendig gewordenen diagnostischen Eingriffen oder Therapien »zu belasten«, begann sie, deren Befunde zu fälschen oder ließ sie tief im Archiv verschwinden.

Nach sechs Jahren hielt sie den Stress nicht mehr aus, kündigte und zog nach Wien. Ihr Verbrechen flog auf, als sich die Mitarbeiterin eines Labors beim Gynäkologen erkundigte, wie es einer Patientin gehe, bei der sie vor Monaten anhand des Pap-Abstrichs Krebs diagnostiziert hatte. Entsetzt stellte der Arzt fest, dass der Befund in der Krankenakte schlummerte, die Betroffene davon aber nie etwas erfahren hatte.

Insgesamt fanden sich 99 ähnliche Fälle in der Kartei des Mediziners. Alle Frauen wurden vorgeladen und nochmals untersucht. Das erstaunliche Ergebnis des medizinischen Gutachtens: Bei keiner einzigen Betroffenen ist durch die Verschleppung der Behandlung Schaden entstanden. Im Gegenteil: Die meisten Krebsvorstufen waren bei der Nachuntersuchung verschwunden.

Nur in sechs Fällen musste eine Konisation vorgenommen werden. Dies wäre bei wesentlich mehr Patientinnen geschehen, wären diese sofort behandelt worden. Ein damals konkreter akuter Krebsbefund löste sich gar in Luft auf. Der Gutachter tippte auf

Spontanheilung. In keinem einzigen Fall wurde ein fortgeschrittenes Krankheitsbild festgestellt.

Das Urteil für die ehemalige Arzthelferin fiel dementsprechend mild aus: Sie erhielt fünf Monate Haft auf Bewährung sowie eine Geldstrafe von 700 Euro.

Nachdem das Gerichtsurteil ergangen war, ereignete sich etwas nicht Alltägliches: Im Gerichtssaal war eine der »betrogenen« Patientinnen des Gynäkologen anwesend und bedankte sich bei der Arzthelferin überschwänglich für deren – kriminelle – Aktion. Sie war eine jener Frauen, die bei der Nachuntersuchung vollständig gesund waren. »Wenn Sie damals den Befund nicht hätten verschwinden lassen«, sagte sie und umarmte dabei die Täterin, »wäre ich operiert worden und hätte mich einer Krebstherapie unterziehen müssen.«

Dieser Prozess ging als Kuriosum in die Annalen der Medizingeschichte ein. Konsequenzen zur qualitativen Verbesserung der Zervixkarzinom-Früherkennung, die unzählige Frauen mit Krebsalarm und unnötigen Eingriffen belastet, wurden jedoch bis heute nicht gezogen.

Das finnische Programm

Geradezu nachlässig im Vergleich zur Praxis in den deutschsprachigen Ländern erscheint das staatliche finnische Früherkennungsprogramm, das bereits 1963 gestartet wurde und seit 1970 als organisiertes Screening landesweit läuft. Von Beginn an wurde es wissenschaftlich begleitet.

Durch diese ständige Qualitätskontrolle ergaben sich Anpassungen, um es in seiner Wirkung zu optimieren. So wurde für die Teilnahme ein Mindestalter von 30 Jahren festgelegt. »Der Grund liegt schlicht darin, dass sich bei den jüngeren Frauen nahezu alle Krebsvorstufen auf natürliche Weise wieder zurückbilden«, erklärt Ahti Anttila vom staatlichen Krebsregister in Helsinki.

Ungewöhnlich erscheint für heimische Verhältnisse auch das finnische Untersuchungsintervall. Es wurde 1999 von drei auf fünf

Jahre ausgedehnt. »Wir ernten diesbezüglich immer viel Verwunderung bei ausländischen Gynäkologen«, berichtet Anttila. »Es fällt scheinbar ziemlich schwer, die eigentlich recht simple Tatsache zu verstehen, wie sich Krebs im Zeitverlauf entwickelt.«

Anttila verweist darauf, dass es nach den Ergebnissen des finnischen Programms mindestens zehn Jahre dauert, bis eine Krebsvorstufe in ein invasives Zervixkarzinom übergeht. »Deshalb genügt ein Intervall von fünf Jahren vollauf, um damit dieselbe Sicherheit zu bieten wie mit einem kürzeren Intervall.«

Die Frauen werden namentlich angeschrieben und zum Pap-Abstrich eingeladen. Das habe, so Anttila, den Effekt, dass nicht nur die besonders gesundheitsbewussten Frauen untersucht, sondern auch jene erfasst werden, die tatsächlich ein erhöhtes Risiko haben: ältere Frauen, Frauen mit Migrationshintergrund oder aus einem niedrigen sozialen Milieu.

Mit diesen Methoden erreichte Finnland unangefochten den ersten Rang bei der Bekämpfung des Zervixkarzinoms. »In den meisten Jahren«, so Ahti Anttila, »haben wir bei Frauen unter fünfzig Jahren gar keine Todesfälle mehr.«

Die Krankheitssituation

In der Schweiz erkranken jährlich rund 250 Frauen an Gebärmutterhalskrebs, es kommt zu rund 75 Todesfällen. Das macht rund ein Prozent der gesamten Krebsdiagnosen bei Frauen aus. An Brustkrebs erkranken im Vergleich mehr als 6000 Frauen (1350 Todesfälle).

Noch in den 1970er-Jahren war Gebärmutterhalskrebs die häufigste Krebserkrankung der weiblichen Geschlechtsorgane. Ein klarer Erfolg der Früherkennungsuntersuchungen.

In Österreich sind im letzten Berichtsjahr 2016 insgesamt 138 Frauen an Gebärmutterhalskrebs gestorben. Davon waren 27 Frauen jünger als 50 Jahre alt. Die Krankheitsentwicklung ist auch hier seit Langem rückläufig. Mit der Einführung eines organisierten Screenings ließe sich hier noch eine deutliche Besserung zustande bringen. Dies scheiterte jedoch bisher am Widerstand der Ärztekammern. Gynäkologen und Labormediziner profitieren vom derzeitigen System des wilden Screenings und befürchten bei einer Umstellung finanzielle Einbußen.

Ähnlich ist die Situation in Deutschland. Jedes Jahr sterben etwa 1540 Frauen an Gebärmutterhalskrebs, vor dreißig Jahren waren es noch doppelt so viele. Doch auch hier wäre eine weitere deutliche Verbesserung machbar, wenn ein organisiertes Screening-Programm eingeführt würde.

Mehrere Länder haben mittlerweile den finnischen Weg eingeschlagen und ebenfalls ein staatliches Programm geschaffen, darunter Großbritannien und die Niederlande. Eine aktuelle Analyse zeigt, dass die holländischen Frauen heute bereits auf dem besten Weg dazu sind, zu den finnischen aufzuschließen.

Neuartige Wirkverstärker für die HPV-Impfung

Fast alle Menschen sind zumindest vorübergehend mit Humanen Papillomaviren besiedelt und das Immunsystem stuft sie anscheinend als wenig gefährlich ein. Es war deshalb eine der schwierigsten Herausforderungen für die Impfstoffentwickler, das Immunsystem auf diese Viren scharfzumachen, damit es überhaupt zu einer Immunreaktion kommen kann.

Der Impfstoff besteht aus abgetöteten Humanen Papillomaviren, die aus Sicherheitsgründen noch zusätzlich von ihrer Erbsubstanz befreit wurden. Diese »virus-like particles« sind die Wirkstoffe der HPV-Impfung, die sogenannten »Antigene«. Sie werden mittels rekombinanter DNA-Technologie von gentechnisch veränderten Hefepilzen erzeugt.

Da diese Viren schon als Wildtypen vom Immunsystem kaum als Feinde gesehen werden, gilt das für die ausgehöhlten und abgetöteten Virentrümmer erst recht.

Es brauchte deshalb einen besonderen Hilfsstoff, der in der Lage sein musste, dem Immunsystem einen derartigen Schock zu versetzen, dass sogar die seltsamen Partikel im HPV-Impfstoff als Verdächtige ernst genommen und gegen sie Antikörper entwickelt würden.

Die bisher für diese Aufgabe eingesetzten Hilfsstoffe (Adjuvanzien) Aluminiumhydroxid und Aluminiumphosphat erwiesen sich jedoch als zu »sanft«. Beide Impfstoffhersteller mussten deshalb eigene verstärkte Aluminiumverbindungen entwickeln, die in der Lage sein sollten, das Immunsystem so zu manipulieren, dass seine Aggressivität geweckt würde und es kampfeslustig gegen die virusähnlichen Partikel ausschwärmt.

GlaxoSmithKline (GSK) erfand für sein »Adjuvant System 04« (AS-04) eine Kombination aus Aluminiumhydroxid und den Oberflächenproteinen von Salmonellen. Eine rabiate Kombination, die das Immunsystem im ganzen Körper in Alarmzustand versetzt.

Der in »Gardasil« verwendete Wirkverstärker heißt »Amorphes Aluminiumhydroxyphosphatsulfat«, kurz AAHS. Eine Eigenentwicklung von der die Merck-Wissenschafter schwärmen, dass diese chemische Komposition eine deutlich stärkere und länger andauernde Immunreaktion auslöst.

Normalerweise sollte man annehmen, dass derartige Neuentwicklungen sorgfältig auf ihre Sicherheit getestet werden müssen. Doch Fehlanzeige! Bei Alu-Verbindungen gibt es nämlich eine Art behördlichen Freibrief, weil Aluminiumsalze schon seit den 1920er-Jahren in Impfstoffen eingesetzt werden. Deshalb dürfen diese Chemikalien sofort nach der »Dosisfindung« im Tierversuch in die Impfstoffe für den Menschen gemixt werden.

Seit Jahren weiß man aus zahlreichen Arbeiten, dass es die Aluminiumverbindungen sind, die den Großteil der Nebenwirkungen der Impfstoffe auslösen. Das betrifft die spontanen Reaktionen nach der Impfung, wie zum Beispiel Entzündungen und Verhärtungen an der Einstichstelle oder Fieber. Außerdem stehen diese Aluminiumverbindungen seit Jahren unter Verdacht, bei genetisch empfänglichen Personen Allergien oder Autoimmunerkrankungen auszulösen.

Bei neuartigen verstärkten Aluminiumverbindung gilt dieser Verdacht umso mehr. Den Impfstoffherstellern war dieses Risiko offensichtlich wohl bewusst. Welches Design schlugen also die Merck-Strategen den Behörden vor? Sie regten an, die neuartigen Alu-Booster auch in der Placebogruppe einzusetzen, das heißt, den ausgelosten Teilnehmerinnen der Kontrollgruppe dieselbe »Gardasil«-Impfung – bloß ohne die virus-like-particles, aber inklusive AAHS – zu geben.

Schmutzige Tricks mit Fake-Placebos

In der Online-Enzyklopädie Wikipedia wird der Begriff »Placebo« folgendermaßen definiert: »Ein Placebo (lat. »ich werde gefallen«) ist im engeren Sinn ein Scheinarzneimittel, welches keinen Arzneistoff enthält und somit auch keine durch einen solchen Stoff verursachte pharmakologische Wirkung haben kann.«

Bei Impfungen würde also zum Beispiel eine physiologisch neutrale Salzwasserlösung (engl. saline, phosphatgepufferte Salzlösung, kurz PBS) diesen Zweck erfüllen. Mit solch einer Kontrollgruppe wäre zweifelsfrei zu erkennen, welche Nebenwirkungen auf die Impfung und deren Wirk- und Inhaltsstoffe zurückzuführen sind. Die Behörden verzichteten jedoch darauf, dieses unangefochten beste Design durchzusetzen und genehmigten den absurden und jeglicher wissenschaftlichen Redlichkeit widersprechenden Vorschlag des »Gardasil«-Herstellers (siehe oben).

Und so geschah es: Abgesehen von einer kleinen Studie, bei der tatsächlich eine physiologisch neutrale Salzlösung als Placebo-Impfung verwendet wurde, bekamen 95 Prozent der insgesamt rund 20.000 Teilnehmerinnen demnach die neuartigen Alu-Booster gespritzt.

Damit wurde also eine Substanz, die nie am Menschen auf ihre Sicherheit getestet wurde, gleich im Impfstoff angewendet, der auf den Markt kommen sollte. Und um sicherzugehen, dass keine Probleme damit auftreten, spritzte man die neu entwickelte Alu-

Verbindung auch gleich den Teilnehmerinnen der Kontrollgruppe. Damit waren also alle Nebenwirkungen, die vom »Amorphen Aluminiumhydroxyphosphat Sulfat« ausgehen mochten, vollständig maskiert und unsichtbar gemacht.

GSK ging bei seinem AS-04-System ähnlich vor. Auch hier wurde kein neutrales Placebo in der Kontrollgruppe verwendet. Immerhin testete GSK seinen Impfstoff »Cervarix« mit dem Alu-Salmonellen-Gemisch zumindest gegen einen anderen Impfstoff, der eine herkömmliche Aluminium-Verbindung enthielt.

Kranke Studienteilnehmerinnen

Doch sehen wir, wie es beim Marktführer, dem Impfstoff »Gardasil«, weiterging. Ein Konzern, der eine wissenschaftliche Studie finanziert, hat kein Interesse daran, dass mögliche Krankheiten von Studienteilnehmern dem eigenen Arzneimittel zugeschrieben werden. Deshalb werden vor der Aufnahme in eine wissenschaftliche Studie alle Teilnehmer gründlich untersucht, ob sie auch wirklich vollkommen gesund sind.

Umso erstaunlicher ist es, dass bei den »Gardasil«-Studien laut Behördenprotokoll im Lauf von rund 18 Monaten bei insgesamt 463 der etwas mehr als 20.000 Teilnehmerinnen »neue Krankheiten mit potenziell autoimmunem Hintergrund« auftraten.

Dabei handelte es sich in der Mehrzahl um Gelenkentzündungen (Arthritis) sowie diverse Erkrankungen der Schilddrüse. 17 Teilnehmerinnen erkrankten an Morbus Crohn bzw. Colitis ulcerosa (chronische Darmentzündung), 7 Frauen an autoimmunem Diabetes, 6 an Multipler Sklerose und 4 an Lupus erythematodes.

Insgesamt betrug also das Risiko, binnen etwas mehr als einem Jahr von völliger Gesundheit in chronische Krankheit zu schlittern, 1 zu 43. Das bedeutet einen Anteil von 2,3 Prozent.

Diese neuen Krankheiten wurden jedoch von den Behörden nicht als mögliche Folgen der Impfung angesehen. Was denken Sie, warum? – Weil in der Kontrollgruppe exakt derselbe Anteil an

Mädchen und Frauen ebenfalls an diesen Autoimmunproblemen erkrankte!

Wie viele dieser neu aufgetretenen Erkrankungen nun tatsächlich auf die Impfungen zurückzuführen sind und wie viele auch ohne diese medizinische Intervention passiert wären, ist schwer zu sagen. Dafür hätte es eine neutrale Kontrollgruppe gebraucht. Und dieser »Geburtsfehler« der HPV-Zulassungsstudien lässt sich im Nachhinein auch nicht mehr beheben.

HPV-Experten und Lobbyisten weisen jedenfalls mit Beharrlichkeit darauf hin, dass diese 2,3 Prozent wohl der Anteil der jeweiligen Bevölkerung sind, die in diesem Zeitraum ohnedies erkrankt wären.

Zur Untermauerung dieser Behauptung wird auf eine Studie der Schweizer Impfexpertin Claire-Anne Siegrist[134] verwiesen. Sie kam – etwa zeitgleich zur Veröffentlichung der »Gardasil«-Studien – mit einer eigenartigen Arbeit an, die sich auf Daten großer Versicherungen bezog und zeigte, dass junge Frauen relativ häufig von Autoimmunerkrankungen betroffen sind. Siegrists Arbeit trug den bezeichnenden Untertitel: »Eine Kohortenstudie, um zu illustrieren, welche Ereignisse irrtümlich für Nebenwirkungen gehalten werden könnten«.

Ein Finanzier ist in dieser Studie – im krassen Gegensatz zu den Kriterien für seriöse wissenschaftliche Arbeit – nicht angegeben. Da Frau Professor Siegrist in der Vergangenheit aber auf der Honorarliste von fast allen großen Impfstoffkonzernen stand, nehme ich nicht an, dass sie die Arbeit gratis und unbezahlt in ihrer Freizeit durchführen musste.

Die HPV-Impfungen

Dass eine chronische Infektion mit den »Warzenviren« (lat. papilla = Warze) zu Krebs führen kann, wies der deutsche Virologe Harald zur Hausen nach. Er wurde dafür 2008 mit dem Nobelpreis ausgezeichnet. Die beiden am Markt erhältlichen Impfungen »Gardasil« und »Cervarix« wirken gegen die HPV-Typen 16 und 18, die an 70 Prozent aller Karzinome beteiligt sind.

Die HPV-Impfungen sind ab neun Jahren empfohlen, sowohl für Mädchen als auch neuerdings für Jungen. Die Kosten werden in allen deutschsprachigen Ländern von den Kassen übernommen. Den Beginn machte Deutschland, das die Impfung »Gardasil« gleich unmittelbar nach der Zulassung im Jahr 2007 empfahl.

»Das ist ein absoluter No-Brainer«, erklärte mir damals STIKO-Vorsitzender Heinz-Josef Schmitt die Eil-Aufnahme in den deutschen Impfplan, »da braucht man kein Gehirn dafür, wenn man sich diese Daten ansieht.«

Kritiker sahen dies von Beginn an deutlich weniger offensichtlich und rosig. Von »schwacher Datenbasis« war die Rede, ebenso von »enormer Industrie-Freundlichkeit der STIKO«.

»Gardasil« stieg gleich im Jahr seiner Erstzulassung in Deutschland mit einem Umsatz von fast 300 Millionen Euro zum meistverkauften Arzneimittel auf.

In Österreich dauerte es etwas länger, bis sich die HPV-Lobby mit ihrer Forderung nach einer öffentlich finanzierten Impfkampagne durchsetzen konnte. Doch seit 2014 ist es auch hier so weit: Kinder zwischen neun und zwölf Jahren werden zweimal geimpft. Bei älteren Kindern wird eine dritte Dosis gegeben, weil die Immunantwort mit steigendem Alter schwächer wird.

Wie lange die Wirkung anhält und ob Auffrischungen nötig sind, kann derzeit noch niemand sagen. Da der Großteil der Krebstodesfälle im Alter zwischen 50 und 80 Jahren auftritt, müsste die Wirkung aber viele Jahrzehnte anhalten. Es käme einem Wunder gleich, wenn dafür keine späteren Booster-Impfungen empfohlen würden.

2016 brachte der US-Konzern Merck für seinen Bestseller eine neue Version auf den Markt: »Gardasil-9« richtet sich nunmehr gegen neun Virenstämme, wovon sieben im Verdacht stehen, bei lange andauernder chronischer Infektion Krebs auszulösen. Das sind die Virentypen 16, 18, 31, 33, 45, 52 und 58. Zusätzlich sind noch die Typen 6 und 11 enthalten. Sie gelten als Auslöser harmloser, aber unangenehmer Genitalwarzen. In »Gardasil-9« wurde die Menge des Alu-Wirkverstärkers still und heimlich verdoppelt.

Gemeldete Schadensfälle

In der deutschen Datenbank des Paul-Ehrlich-Instituts für Verdachtsfälle von schweren Nebenwirkungen finden sich für HPV-Impfstoffe im Zeitraum von 2009 bis 2017 insgesamt 2085 Schadensmeldungen, darunter sieben Todesfälle.

1775 dieser Meldungen beziehen sich auf »Gardasil« sowie den Nachfolger »Gardasil-9«. Die Mehrzahl der Betroffenen (1567 Fälle) waren Mädchen im Alter unter 17 Jahren. Von männlichen Geimpften liegen 32 Meldungen vor.

Derartige passive Meldesysteme von potenziellen Impfschäden haben eine bekannt hohe Dunkelziffer. Wissenschaftliche Untersuchungen gehen davon aus, dass nur zwischen 1 und 5 Prozent der tatsächlich auftretenden Fälle damit erfasst werden können.

Auch in den USA führt »Gardasil« in der jeweiligen Altersgruppe mit weitem Abstand die Liste der schweren Nebenwirkungen im Melderegister an. Chris Shaw und Lucija Tomljenovic von der University of British Columbia in Vancouver wiesen in ihrer Analyse[135] der letzten sechs Meldejahre nach, dass »Gardasil« involviert war bei:

- 60,9 Prozent der schweren Nebenwirkungen (gesamt 2157 Fälle)
- 64,9 Prozent der lebensgefährlichen Ereignisse (gesamt 456)
- 61,9 Prozent der Todesfälle (gesamt 63)

- 81,9 Prozent der Ereignisse mit bleibendem Schaden (gesamt 589)

Die Eltern müssen vor der HPV-Impfung ein Formular unterschreiben. Die Aufklärung über Nebenwirkungen der Impfung beschränkt sich in Österreich auf häufige Vorfälle (1 bis 10 Prozent) und sehr häufige (tritt bei mehr als 10 Prozent der Impfungen auf).

Sehr häufige Nebenwirkungen sind Schwellungen an der Einstichstelle sowie Kopfschmerzen. Als häufige Nebenwirkungen werden Blutergüsse an der Einstichstelle, Fieber, Übelkeit und Gliederschmerzen genannt. Gerade mal eine einzige seltenere Nebenwirkung, nämlich Urtikaria (Nesselsucht), wird angeführt. Dabei handelt es sich um eine allergische Reaktion, die ein stark juckendes Ekzem hervorrufen kann. Die Nesselsucht kann chronisch, also dauerhaft, oder vorübergehend auftreten.

Keine Informationen gibt das Ministerium über die selteneren Nebenwirkungen, die etwa in der US-Fachinformation zu »Gardasil« angeführt werden. Da wird über Vorfälle berichtet, die unter den Teilnehmern der Zulassungsstudien beobachtet wurden. Besonders besorgniserregend sind hier die Krankheiten mit autoimmunem Hintergrund, wie etwa rheumatoide Arthritis, Diabetes Typ 1 oder Autoimmunstörungen der Schilddrüse.

Ende Mai 2018 erschien eine Übersichtsarbeit des Cochrane Instituts zur Wirksamkeit und Sicherheit der HPV-Impfungen. Die Beurteilung fiel erstaunlich gut aus. Sie sei hochwirksam und sehr sicher. In der zugehörigen Presseaussendung[136] heißt es wörtlich: »Die Evidenz zeigt, dass die Impfung das Risiko ernsthafter Nebenwirkungen nicht erhöht. Es lag bei rund sieben Prozent – sowohl bei den HPV-Geimpften als auch in den Kontrollgruppen.«

Sieben Prozent ernsthafte Nebenwirkungen? Und das wird dadurch entschuldigt, dass dies in den Kontrollgruppen ebenso hoch liegt?

Im August brachten Lars Jørgensen und Peter C. Gøtzsche vom nordischen Cochrane-Zentrum in Kopenhagen sowie Tom Jefferson einen Artikel im British Medical Journal, in dem sie ihre eigenen Cochrane-Kollegen frontal angriffen.[137] Sie warfen ihnen finanzielle Beziehungen zu den Herstellern vor, schlampige Arbeit und unvollständige Berichterstattung über die in Wahrheit lausige Bilanz zur Sicherheit der HPV-Impfstoffe.

Ginge es in der Gesundheitspolitik um logische, sachliche Entscheidungen, die zum Wohl der betroffenen Menschen nach bestem Wissen getroffen werden, so gäbe es bei der Vermeidung des Zervixkarzinoms nur einen vernünftigen Weg: Aus den Erfahrungen Finnlands zu lernen und ein organisiertes qualitätsgesichertes Früherkennungsprogramm zu schaffen.

Das wäre, bei wirklichem Willen, sofort umsetzbar und würde den Frauen auch sofort helfen. Die Niederlande und Großbritannien sind Finnland bereits nachgefolgt und haben den Leidensdruck beim Zervixkarzinom stark und dauerhaft reduziert.

In Deutschland und Österreich wird hingegen eine zynische Doppelstrategie forciert: Zum einen behalten die Gynäkologen durch wildes Screening auf tiefem Niveau ihre guten Einnahmen, mit teils schlimmen Folgen für die betroffenen Frauen. Zum anderen wird eine Menge Geld investiert, um mit der Impfung von Neunjährigen ein Risiko zu bekämpfen, das erst in vielen Jahren schlagend wird.

Ob diese Impfung jemals dazu beitragen wird, das Risiko für Gebärmutterhalskrebs in einigen Jahrzehnten zu reduzieren, ist mehr als ungewiss.

Die Studie[138] mit der bislang längsten Laufzeit von zehn Jahren zur Wirksamkeit von »Gardasil« brachte jedenfalls schon eine erste schwere Ernüchterung. Gegen den HPV-Hochrisikotyp 18 hatten nur noch rund sechzig Prozent der geimpften Frauen einen aufrechten Antikörper-Titer.

HPV – Zusammenfassung

	sehr gering bis null	gering	mittel	hoch	sehr hoch
Gefährlichkeit der Krankheit Zervixkarzinom					X
Wahrscheinlichkeit des Kontakts mit den Erregern					X
Wahrscheinlichkeit des Ausbruchs der Krankheit (ungeimpft)	X				
Schutzwirkung der Impfung			X		
Sicherheit der Impfung	X				
Sinnhaftigkeit der Impfung für die Normalbevölkerung	X				
Sinnhaftigkeit der Impfung für Risikogruppen		X			
Bedeutung der Impfung für den Herdenschutz der Bevölkerung	X				

Reiseimpfungen

Wer vor einer Fernreise in die spezialisierten tropenmedizinischen Institute geht, um sich beraten zu lassen, bekommt meist eine lange Liste an empfohlenen Impfungen.

Generell empfohlen wird ein bestehender Impfschutz für:

- Diphtherie-Tetanus-Pertussis-Polio
- Influenza (saisonal)
- Masern-Mumps-Röteln (MMR)
- Pneumokokken
- Varizellen
- Hepatitis A/B

Dazu kommen, je nach Reiseziel, noch die speziellen Impfungen für:

- Tollwut
- Typhus
- Meningokokken
- Cholera
- Japan-Enzephalitis
- Gelbfieber

Ich habe vor Fernreisen die Erfahrung gemacht, dass jene Kollegen, die brav alle empfohlenen Impfungen durchführen ließen, meist ein bis zwei Wochen brauchen, um sich von dieser Anstrengung wieder halbwegs zu erholen.

Wirklich vorgeschrieben, um in bestimmte Länder einreisen zu dürfen, ist meist nur die Gelbfieber-Impfung. Dabei handelt es sich um eine Lebendviren-Impfung, die nur in speziellen Impfstellen abgegeben werden darf. Sie ist normalerweise gut verträglich und über viele Jahre wirksam.

Bei Hepatitis A handelt es sich um eine Viruserkrankung, die fäkal-oral übertragen wird. Hier hat es sich als sinnvoll erwiesen, bei Nahrungsmitteln achtsam zu sein und etwa keine rohen Muscheln zu essen sowie auf Wasser aus dubiosen Quellen (z. B. Eiswürfel) zu verzichten.

Zum Schutz vor Infektionen wird generell die Regel »Koch es, schäl es oder lass es stehen« empfohlen. Erfahrene Fernreisende schwören zudem auf die desinfizierende Wirkung von einem Gläschen Schnaps nach dem Essen.

Die Tollwutgefahr in fernen Ländern ist normalerweise gering, weil Tiere, die sich diesbezüglich seltsam benehmen, von der lokalen Bevölkerung sofort entfernt würden. Aber natürlich kann es – vor allem in der Wildnis – zu Situationen und Kontakten kommen, die nicht vorhersehbar sind.

Normale Urlaubsaufenthalte in den Tourismusregionen Asiens oder Afrikas bergen meist kein größeres Infektions- und Krankheitsrisiko als zu Hause.

Zum Schluss

Impfberatung ist eine schwierige Angelegenheit. So viele Studien es auch gibt, ist doch jeder individuelle Fall anders. Eine Krankheit, und sei sie noch so selten, kann einen Menschen unter einer Million treffen – das Gleiche gilt für eine sehr seltene Nebenwirkung der Impfung. Die Statistik ist immer auf Seite der Mehrheit – und nicht auf jener des Individuums.

Es ist auch höchst unterschiedlich, wie Menschen auf verschiedene Herausforderungen reagieren. Manche sind weitgehend immun gegen Ängste und gehen mit unerschütterlicher Zuversicht durchs Leben. Andere wollen an der Hand genommen werden, brauchen Zuspruch und wissen die Handynummern aller ihrer Ärzte auswendig – für den Notfall.

Manche Menschen sind sehr impfkritisch und gleichzeitig extrem ängstlich. Sie fürchten die Nadel genauso wie den Infekt oder die Zecken. Einmal riet ich einer Familie, die Kinder doch bitte gegen FSME impfen zu lassen. Das sei jedenfalls das kleinere Übel, als den Kindern den ganzen Sommer über zu verbieten, in die Wiese zu gehen.

Und so kann es wahrscheinlich auch bei Tetanus oder Keuchhusten oder Windpocken sein. Manche Menschen brauchen pharmazeutischen Schutz, um die vermeintlichen Gefahren der Umwelt zu ertragen. Ansonsten sorgen sie sich zu Tode.

Die verschiedenen Impfungen habe ich nach möglichst objektiven Kriterien bewertet. Vielen werden diese Kriterien als streng oder überkritisch erscheinen. Das mag sein.

Ich habe mich an den Vorsatz gehalten, dass nur die strengste Bewertung zulässig ist für Arzneimittel, die gesunden Menschen gegeben werden. Auf dass unsere Kinder und wir selbst nach dem Impftermin genauso gesund sind wie davor.

Wir haben einen Teil des Impfwesens, der ganz gut funktioniert: Impfungen, die tatsächlich das tun, was man von ihnen erwartet.

Sie wirken und sind sicher. Diese Impfstoffe haben die großen historischen Erfolge eingefahren, die das Ansehen und den guten Ruf des Impfens begründet haben.

Doch auch bei diesen Impfungen gibt es Verbesserungsbedarf. Man kann an der Verabreichung feilen, die natürlichen Infektionswege nachahmen und die Zusammensetzung der Wirkstoffe optimieren. Wer sagt denn, dass in Impfungen Antibiotika, Stabilisatoren und problematisches Zellgewebe enthalten sein müssen.

In einer Zeit, wo der Biomarkt boomt, wird es höchste Zeit, dass wir auch bei der Rezeptur der Arzneimittel, die wir unseren Kindern geben, die besten Inhaltsstoffe und ein gesundheitliches Optimum anstreben.

Es gibt keinen Zugzwang. Die alten Seuchenzeiten sind vorbei. Jetzt gilt es in erster Linie, die Gesundheit nicht selbst zu gefährden durch unüberlegte schlampige Eingriffe. Jedes Arzneimittel, das wir unseren gesunden Kindern geben – und auch selbst einnehmen, sollte den höchsten Qualitätsansprüchen genügen.

Wir brauchen keine Ärzte, die sich als Gruselmonster betätigen und uns zur Impfung hinscheuchen; Leute, die uns einreden, unsere Kinder überleben sonst ihre Kindheit nicht. Das sind unseriöse Praktiken, die einen Mangel übertünchen sollen. Wer Angst hat, fragt nicht nach. Wer in Eile ist, liest nicht das Kleingedruckte.

Impfstoffe, wie wir sie heute haben, sind meist Ausdruck des alten Verständnisses einer Medizin als »Krieg gegen die bösen Keime«. Die weitaus meisten der Mikroben, die auf und in uns leben, machen aber keine Probleme. Sie leben in Symbiose mit uns und sind – wenn zwischen Immunsystem und Mikrobiom Friede herrscht – eine der wesentlichen Säulen unserer Gesundheit.

Aus der wissenschaftlichen Erforschung des menschlichen Mikrobioms wissen wir mittlerweile, dass heute nicht die Anwesenheit, sondern der Mangel an gewissen Mikroben das hauptsächliche Problem darstellt. Durch unsere allzu hygienische Lebensweise haben wir mit wichtigen Bakterien oft gar keinen Kontakt mehr.

Impfstoffe der Zukunft könnten deshalb auch Vermittler dieser verlorenen Erfahrungen sein. Sie könnten Trainingseffekte bieten, die sonst nicht mehr möglich sind, und unser Mikrobiom über »Schmutzimpfungen« mit Keimen bereichern, denen wir sonst nicht mehr begegnen würden.

Wir brauchen Impfstoffe, bei denen man sich mit gutem Gewissen und vollständig im Reinen zum Impfarzt begibt. Impfstoffe, die man essen, einatmen, auf die Haut auftragen kann. Wo es kein Schreikonzert gibt, weil heute Impftag ist und das Baby links und rechts und auch noch am Oberarm gestochen wird. Und der Kinderarzt den Freitag nicht erwarten kann, wo endlich Ruhe ist und er zur Therapie fahren kann, um seinen Tinnitus behandeln zu lassen.

Wir brauchen Alternativen. Wir verwenden seit bald hundert Jahren Aluminium-Verbindungen als Wirkverstärker und begreifen langsam, was diese Impfzusätze im Organismus anrichten können.

Wir brauchen endlich eine grundsätzliche Evaluierung des Impfwesens: eine neutrale, von allen Interessenkonflikten freie Bewertung von Nutzen und Schaden der einzelnen Impfstoffe. Jene, die ihre Aufgabe nicht erfüllen und obendrein noch riskante Nebenwirkungen haben, müssen vom Markt genommen werden. Und dort, wo die Impfungen notwendig sind, muss es Alternativen geben, die frei von Aluminium-Verbindungen und sonstigen problematischen Inhaltsstoffen sind. Das gilt speziell für jene Impfstoffe, die den Babys während der sensiblen Entwicklungsphase im ersten Lebensjahr gegeben werden.

Vor einigen Jahren kam es zu einer breiten Diskussion über die möglichen gesundheitlichen Folgen von aluminiumhaltigen Deos. Zuerst gab es heftige Angriffe der Kosmetikkonzerne. Es hieß, alle Vorwürfe seien haltlos, die Produkte vollständig sicher, die Haut so etwas wie ein »eiserner Vorhang«, der keine schädlichen Substanzen durchlässt.

Doch die kritische Debatte in den Medien und Internetforen hielt an – und schrittweise brachte eine Firma nach der anderen alufreie Deos auf den Markt. Heute ist die Mehrzahl der Deos in Drogeriemärkten frei von den toxischen Alu-Verbindungen.

Aber bedenken wir: Bei Deodorants gelangt nur ein Bruchteil der Schadstoffe durch die Haut ins Gewebe. Bei Impfungen, die tief in den Muskel injiziert werden, sind es hingegen immer hundert Prozent.

Wir sind derzeit meilenweit von sicheren Impfstoffen entfernt. Und wenn die Gesundheitspolitiker und die Behörden weiterhin meinen, dass es ihre Aufgabe ist, die Interessen der Impfstoffhersteller zu vertreten und nicht jene der Bevölkerung, von der sie bezahlt werden, so braucht es auch in diesem Bereich dringend öffentliche Gegenwehr.

Es gibt in den deutschsprachigen Ländern keine Impfpflicht. Wenn immer mehr Menschen unsichere Impfstoffe verweigern und nach Alternativen fragen, so wird es auch in diesem Bereich zu dringend nötigen Verbesserungen kommen. Das ist meine Hoffnung.

Fehler

Was ich in diesem Buch biete, ist eine breite Auswahl an Fakten, die ich nach bestem Wissen gesammelt habe. Dieses Buch enthält eine Unmenge an Details, Fachbegriffen, Markennamen, Mengenangaben etc.

Ich habe so sorgfältig recherchiert, wie es mir möglich war. Die Wahrscheinlichkeit, dass mir keine Fehler unterlaufen sind, geht aber trotzdem gegen null. Wenn Ihnen einer auffallen sollte, so bitte, schreiben Sie mir eine Nachricht, entweder über die E-Mail-Adresse **be@ehgartners.info** oder über die Direktnachrichten auf meinem Blog. Siehe dazu meine Webseite **bertehgartner.com**. Ich werde dann gern die Fehler prüfen, korrigieren und dies auch gleich auf meiner Webseite veröffentlichen.

Dank

Zum Abschluss möchte ich mich herzlich bedanken bei allen Wissenschaftlern, die mir über die Jahre hin ihre Arbeiten schickten, die mich auf dem Laufenden halten und zu Kongressen einladen.

Ich bedanke mich herzlich bei den Impfexperten aus dem Kreis der »Ärzte für individuelle Impfentscheidungen«, wo ich in einen intensiven Gedankenaustausch eingebunden bin und teilnehmen kann an einer erstklassigen respektvollen wissenschaftlichen Diskussionskultur (www.individuelle-impfentscheidung.de).

Herzlichen Dank auch meinen Testlesern, die mir wertvolles Feedback gegeben haben, wo es am Stil haperte, wo ich mich wiederholte oder manchmal viel zu kompliziert ausdrückte.

Herzlichen Dank den Mitarbeitern des Verlags Ennsthaler in Steyr, allen voran meiner Lektorin Sabine Thöne, weil ich mit der Abgabe des Manuskripts einmal mehr überzogen und ihre Geduld strapaziert habe.

Und natürlich ganz herzlichen Dank an die Familie Ennsthaler – für das langjährige Vertrauen, die gute Zusammenarbeit und den Mut, zum kontroversesten Thema, das die Medizin zu bieten hat, ein kritisches Buch zu veröffentlichen.

Bert Ehgartner
Starzing, im August 2018

Glossar

Adjuvans: Hilfsstoff, der die Wirkung eines Arzneistoffs verstärkt

Allergen: Substanz, die allergische Reaktionen auslösen kann

Allergie: Überschießende Abwehrreaktion des Immunsystems auf bestimmte, normalerweise harmlose Stoffe (Allergene)

Anaphylaktischer Schock, auch allergischer Schock: Allergische Extremreaktion des Organismus, kann akut lebensbedrohlich sein

Antibiotika: Medikamente, um Infektionen zu behandeln. Wirken ausschließlich gegen Bakterien

Antigen: Stoff, meist Eiweiß, der eine Immunreaktion auslösen kann und gegen den das Immunsystem Antikörper bildet

Antikörper, auch Immunglobuline: Eiweißmoleküle, die vom Immunsystem zur Bekämpfung bestimmter Stoffe bzw. Krankheitserreger gebildet werden. Es gibt beim Menschen fünf Klassen von Antikörpern: IgA (Immunglobulin-A, in Körpersekreten), IgD (Bestandteil der B-Lymphozytenmembran), IgE (Schutz vor Parasiten; für Allergien verantwortlich), IgG (bilden den Großteil der Abwehrstoffe im Blut), IgM (zeigen akute Infektionsphase einer Krankheit an)

Antitoxin: Gegengift, macht im Körper vorhandene Gifte unschädlich

Autoimmunerkrankung: Das Immunsystem greift körpereigene Strukturen an (Organe, Gewebe, Zellen)

azellulär: Keine Zellen enthaltend, zellfrei

bakteriämisch: Vorkommen von Bakterien im Blut

B-Zellen, auch B-Lymphozyten: wichtiger Bestandteil des Immunsystems, bilden Antikörper, gehören zu den Leukozyten (weiße Blutkörperchen)

Colitis ulcerosa: Chronisch-entzündliche Erkrankung des Dickdarms

ECDC: European Centre for Disease Prevention and Control (Europäisches Zentrum für die Prävention und Kontrolle von Krankheiten), eine Agentur der Europäischen Union; www.ecdc.europa.eu

ELISA: Enzyme-linked Immunosorbent Assay (ELISA), immunologisches Verfahren zum Nachweis bestimmter Moleküle in Körperflüssigkeiten

Endemie: Infektionskrankheit, die innerhalb einer begrenzten Region auftritt, zeitlich unbegrenzt

Epidemie: Infektionskrankheit, die massenhaft vorkommt, eine große Zahl Menschen wird gleichzeitig befallen (»Seuche«), zeitlich und örtlich begrenzt

Epithel: Oberste Zellschicht des tierischen und menschlichen Haut- und Schleimhautgewebes

evidenzbasiert: Auf klinische Studien bzw. wissenschaftliche Erkenntnisse gestützt (von diagnostischen oder therapeutischen Maßnahmen)

Fibroblast: Bildungszelle des faserigen Bindegewebes bei Wirbeltieren

Formaldehyd: Gasförmige, organische Verbindung, wirkt keimtötend, konservierend und desinfizierend, in vielen Produkten des täglichen Lebens enthalten; gilt als gesundheitsgefährdend

GSK: GlaxoSmithKline, weltweit sechstgrößtes, britisches Pharmaunternehmen

Herdenschutz, auch Herdenimmunität: Bezeichnet den Effekt, bei dem die durch eine Impfung erzeugte oder durch Infektion erworbene Immunität gegen einen Krankheitserreger in der Bevölkerung oder in einer speziellen Bevölkerungsgruppe (der »Herde«) so verbreitet ist, dass in dieser Gruppe auch nicht immune Personen geschützt sind, weil der Erreger sich nicht ausbreiten kann

Hippocampus: Teil des Gehirns, Schnittstelle zwischen Kurz- und Langzeitgedächtnis

Humorale Immunantwort: Abwehrstoffe gegen Krankheitserreger, die in den Körperflüssigkeiten Blut oder Lymphe vorkommen (humoral = die Körpersäfte betreffend)

Immundefizienz: Immunschwäche, angeboren oder erworben, vorübergehend oder dauerhaft

Immunglobuline (IG): siehe Antikörper

Immunsystem: Körpereigenes Abwehrsystem, das Gewebeschädigungen durch Krankheitserreger verhindert

Impfung: Gabe eines Impfstoffs, um vor einer Infektionskrankheit zu schützen (Immunisierung, Immunität); dient der Aktivierung des Immunsystems

Internationale Einheit: Maßeinheit für die Menge einer Substanz bzw. in der Medizin verwendete Arzneistoffe, abgekürzt IE (engl. IU, international unit)

invasiv: Eindringend, in das umgebende Bindegewebe hineinwachsend

Inzidenz: Anzahl neuer Erkrankungsfälle innerhalb einer Personengruppe, bezogen auf einen bestimmten Zeitraum

Isolat: Isolierte Gruppe von Lebewesen mit einem Gengehalt, der von dem vergleichbarer Gruppen abweicht

Lebendimpfstoff: Enthält lebende, abgeschwächte (attenuierte) Krankheitskeime, die sich zwar noch vermehren, eine Krankheit aber nicht mehr auslösen können. Bietet meist lebenslangen Schutz

Mediastinum: Brustkorbraum zwischen den beiden Lungenflügeln

Mikroben, auch Mikroorganismen: Winzige Organismen, nur mikroskopisch erkennbar, wie Bakterien, Pilze und Einzeller

mikrobiell: Die Mikroben betreffend, durch Mikroben hervorgerufen

Mikrobiom: Gesamtheit aller Mikroorganismen, die ein Lebewesen besiedeln

Morbus Crohn: Chronisch-entzündliche, schubweise verlaufende Darmerkrankung, kann im gesamten Verdauungstrakt (von der Mundhöhle bis zum After) auftreten

Multiple Sklerose: Chronisch-entzündliche Erkrankung des Zentralnervensystems, Entzündungen im Gehirn und Rückenmark. Die Symptome sind vielfältig, der Verlauf oft schubförmig (»Krankheit mit den tausend Gesichtern«)

neurotoxisch: Das Nervensystem schädigend

pathogen: Krankheiten verursachend (von Bakterien, chemischen Stoffen etc.)

PCR: Polymerase-Kettenreaktion, Verfahren zur Vervielfältigung von DNA und zur Untersuchung der molekularen Feinstruktur der Erbsubstanz (etwa zum Nachweis von Krankheiten)

rekombinant: Eiweißmoleküle, wie Antikörper, die künstlich mithilfe gentechnisch veränderter Bakterien hergestellt werden

Resistenz: Widerstandsfähigkeit eines Lebewesens gegen schädliche Umwelteinflüsse sowie von Bakterien und Viren gegen Medikamente (Antibiotikaresistenz)

Rezeptor: Sinneszelle, die Reize und Signale aus der Umwelt oder aus dem Inneren des Organismus aufnimmt und weiterleitet

RKI: Robert Koch-Institut, Forschungsinstitut für Infektionskrankheiten und nicht übertragbare Krankheiten, dem deutschen Bundesministerium für Gesundheit unterstellt, www.rki.de

selbstlimitierend: Ohne äußere Einflüsse (oder therapeutischen Maßnahmen) zum Erliegen kommen

Sepsis: Lebensbedrohliche »Blutvergiftung«, die Infektion breitet sich im gesamten Körper aus. Bakterien, Viren, Pilze oder Parasiten können die Auslöser sein

Serotyp: Untergruppe von Mikroorganismen; formales Mittel zur detaillierten Klassifizierung von Bakterien und Viren

Serumtherapie: Bekämpfung von Infektionskrankheiten oder bakteriellen Giften durch Gabe eines Immunserums (passive Immunisierung)

sklerosieren: Sich krankhaft verhärten, verdichten

SSPE: Subakute sklerosierende Panenzephalitis (Gehirnentzündung), tödlich verlaufende Folgeerkrankung einer Maserninfektion

STIKO: Ständige Impfkommission am Robert Koch-Institut, 1972 gegründet, besteht derzeit aus 18 Impfexperten. Entwickelt Impfempfehlungen für Deutschland, orientiert sich dabei an den Kriterien der evidenzbasierten Medizin

Stille Feiung: Infektion, die ohne Ausbruch einer Krankheit verläuft (stumme Infektion) und immun gegen den Erreger macht (man ist dagegen »gefeit«).

subakut: Weniger heftig verlaufend (von krankhaften Prozessen)

T-Zellen, auch T-Lymphozyten: Gehören zu den Leukozyten (weißen Blutkörperchen), dienen gemeinsam mit den B-Zellen der körpereigenen Immunabwehr

Titer: Maßangabe für die Konzentration von Antikörpern im Blut

Totimpfstoff: Enthält abgetötete Krankheitserreger. Der Impfschutz lässt mit der Zeit nach und muss regelmäßig aufgefrischt werden

Toxizität: Giftigkeit einer Substanz (bezogen auf ihre Wirkung auf den lebenden Organismus)

VAERS: Vaccine Adverse Event Reporting System, Meldesystem für unerwünschte Wirkungen von Impfstoffen in den USA

Zytokine: Körpereigene Proteine, für einen wesentlichen Teil der Zellsteuerung verantwortlich

Zytokinsturm: Gefährliche Überreaktion bzw. Entgleisung des Immunsystems

Endnoten

1. Bethel CD et al. »A National and State Profile of Leading Health Problems and Health Care Quality for US Children: Key Insurance Disparities and Across-State Variations« Academic Pediatrics 2011; II(3): S. 22–33.

2. Danielson ML et al. »Prevalence of Parent-Reported ADHD Diagnosis and Associated Treatment Among U.S. Children and Adolescents, 2016« J Clin Child Adolesc Psychol. 2018; 47(2): S. 199–212.

3. Strom MA et al. »Eczema Is Associated with Childhood Speech Disorder: A Retrospective Analysis from the National Survey of Children's Health and the National Health Interview Survey« J Pediatr. 2016; 168: S. 185–192.

4. Kiraly N et al. »Timing of routine infant vaccinations and risk of food allergy and eczema at one year of age« Allergy 2016; 71(4): S. 541–549.

5. McDonald KL et al. »Delay in diphtheria, pertussis, tetanus vaccination is associated with a reduced risk of childhood asthma« J Allergy Clin Immunol 2008; 121(3): S. 626–631.

6. Neue Vorarlberger Tageszeitung »Skepsis an Impfungen wächst« 1.3.2018.

7. »Zoster-Impfung bald Standard beim Hausarzt?« ÄrzteZeitung, 18.10.2006.

8. Ich verwende hier die Daten aus der Token-Studie, englische Version, Tabelle 21, Seite 95. Downloadbar auf der Seite des RKI: https://www.rki.de/DE/Content/Gesundheitsmonitoring/Studien/Weitere_Studien/TOKEN_Studie/token_node.html (zuletzt besucht am 4.8.2018).

9. V. Zylka-Menhorn, M. Schlaud »Todesfälle nach Sechsfachimpfung: Vorsichtige Entwarnung« Dtsch Ärztebl 2011; 108(10): S. 523–534.

10. DeMeo SD et al. »Adverse Events After Routine Immunization of Extremely Low-Birth-Weight Infants« JAMA Pediatr 2015; 169(8): S. 740–745.

11. Movsas TZ et al. »Effect of Routine Vaccination on Aluminum and Essential Element Levels in Preterm Infants« JAMA Pediatr. 2013; 167(9): S. 870–872.

12. Kristensen I et al. »Routine vaccinations and child survival: follow up study in Guinea-Bissau, West Africa« BMJ 2000; 321: S. 1435–1438.

13. Mogensen SW et al. »The Introduction of Diphtheria-Tetanus-Pertussis and Oral Polio Vaccine Among Young Infants in an Urban African Community: A Natural Experiment« EBioMedicine 2017; 17: S. 192–198.

14 Sørup S et al. »Live Vaccine Against Measles, Mumps, and Rubella and the Risk of Hospital Admissions for Nontargeted Infections« JAMA 2014; 311(8): S. 826–835.

15 Darbre PD et al. »Aluminium and human breast diseases« J Inorg Biochem 2011; 105: S. 1484–1488.

16 Mandriota SJ et al. »Aluminium chloride promotes tumorigenesis and metastasis in normal murine mammary gland epithelial cells« Int J Cancer 2016; 139: S. 2781–2790.

17 Linhart C et al. »Use of Underarm Cosmetic Products in Relation to Risk of Breast Cancer: A Case-Control Study« EBioMedicine 2017; 21: S. 79–85.

18 »Sicherheitsbewertung von Aluminium in Impfstoffen« Paul-Ehrlich-Institut, Bulletin zur Arzneimittelsicherheit, Ausgabe 3, September 2015.

19 Trost B et al. »No human protein is exempt from bacterial motifs, not even one« Self/Nonself 2010; 1(4): S. 328–334.

20 Glass RI, Parashar UD »The Promise of New Rotavirus Vaccines« N Engl J Med 2006; 354: S. 75–77.

21 Moon SS et al. »Inhibitory Effect of Breast Milk on Infectivity of Live Oral Rotavirus Vaccines« Pediatr Infect Dis J. 2010; 29(10): S. 919–923.

22 Banerjee I et al. »Comparative Study of the Epidemiology of Rotavirus in Children from a Community-Based Birth Cohort and a Hospital in South India« J Clin Microbiol. 2006; 44(7): S. 2468–2474.

23 Kurugöl Z et al. »Rotavirus gastroenteritis among children under five years of age in Izmir, Turkey« Turk J Pediatr. 2003; 45(4): S. 290–294.

24 Ali A et al. »Impact of Withholding Breastfeeding at the Time of Vaccination on the Immunogenicity of Oral Rotavirus Vaccine – A Randomized Trial« PLoS One 2015; 10(6): e0127622.

25 Handbuch der Kinderheilkunde, Immunologie, Soziale Pädiatrie, F. Hansen, Kapitel Tetanusschutzimpfung S. 718ff; Springer-Verlag Berlin, Heidelberg 1966.

26 Epidemiology and Prevention of Vaccine-Preventable Diseases, The Pink Book: Course Textbook, 13th Edition, CDC 2015, S. 347.

27 http://www.gbe-bund.de

28 Silvia Klein »Zusammenhang zwischen Impfungen und Inzidenz und Mortalität von Infektionskrankheiten. Zeitreihenanalysen mit Meldedaten zu Diphtherie, Pertussis, Poliomyelitis und Tetanus von 1892 bis 2011 in Deutschland« Dissertation aus dem Robert Koch-Institut, 2013.

29 Schröder J. P., Kuhlmann W. D. »Tetanusimmunität bei Männern und Frauen in der Bundesrepublik Deutschland« Immun. Infekt. 1991; 19: S. 14–17.

30 Ehrengut W. et al. »Naturally acquired tetanus antitoxin in the serum of children and adults in Mali« Immun Infekt 1983; 11(6): S. 229–232.

31 Hammarlund E et al. »Durability of Vaccine-Induced Immunity Against Tetanus and Diphtheria Toxins: A Cross-sectional Analysis« Clinical Infectious Diseases 2016; 62(9): S. 1111–1118.

32 Risikogruppen sind zum Beispiel Patienten mit Diabetes Typ 2, COPD (chronisch obstruktive Lungenerkrankung) etc.

33 European Centre for Disease Prevention and Control. Diphtheria. In: ECDC. Annual epidemiological report for 2015. Stockholm, December 2017.

34 Wolfgang Geissel »Experten warnen vor Rückkehr der Diphtherie« Ärzte-Zeitung 22.2.2017.

35 Nationale Referenzzentrale für Diphtherie-Labor, AGES, Jahresbericht 2017.

36 Robert Koch-Institut: Infektionsepidemiologisches Jahrbuch meldepflichtiger Krankheiten für 2016, Berlin, 2017.

37 Ulrike Enke »125 Jahre Diphtherieheilserum: Das Behring'sche Gold« Deutsches Ärzteblatt 2015; 112(49): A-2088 / B-1722 / C-1667.

38 Huntemüller O. »Beitrag zur Epidemiologie und Bekämpfung der Diphtherie« Deutsche Medizinische Wochenschrift 1919; 45(35): S. 964–966.

39 Silvia Klein »Zusammenhang zwischen Impfungen und Inzidenz und Mortalität von Infektionskrankheiten. Zeitreihenanalysen mit Meldedaten zu Diphtherie, Pertussis, Poliomyelitis und Tetanus von 1892 bis 2011 in Deutschland« Dissertation aus dem Robert Koch-Institut, 2013.

40 Silvia Klein, a. a. O. S. 142.

41 Oram M et al. »Bacteriophage-based vectors for site-specific insertion of DNA in the chromosome of Corynebacteria« Gene 2007; 391: S. 53–62.

42 Nekrassova LS et al. »Epidemic Diphtheria in Ukraine, 1991–1997« The Journal of Infectious Diseases 2000; 181(Suppl 1): S. 35–40.

43 Poethko-Müller C., Schmitz R. »Impfstatus von Erwachsenen in Deutschland« Bundesgesundheitsblatt 2013; 56: S. 845–857.

44 Hartley P et al. »Study of Diphtheria in Two Areas of Great Britain« Special Report Series, Medical Research Council, No. 272; London, 1950.

45 Handbuch der Inneren Medizin, 1. Band Infektionskrankheiten, A. Hottinger: Die Diphtherie, Seite 1354, Springer Verlag Berlin Heidelberg, 1952.

46 »Fragwürdige Mischung« Spiegel, 18.11.1974.

47 Ehrengut W. »Central nervous sequelae of vaccinations« Lancet 1986; 1(8492): S.1275–1276.

48 Greco D et al. »A controlled trial of two acellular vaccines and one whole-cell vaccine against pertussis. Progetto Pertosse Working Group« N Engl J Med. 1996; 334(6): S. 341–348.

49 Witt DJ at al. »Unexpectedly Limited Durability of Immunity Following Acellular Pertussis Vaccination in Preadolescents in a North American Outbreak« Clinical Infectious Diseases 2012; 54(12): S. 1730–1735.

50 Althouse BM, Scarpino SV »Asymptomatic transmission and the resurgence of Bordetella pertussis« BMC Med 2015; 13: S. 146–158.

51 Warfel JM et al. »Acellular pertussis vaccines protect against disease but fail to prevent infection and transmission in a nonhuman primate model« PNAS 2013; 111(2): S. 787–792.

52 Workshop Bericht: »Drei Jahre bundesweite Keuchhusten-Meldepflicht« Epidemiologisches Bulletin Nr. 21, RKI 24.5.2017.

53 Debrie AS et al. »Construction and evaluation of Bordetella pertussis live attenuated vaccine strain BPZE1 producing Fim3« Vaccine 2018; 36(11): S. 1345–1352.

54 Shi W et al. »Novel intranasal pertussis vaccine based on bacterium-like particles as a mucosal adjuvant« Immunol Lett 2018; 198: S. 26–32.

55 Hallander HO et al. »Is adolescent pertussis vaccination preferable to natural booster infections?« Expert Rev. Clin. Pharmacol. 2011; 4(6): S. 705–711.

56 Goldman AS »What was the cause of Franklin Delano Roosevelt's paralytic illness?« Journal of Medical Biography 2003; 11: S. 232–240.

57 Ulrike Lindner »Gesundheitspolitik in der Nachkriegszeit – Die Bekämpfung der Kinderlähmung« Deutsches Historisches Institut London, De Gruyter 2011.

58 Silvia Klein »Zusammenhang zwischen Impfungen und Inzidenz und Mortalität von Infektionskrankheiten. Zeitreihenanalysen mit Meldedaten zu Diphtherie, Pertussis, Poliomyelitis und Tetanus von 1892 bis 2011 in Deutschland« Dissertation aus dem Robert Koch-Institut, 2013.

59 Malte Thießen »Immunisierte Gesellschaft – Impfen in Deutschland im 19. und 20. Jahrhundert« Vandenhoeck & Ruprecht 2017.

60 Zum Beispiel Mitarbeiter von NGOs, die in Gebieten mit realer Polio-Gefahr arbeiten.

61 Harper JJ et al. »Biotypes of Haemophilus influenzae That Are Associated with Noninvasive Infections« Journal of Clinical Microbiology 1991; S. 2539–2542.

62 Gessner BD et al. »Incidences of vaccine-preventable Haemophilus influenzae type b pneumonia and meningitis in Indonesian children: hamlet-randomised vaccine-probe trial« Lancet 2005; 365(9453): S. 43–52.

63 Jacob M. Puliyel »If they don't have bread let them take vaccines« Letter to the Guardian, October 2010.

64 Platonov AE et al. »Economic evaluation of Haemophilus influenzae type b vaccination in Moscow, Russian Federation« Vaccine 2006; 24(13): S. 2367–2376.

65 Collins S et al. »Neonatal invasive Haemophilus influenzae disease in England and Wales: epidemiology, clinical characteristics, and outcome« Clin Infect Dis. 2015; 60(12): S. 1786–1792.

66 Khan MN et al. »Developing a vaccine to prevent otitis media caused by nontypeable Haemophilus influenzae« Expert Rev Vaccines 2016; 15(7): S. 863–878.

67 Silfverdal SA et al. »Long term enhancement of the IgG2 antibody response to Haemophilus influenzae type b by breast-feeding« Pediatr Infect Dis J. 2002; 21(9): S. 816–821.

68 Puliyel J et al. »Evaluation of the Protection Provided by Hepatitis B Vaccination in India« The Indian Journal of Pediatrics, published online: 10.1.2018.

69 Karvonen T et al. »Epidemiology of hepatitis B infection in Finland: Implications for immunisation policy« Vaccine 2017; 35: S. 412–418.

70 ANSM-Daten aus: Dominique Le Houézec »Evolution of multiple sclerosis in France since the beginning of hepatitis B vaccination« Vortrag 9th International Congress on Autoimmunity« March 26–30 2014; Nizza.

71 Faure E et al. »Multiple sclerosis and hepatitis B vaccination: could minute contamination of the vaccine by partial hepatitis B virus polymerase play a role through molecular mimicry?« Med Hypotheses 2005; 65(3): S. 509–520.

72 Ascherio A et al. »Hepatitis B Vaccination and the Risk of Multiple Sclerosis« N Engl J Med 2001; 344: S. 327–332.

73 DeStefano F et al. »Vaccinations and Risk of Central Nervous System Demyelinating Diseases in Adults« Arch Neurol. 2003; 60(4): S. 504–509.

74 Hernan MA et al. »Recombinant hepatitis B vaccine and the risk of multiple sclerosis – A prospective study« Neurology 2004; 63: S. 838–842.

75 Mouchet J et al. »Central Demyelinating Diseases after Vaccination Against Hepatitis B Virus: A Disproportionality Analysis within the VAERS Database« Drug Saf 2018; https://doi.org/10.1007/s40264-018-0652-4.

76 »Vaccine Safety« Introduction to Vaccine Safety Science & Policy in the United States, Informed Consent Action Network (ICAN), 2.10.2017.

77 Yang J et al. »Neonatal hepatitis B vaccination impaired the behavior and neurogenesis of mice transiently in early adulthood« Psychoneuroendocrinology 2016; 73: S. 166–176.

78 Wang X et al. »IL-4 mediates the delayed neurobehavioral impairments induced by neonatal hepatitis B vaccination that involves the down-regulation of the IL4 receptor in the hippocampus« Cytokine 2018; 110: S. 137–149.

79 Harder KM et al. »Universal screening for hepatitis B among pregnant women led to 96 % vaccination coverage among newborns of HBsAg positive mothers in Denmark« Vaccine 2011; 29(50): S. 9303–9307.

80 Borges IC et al. »Natural Development of Antibodies against Streptococcus pneumoniae, Haemophilus influenzae, and Moraxella catarrhalis Protein Antigens during the First 13 Years of Life« Clinical and Vaccine Immunology 2016; 23(11): S. 878–883.

81 Huss A et al. »Efficacy of pneumococcal vaccination in adults: a meta-analysis« CMAJ 2009; 180(1): S. 48–58.

82 Sheppard C et al. »Rise of multidrug-resistant non-vaccine serotype 15A Streptococcus pneumoniae in the United Kingdom, 2001 to 2014« Eurosurveillance 2016; 21(50).

83 Guevara M et al. »Direct, indirect and total effects of 13-valent pneumococcal conjugate vaccination on invasive pneumococcal disease in children in Navarra, Spain, 2001 to 2014: cohort and case-control study« Eurosurveillance 2016; 21(14).

84 Metlay JP et al. »Exposure to children as a risk factor for bacteremic pneumococcal disease: changes in the post-conjugate vaccine era« Arch Intern Med. 2010; 170(8): S. 725–731.

85 Jones CH et al. »Comprehensive vaccine design for commensal disease progression« Science Advances 2017; 3 (10) DOI: 10.1126/sciadv.1701797.

86 Jahresbericht 2017 der Landesuntersuchungsanstalt für das Gesundheits- und Veterinärwesen, Freistaat Sachsen.

87 Gradoux E et al. »Invasive Pneumokokken-Erkrankungen im Prevenar®-Zeitalter« Paediatrica 2016; 27(2): S. 33–34.

88 Durey A et al. »Carriage Rates and Serogroups of Neisseria meningitidis among Freshmen in a University Dormitory in Korea« Yonsei Med J. 2012; 53(4): S. 742–747.

89 Wouter H Havinga »Giving Paracetamol for Fever is unnecessary« BMJ 1997; 314: S. 1692.

90 Mina MJ et al. »Long-term measles-induced immunomodulation increases overall childhood infectious disease mortality« Science 2015; 348(6235): S. 694–699.

91 M-M-R® II (Measles, Mumps and Rubella Virus Vaccine Live), Merck Sharp & Dohme Corp., Revised: 11/2016.

92 RKI-Ratgeber Masern: https://www.rki.de/DE/Content/Infekt/EpidBull/Merkblaetter/Ratgeber_Masern.html (Stand vom 13.7.2018).

93 Smetana J et al. »Decreasing Seroprevalence of Measles Antibodies after Vaccination – Possible Gap in Measles Protection in Adults in the Czech Republic« PLoS ONE 2017; 12(1): e0170257.

94 Augusto GF et al. »Challenging measles case definition: three measles outbreaks in three Health Regions of Portugal, February to April 2018« Eurosurveillance 12.7.2018; 23(28).

95 Low N et al. »A Randomized, Controlled Trial of an Aerosolized Vaccine against Measles« N Engl J Med 2015; 372: S. 1519–1529.

96 Über eine Enzephalitis wurde extrem selten (Häufigkeit von 1 pro 10 Millionen Dosen) berichtet. Das Risiko einer Enzephalitis nach der Impfung liegt weit unter dem Risiko einer durch die natürliche Infektion verursachten Enzephalitis (Masern: 1 in 1000 bis 2000 Fällen; Mumps: 2 bis 4 in 1000 Fällen; Röteln: ungefähr 1 in 6000 Fällen).

97 Lewis PE et al. »Measles, Mumps, and Rubella Titers in Air Force Recruits: Below Herd Immunity Thresholds?« Am J Prev Med. 2015; 49(5): S. 757–760.

98 Siedler A, Rieck T »Varizellenimpfempfehlungen der Ständigen Impfkommission werden befolgt« Monatsschrift Kinderheilkunde, Zeitschrift für Kinder- und Jugendmedizin, 2.3.2018.

99 Thomas SL at al. »Contacts with varicella or with children and protection against herpes zoster in adults: a case-control study« Lancet 2002; 360(9334): S. 678–682.

100 Karhunen M et al. »Modelling the impact of varicella vaccination on varicella and zoster« Epidemiol Infect 2010; 138(4): S. 469–481.

101 Brisson M et al. »Exposure to varicella boosts immunity to herpes-zoster: implications for mass vaccination against chickenpox« Vaccine 2002; 20(19–20): S. 2500–2507.

102 Yih WK et al. »The incidence of varicella and herpes zoster in Massachusetts as measured by the Behavioral Risk Factor Surveillance System (BRFSS) during a period of increasing varicella vaccine coverage, 1998–2003« BMC Public Health 2005; 5: S. 68 ff.

103 Dommasch ED »Trends in Nationwide Herpes Zoster Emergency Department Utilization From 2006 to 2013« JAMA Dermatol 2017; 153(9): S. 874–881.

104 Civen R et al. »The Incidence and Clinical Characteristics of Herpes Zoster Among Children and Adolescents After Implementation of Varicella Vaccination« Pediatr Infect Dis J 2009; 28: S. 954–959.

105 Weinmann S et al. »Incidence and clinical characteristics of herpes zoster among children in the varicella vaccine era, 2005–2009« J Infect Dis 2013; 208(11): S. 1859–1868.

106 Leuridan E et al. »Early waning of maternal measles antibodies in era of measles elimination: longitudinal study« BMJ 2010; 340:c1626.

107 Waaijenborg S et al. »Waning of maternal antibodies against measles, mumps, rubella, and varicella in communities with contrasting vaccination coverage« J Infect Dis 2013; 208(1): S. 10–16.

108 Kilgore PE »Varicella in Americans from NHANES III: implications for control through routine immunization« J Med Virol. 2003; 70 Suppl 1: S. 111–118.

109 Banz K et al. »The burden of varicella in Germany. Potential risks and economic impact« Eur J Health Econ 2004; 5(1): S. 46–53.

110 Banz K et al. »Economic evaluation of varicella vaccination in Swiss children and adolescents« Hum Vaccin 2009; 5(12): S. 847–857.

111 Van der Heiden, M et al. »Age-Dependent Pre-Vaccination Immunity Affects the Immunogenicity of Varicella Zoster Vaccination in Middle-Aged Adults« Frontiers in Immunology 9 (2018): 46. PMC Web 29 July 2018.

112 Lal H et al. »Group Efficacy of an adjuvanted herpes zoster subunit vaccine in older adults« N Engl J Med 2015; 372: S. 2087–2096.

113 Cunningham AL et al. »Efficacy of the Herpes Zoster Subunit Vaccine in Adults 70 Years of Age or Older« N Engl J Med 2016; 375(11): S. 1019–1032.

114 Fritsch P et al. »Tick-borne encephalitis in Styrian children from 1981 to 2005: a retrospective study and a review of the literature« Acta Paediatrica 2008; 97: S. 535–538.

115 Heinz FX et al. »Emergence of tick-borne encephalitis in new endemic areas in Austria: 42 years of surveillance« Eurosurveillance 2015; 20(13).

116 Kriz B et al. »Epidemiology of Tick-Borne Encephalitis in the Czech Republic 1970–2008« Vector Borne Zoonotic Dis 2012; 12(11): S. 994–999.

117 Dorko E et al. »Increasing Incidence of Tick-Borne Encephalitis and Its Importance in the Slovak Republic« Cent Eur J Public Health 2014, 22(4): S. 277–281.

118 W. Erber, H.-J. Schmitt »Self-reported tick-borne encephalitis (TBE) vaccination coverage in Europe: Results from a cross-sectional study« Ticks and Tick-borne Diseases 2018; 9: S. 768–777.

119 Hrnjaković Cvjetković I et al. »Tick-Borne Encephalitis Virus Infection in Humans« Med Pregl 2016; 69(3–4): S. 93–98.

120 Die Information stammt aus einem persönlichen Interview. Nähere Angaben zur Studie unter: http://www.oegtpm.at/wp/wp-content/uploads/oegtp_080507_stanek.pdf

121 Herbert W. Virgin »The mammalian virome in genetic analysis of health and disease pathogenesis« Vortrag am NIH, Bethesda, 22.4.2015.

122 Iwane MK et al. »Population-based surveillance for hospitalizations associated with respiratory syncytial virus, influenza virus, and parainfluenza viruses among young children« Pediatrics 2004; 113: S. 1758–1764.

123 Ucakar et al. »The impact of influenza and respiratory syncytial virus on hospitalizations for lower respiratory tract infections in young children: Slovenia, 2006–2011« Influenza and Other Respiratory Viruses 2013; 7(6): S. 1093–1102.

124 Jansen AG et al. »Influenza and respiratory syncytial virus-associated mortality and hospitalisations« Eur Respir J 2007; 30: S. 1158–1166.

125 Peter Doshi »Trends in recorded influenza mortality: United States, 1900–2004« Am J Public Health 2008; 98(5): S. 939–945.

126 Simonsen L et al. »Mortality benefits of influenza vaccination in elderly people: an ongoing controversy« The Lancet Infectious Diseases 2007; 7: S. 658–666.

127 Rizzo C et al. »Influenza-related mortality in the Italian elderly: no decline associated with increasing vaccination coverage« Vaccine 2006; 24(42/43): S. 6468–6475.

128 Worobey M et al. »Genesis and pathogenesis of the 1918 pandemic H1N1 influenza A virus« Proc Natl Acad Sci USA 2014; 111(22): S. 8107–8112.

129 Maryn McKenna »New Canadian studies suggest seasonal flu shot increased H1N1 risk« Center for Infectious Disease Research, Univ of Minnesota 6.4.2010.

130 Bodewes R et al. »Yearly influenza vaccinations: a double-edged sword?« The Lancet Infectious Diseases 2009; 12: S. 784–788.

131 Bodewes R et al. »Annual Vaccination against Influenza Virus Hampers Development of Virus-Specific CD8 T Cell Immunity in Children« Journal of Virology 2011, S. 11995–12000.

132 »Influenza 2017/18: Nur jeder 16. Österreicher war geimpft« Der Standard, 25.4.2018.

133 Wolfgang Geissel »Die wichtigste Impfung« ÄrzteZeitung, 30.4.2018.

134 Siegrist CA et al. »Human papilloma virus immunization in adolescent and young adults: a cohort study to illustrate what events might be mistaken for adverse reactions« Pediatr Infect Dis J 2007; 26(11): S. 979–984.

135 Tomljenovic L, Shaw CA »Too fast or not too fast: the FDA's approval of Merck's HPV vaccine Gardasil« J Law Med Ethics 2012; 40(3): S. 673–681.

136 Cochrane Press Release 29.5.2018, https://www.cochrane.org/news/does-hpv-vaccination-prevent-development-cervical-cancer-are-there-harms-associated-being vaccinated?

137 Jørgensen L et al. »The Cochrane HPV vaccine review was incomplete and ignored important evidence of bias« BMJ Evidence-Based Medicine, Epub ahead of print: 27.7.2018.

138 Ferris DG et al. »4-Valent Human Papillomavirus (4vHPV) Vaccine in Preadolescents and Adolescents After 10 Years« Pediatrics 2017; 140(6): e20163947.

Über den Autor

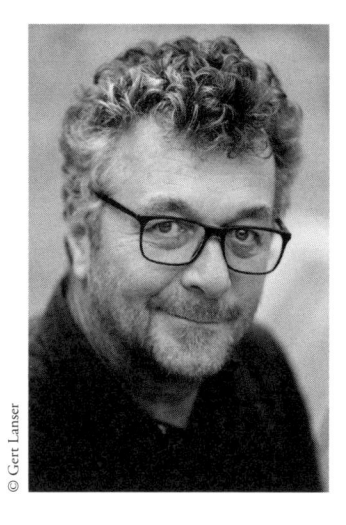

© Gert Lanser

BERT EHGARTNER
Geboren 1962, Wissenschaftsjournalist, Autor und Dokumentarfilmer. Er ist ein kritischer Begleiter des Medizin- und Wissenschaftsbetriebs und hat zahlreiche Missstände an die Öffentlichkeit gebracht. Neben Printbeiträgen (u. a. Profil, Falter, NZZ, Süddeutsche Zeitung) verfasste er Sachbücher wie »Das Medizinkartell« (Koautor Kurt Langbein, Piper 2002), »Gesund bis der Arzt kommt« (Lübbe 2010), »Dirty Little Secret«, »Gesund ohne Aluminium« (Ennsthaler 2012, 2014) sowie »Die Hygienefalle« (Ennsthaler 2015) und »Der Methusalem-Code« (Ennsthaler 2017). Sein Dokumentarfilm »Die Akte Aluminium« wurde 2014 mit dem »Hoimar-von-Ditfurth-Preis« für die »beste journalistische Leistung« ausgezeichnet. Bert Ehgartner ist Vater von fünf Kindern und lebt mit seiner Familie im Wienerwald.
www.bertehgartner.com

WEITERS ERSCHIENEN

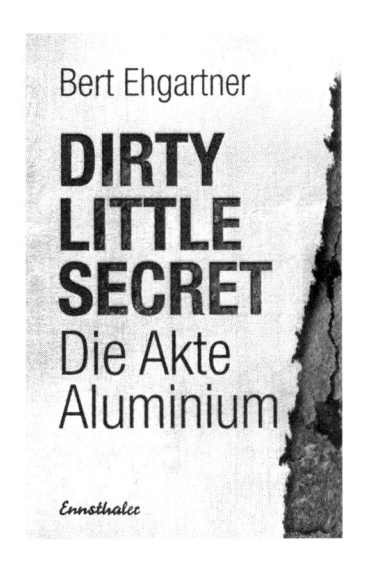

Bert Ehgartner
Dirty little secret –
Die Akte Aluminium
328 Seiten, Hardcover
ISBN 978-3-85068-894-9
E-Book: 978-3-7095-0014-9

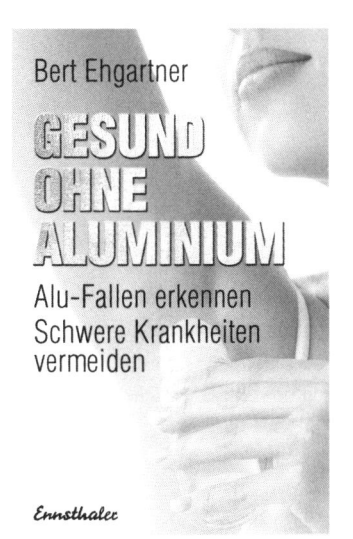

Bert Ehgartner
Gesund ohne Aluminium
288 Seiten, Klappenbroschur
ISBN 978-3-85068-924-3
E-Book: 978-3-7095-0038-5

ENNSTHALER VERLAG STEYR

WEITERS ERSCHIENEN

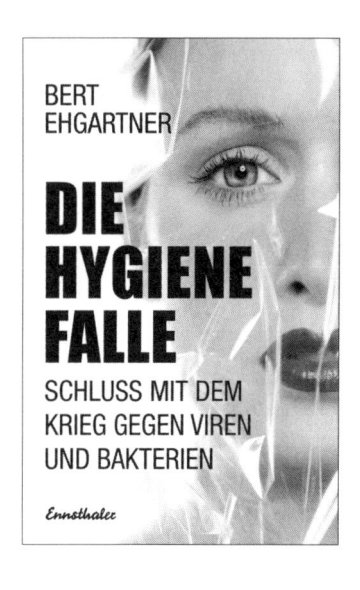

Bert Ehgartner
Die Hygienefalle
252 Seiten, Klappenbroschur
ISBN 978-3-85068-946-5
E-Book: 978-3-7095-0047-7

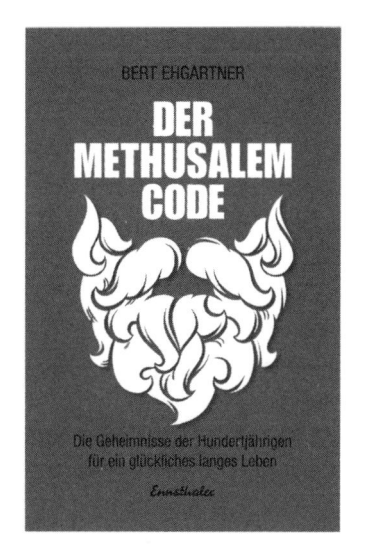

Bert Ehgartner
Der Methusalem-Code
Die Geheimnisse der
Hundertjährigen für ein
glückliches langes Leben
372 Seiten, Hardcover
ISBN 978-3-85068-978-6
E-Book: 978-3-7095-0079-8

ENNSTHALER VERLAG STEYR